〔社会・環境と健康〕

公衆衛生学

中村信也

［編著］

2024／2025

同文書院

■執筆者紹介

【編著者】
<ruby>中村<rt>なかむら</rt></ruby> <ruby>信也<rt>のぶや</rt></ruby>／第1章，第10章，第11章
　東京家政大学 名誉教授

【著　者】＊執筆順
<ruby>田口<rt>たぐち</rt></ruby> <ruby>良子<rt>りょうこ</rt></ruby>／第2章，第6章
　鎌倉女子大学 准教授

<ruby>緒方<rt>おがた</rt></ruby> <ruby>裕光<rt>ひろみつ</rt></ruby>／第3章，第4章
　女子栄養大学大学院 教授

<ruby>川端<rt>かわばた</rt></ruby> <ruby>彰<rt>あきら</rt></ruby>／第5章
　川崎こども心理ケアセンターかなで 管理栄養士

<ruby>丸山<rt>まるやま</rt></ruby> <ruby>浩<rt>ひろし</rt></ruby>／第7章，第17章
　東京家政大学 教授

<ruby>佐々木<rt>ささき</rt></ruby> <ruby>渓円<rt>けまる</rt></ruby>／第8章，第13章
　実践女子大学 教授

<ruby>新開<rt>しんかい</rt></ruby> <ruby>省二<rt>しょうじ</rt></ruby>／第9章，第12章，第15章
　女子栄養大学 教授

<ruby>内田<rt>うちだ</rt></ruby> <ruby>博之<rt>ひろゆき</rt></ruby>／第14章，第18章
　城西大学 教授

<ruby>岡﨑<rt>おかざき</rt></ruby> <ruby>英規<rt>ひでき</rt></ruby>／第16章
　武蔵丘短期大学 教授

QRコードについて

本教科書は主要統計や法令等の元資料にアクセスできるよう，各所にQRコードを付しています。統計・資料は省庁・団体のホームページと「政府統計 e-Stat」，法令は「e-Gov 法令検索」を主に使用(2023年12月20日確認)。各ホームページのURLは改修等により変わる可能性があります。

まえがき

　厚生労働省は，管理栄養士の資格付与に対してその内容を，授業では「管理栄養士養成カリキュラム」を，試験については「管理栄養士国家試験出題基準（ガイドライン）」を発表しています。ガイドラインは時代の流れに沿うべく，おおむね4年に1回改定がなされていますが，直近では2023（令和5）年1月に改定版が発表され，新しいガイドラインに基づく試験は，第38回管理栄養士国家試験（2024年）からの実施となっています。この教科書は最新ガイドラインに沿って改訂されたものです。

　前回（2019年）のガイドライン改定時の最大の特徴として，総試験問題数は200問で従来のまま，10科目の出題数配分を大きく見直したことがあります。その変更によって，6つの科目から試験問題数が1～2題ずつ減らされ，その分の試験問題数を10番目の科目である応用試験に加え，応用試験問題は20問から30問に増加しました。それは今回の改定でも踏襲されています。

　この理由として，いま管理栄養士の活躍する場が拡がり，様々な領域において栄養管理の質の向上が求められていることが挙げられましょう。今後わが国は働き手の減少が見込まれるなか，効果的・効率的なアプローチとして多職種連携が進んでおり，管理栄養士の仕事においても，総合的かつ論理的な提案が出来るか否かが鍵となってきます。このために科目横断的な応用力をみるための試験問題が増加したといえます。

　公衆衛生学はガイドラインでは「社会・環境と健康」の項に含まれます。そこでは健康に影響する社会と自然，健康の客観的評価の方法のみならず，健康に携わる人々が知っておかねばならない保健・医療・福祉・介護の制度と法令まで，統計データ等を含む幅広い知識が求められています。当教科書は授業が進めやすいよう章の構成に配慮して，学ぶ者が理解しやすいよう図表や写真を多用しました。また随所にコラムを配置して息抜きができるようにしています。

　この教科書で学ぶ皆さんが，公衆衛生学という学問に興味を持てるようになれば，筆者冥利に尽きます。

　　2024年1月

編著　中村　信也

目次
contents

目次
contents

第1章

健康と公衆衛生

1. 健康の概念

1) 健康の定義

日本国民は憲法で健康な生活をおくる権利が保障されている。その条文は次のとおりである。

> **日本国憲法第25条　生存権**
> すべて国民は，健康で文化的な最低限度の生活を営む権利を有する。
> 2 国は，すべての生活部面について，社会福祉，社会保障及び公衆衛生の向上及び増進に努めなければならない。

したがって，国家は国民に健康な生活が持てるよう努力する義務を負うが，そもそも健康とは何なのか，定義が必要となる。

健康の定義としては，WHO憲章のそれが有名である。**WHO**（world health organization;世界保健機関）[*1]は国連の専門機関として1948（昭和23）年に設立されたが，それに先立つ1946（昭和21）年にWHO憲章が採択された。その憲章の前文に国民の健康に対する国家のあり方が規定されているが，その出だしの条文がWHOの健康の定義として利用されている。条文は次のとおりである。

*1 **WHO**（世界保健機関）：
➡ p.242を参照。

"Health is a state of complete physical, mental and social well-being and not merely the absence of disease or infirmity"

この訳を1951（昭和26）年に政府は官報で発表したが，次のようになっている。

「健康とは，完全な肉体的，精神的及び社会的福祉の状態であり，単に疾病または病弱の存在しないことではない。」

原文からみると，complete physical well-being, complete mental well-being, complete social well-beingの構成となっている。ここでwell-beingの訳が問題になるが，福祉とは「幸せな暮らし」という意味が一般的であり，肉体的福祉，精神的福祉では妥当でない。ここでは「よい状態」と訳すのがわかりやすい。した

1

がって，「健康とは完全に肉体的に，精神的に，社会的に良好な状態であり，単に疾病または病弱の存在しないことではない」となる。

　この定義は1946（昭和21）年以来，改正されていないが，1999（平成11）年の第52回WHO総会において改正案が提出された。その改正案は次のとおりであった。

　　"Health is a <u>dynamic</u> state of complete physical, mental, <u>spiritual</u>[*1] and social
　　well-being and not merely the absence of disease or infirmity"

　この提案に対して，総会では緊急性が低いなどの理由で，継続審議となり改正は見送られ，定義は従来どおりである。spiritualという語は「やる気」を意味しているといえるが，解釈次第では健康の定義に宗教的な概念が入ってくることも考えられ，今のところ改正の機運は高まっていない。

　WHOの健康の定義に身体的健康と精神的健康のみならず社会的健康[*2]を加えたことは画期的なことであった。1946（昭和21）年といえば日本軍が無条件降伏を受け入れて太平洋戦争が終了した翌年であり，未だ精神的健康すら確かではなかった時代に社会的健康を打ち出したことは先見の明があったといえよう。今日では「登校拒否」「引きこもり」「社会不適応」などは珍しくはないが，1946（昭和21）年当時に社会的健康を精神的疾患というより社会不適応と解釈したことは，現代を予見していたような定義である。さらに，病気と健康とは表と裏という関係でなく，社会に適応できてこそ健康といえるということを強調したことに意義がある。

　WHOの健康の定義はこのように画期的なものであるが，「完全に良好な状態」という表現には問題を含んでいるといえよう。健康は完全に身体的にも，精神的にも，社会的に完全に良好な状態であると解釈すれば，WHOの健康の定義に合致する人はほとんどいなくなる。40歳を過ぎれば持病の1つや2つは有しているので，完全な状態でなくなる。WHOの健康の定義は健康の理想像であって，判断基準ではない。この定義に従えば障害者の健康，高齢者の健康，持病を抱えた人にとっての健康像が見えてこない。健康はこうあるべきという理想像を掲げるより，いかなる個人にも適用され，努力次第で健康になれるというような達成可能な実用的定義が必要である。

---

*1 Spirit: The vital principle in humans, animating the body or mediating between body and soul. (Webster's unabridged dictionary より)

*2 他人や社会と建設的でよい関係を築けること。

---

column **WHOのマーク**

　マーク中央の蛇が巻きついた杖は，ギリシャ神話に由来する。杖の持ち主のアスクレピオスAsklepiosは，ギリシャ神話の医術の神であり，アポロンの子で起死回生の術をよく用いた。紀元前5世紀にギリシャに実在していた医者であったが，やがて神格化され医療の神となった。蛇はその特殊な形から嫌われているが，虐待されてもなかなか死なないことから，神やその使いとするところも多い。

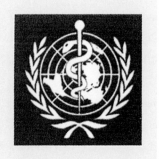

健康の定義に関して，WHOは2000（平成12）年に新たな指標となる**健康寿命**[*1] healthy life expectancy を提唱し，その定義を「健康上の問題で日常生活が制限されることなく生活ができる期間」とした。わが国の健康増進対策として厚生労働省が展開する「健康日本21[*2]」でも目標に掲げており，これがそのまま実用的な健康の定義に利用できるといえよう。したがって，健康とは「健康上の問題で日常生活が制限されることなく生活できること」と定義できる。

＊１　健康寿命：➡第３章 p. 48参照。

＊２　健康日本21：➡第５章 p.71参照。

２）健康づくりと健康管理

健康の目的は，健康を目指す意義といえる。健康の意義は２つに分けて考えられる。１つは個人的な意義であり，もう１つは社会的な意義である。

個人的意義についてはいうまでもなく，健康であれば充実した人生がおくれることである。健康であれば自分の進みたい道に進むことができ，夢に立ち向かうこともできる。反対に病気を抱えていれば，病気の再燃と進行を防ぐことが最大課題であり，自分の人生を犠牲にしなければならない。病気のために仕事も中断せざるを得なくなる。

しかし，健康でいる間は健康の幸せを自覚せずに不健康な行動をしばしば繰り返している。健康が失われて初めて健康のありがたさに気づくが，病気が慢性的で不可逆的なものは完全回復が難しく，健康のありがたみと病気の不利性をいたく自覚することになる。

たとえば生活保護開始理由を調べてみると，2021（令和３）年度では「貯金等の減少・喪失」が44.1％ともっとも多く，次いで「傷病による（含急迫医療）」が20.7％，「働きによる収入の減少・喪失」が18.9％となっている（図１-１）。かつては傷病によるものが最大であったが，近年高齢者の受給者が急増しており，生活困窮が最大原因となっているといえる。しかし，生活保護者のほとんどは生活逼迫の原因が病気によるものが多いので，傷病によるものが最大原因といえよう。一方，生活保護の廃止理由では，「死亡」が最多の47.8％であり，次いで「収入の増加・取得」が14.5％，「親類・縁者等の引取り・施設入所」5.3％と続いている。

被保護者調査

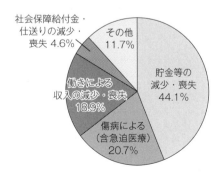

資料）厚生労働省「令和3年度被保護者調査（確定値）」2023

図１-１　生活保護開始理由（世帯数%）

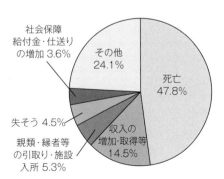

資料）厚生労働省「令和3年度被保護者調査（確定値）」2023

図１-２　生活保護廃止理由（世帯数%）

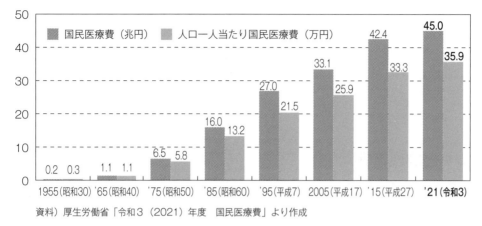

資料）厚生労働省「令和3（2021）年度　国民医療費」より作成

図1‐3　国民医療費の推移

「傷病の治癒」は0.3％に過ぎず，いったん病気になると治癒は難しいことがうかがえる（図1‐2）。このように健康の喪失は個人生活に大きな損失を招く。

　次に，健康の社会的意義としては，健康な人々の増加は医療費負担の軽減につながるという意義がある。日本の医療制度は公的健康保険制度を採っている。この制度は被保険者の毎月保険料と政府からの税金投入で基金を作り，医療を必要とする人々の医療費を支払うという社会保険方式を採用している。他人に使われても自分が病気になれば，医療費を払ってもらえるという相互扶助制度である。

　年間の医療費総額については毎年厚生労働省から発表される「**国民医療費**[*1]」で把握できるが，医療費は増加傾向にある（図1‐3）。医療費の増加は高齢者人口の増加によるものだが，高齢者医療費の全体に占める割合は，ここ数年顕著には増加しておらず，一方で人口一人当たり国民医療費が伸びていることから，高齢者以外の医療での医療費高額化が起きているといえる。医療費の伸びは国民がそれだけ受診しやすくなった結果といえる。

　労働安全衛生法で行われる職場の定期健康診断の取りまとめをみると，検査異常者率は尿糖検査を除いて年々上昇傾向が見られる。健康診断は異常を早期に発

＊1　**国民医療費**：➡詳細は第10章p.163参照。

表1‐1　職場の定期健康診断における検査異常率（％）の推移

	'95（平成7）	'00（平成12）	'05（平成17）	'10（平成22）	'15（平成27）	'20（令和2年）
血中脂質検査	20.0	26.5	29.4	32.1	32.6	33.3
肝機能検査	12.7	14.4	15.6	15.4	14.7	17.0
血圧検査	8.8	10.4	12.3	14.3	15.2	17.9
血糖検査	―	8.1	8.3	10.3	10.9	12.1
尿検査（糖）	3.5	3.3	3.1	2.6	2.5	3.2
尿検査（蛋白）	2.7	3.4	3.5	4.4	4.3	4.0
貧血検査	5.8	6.3	6.7	7.6	7.6	7.7
心電図検査	8.1	8.8	9.1	9.7	9.8	10.3
胸部X線検査	2.4	3.2	3.7	4.4	4.2	4.5

注）血糖値統計は1999（平成11）年より開始
資料）厚生労働省「定期健康診断結果報告」

見し，早期治療に結びつけるものであるが，健康診断が検査異常出現を減らすという思想はほとんど根付いていないといえる（**表1-1**）。

　現在では**生活習慣病**[*1]の蔓延が叫ばれ，**メタボリックシンドローム**[*2] metabolic syndromeという概念が浸透し，国民は生活習慣病の危険性を知るところとなった。にもかかわらず，肥満や糖尿病者が増加してゆくことは，健康のありがたみへの自覚欠損であろう。生活習慣病の発症を未然に防ぎ，健康であるよう自覚することが重要である。

2. 公衆衛生の概念

1）公衆衛生と予防医学の歴史

（1）世界における公衆衛生学の誕生と発展

　公衆衛生の概念は衛生学 hygiene[*3]から始まった。古代エジプトにおける上下水道の施設，バビロニアのハムラビ法典における衛生法規，ローマのポンペイ遺跡による都市の衛生施設などがあり，紀元前から都市の衛生は実施されていたといえる。

　中世期になると航海技術の進歩やシルクロードの開拓などで地域を越えた交流が盛んになり，風土病（主に感染症）が飛び火的に各地で流行するようになる。14世紀半ばには中国の元の膨張主義により，中東アジアのペストが欧州に飛び火し，たちまち欧州はペスト禍に陥り人口激減の事態となった。以後，天然痘，結核，ハンセン病，アメリカ大陸からの梅毒などが大流行するが，当時は「隔離」が主な衛生対策であった。

　18世紀後半になると英国から産業革命が始まり，世界へと拡大していった。産業革命は人力から機械動力へ変ったエネルギー革命で，家内生産から工場大量生産へと移行し，都市の膨張を起こした。そして，都市住民の衛生対策という社会衛生対策として**公衆衛生** public healthが生まれたのである。都市住民を集団として統計を出し，対象集団と比較し，差異を発見し原因を追及，病気蔓延を防止するという学問である。

　公衆衛生学の起源は，ドイツの**ヨハン・フランク**[*4]とされる。1779年から病気の予防書である『完全なる医療的警察体系』全6巻を著わしした。

　1796年にイギリスの**エドワード・ジェンナー**[*5]が牛痘のヒト接種で天然痘の予防に劇的に成功した。前述のフランクもその業績を称え，予防接種も雌牛を起源とする「ワクチン」の語もできたが，牛の病気をヒトに接種するのは汚らわしいということで，学問として発展しなかった。ただ，効果は抜群で世界中に広まっていった。

　1842年にはイギリスの**エドウィン・チャドウイック**[*6]により「大英帝国における労働者階級の衛生状態の調査報告」が提出された。内容は，1760年頃から産業革命が起こると，多数の労働者は劣悪な職場・住宅環境，低賃金・長時間労働を強いられ，平均寿命が極端に短い，というものであった。本報告書は国会に提出され，

[*1] **生活習慣病**：➡第5章 p.69，第14章 p.195参照。

[*2] **メタボリックシンドローム**：➡病態は第6章 p.106，人数と割合の推移は第14章 p.199参照。

[*3] **hygiene**：語源は健康の女神Hygeiaであり，hygieneは健康を導くことを意味する。

[*4] **ヨハン・フランク**：Johann Peter Frank (1745-1821)。ドイツで宮廷医などを務め，社会医学の研究を深める。1779年から40年を費やした主著『完全なる医療的警察体系（System einer vollstandigen Medizinischen Polizei）』全6巻により，行政主導による公衆衛生の意義を説いた。

[*5] **エドワード・ジェンナー**：Edward Jenner (1749-1823)。イギリスで開業医のほか博物学でも業績を残す。免疫力を活用するジェンナーの種痘法は，パスツールによってワクチンと名付けられ，後にさまざまな予防接種へと受け継がれる。

[*6] **エドウィン・チャドウィック**：Edwin Chadwick (1800-1890)。イギリスの社会改革者。公衆衛生法のほか，工場法，新救貧法などの成立に寄与した。

1848年に議会で「公衆衛生法（Public health Act）」が成立したのである。公衆衛生法により，中央に保健総局，地方に地方保健局，衛生員が置かれるようになった。

　1854年のロンドンコレラの流行に際しては，近くの開業医ジョン・スノウ[*1]が，その原因をブロード街の水道給水にあるとして，1854年にコレラ発生地図を作成。ある一定の水道水域に発生していることが原因と発表した。彼の意見はロンドン市の地方保健局で尊重され，その水域の水道使用を禁じたことで，ただちに流行は抑えられた。スノウの調査は，公衆衛生学の疫学研究の曙とされる。

　同じくロンドン市の看護師で，公衆衛生員であったフローレンス・ナイチンゲール[*2]は野戦病院での戦死は不潔な傷口と低栄養が寄与していると察していた。1853年，英仏連合軍とロシアによるクリミア戦争に女子衛生兵を引導し，傷口の清潔化，おいしい食事，頻回なる見回りを行い，死亡者数は劇的に減少化した。当時は卑下された看護職の地位を，医者に次ぐ職業へと高めたのであった。戦後，彼女はクリミア戦争の負傷結果を分析し，分かりやすく統計を駆使した図表を作成し，看護の重要性を説くなど，近代看護学の始祖であり，疫学研究の実践発展者である。

　1868年にはドイツ公衆衛生学雑誌が創刊され，1873年にドイツ公衆衛生協会が創立。1855年にはベルリン大学に衛生学と社会衛生学講座がおかれたが，この社会衛生学が公衆衛生学の始まりとみてよい。

（2）日本における公衆衛生の発達

　わが国では公衆衛生の概念は，1868（明治元）年に政府が西洋医学採用を機に行政の一貫としてスタートした。1872（明治5）年，文部省内に医務課が設置され，1874（明治7）年には医療制度や衛生行政に関する各種規定を定めた我が国最初の近代的医事衛生法規である「医制」が発布された。

　明治期における焦眉の急は「脚気対策」であった。明治維新で国を開き，海外との交易が国民を養う手立てとして推進されたが，いっぽう東南アジア，中国などは欧米列強国による植民地化が進み，北からはロシアの南下政策で侵略の危険が迫っていた。明治政府は海外からの侵略に対し海軍を創設して増強に努めたが，海軍に脚気が蔓延し，心不全や歩行難となり死亡率も高く入隊希望者は少なかった。この問題に際して，海軍軍医総監の高木兼寛[*3]は海軍の白米中心食に起因することを経験的に感じていた。以後，海軍省では日本食を辞め，洋食と改めた結

*1 ジョン・スノウ：John Snow（1813〜1858）。コラム参照。

*2 フローレンス・ナイチンゲール：Florence Nightingal（1820〜1910）。イギリスの看護師。クリミア戦争に看護師団リーダーとして従軍。その統計手法が評価され，王立統計協会の初の女性会員に選ばれる。世界初の看護学校の創設，看護教育書の執筆などに尽力した。

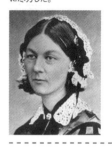

*3 高木兼寛：たかき・かねひろ（1849〜1920）。海軍軍医としてイギリスに留学し，後に軍医総監となる。海軍の脚気罹病の撲滅に従事したほか，現在の東京慈恵会医科大学をはじめ，病院や医学校の設立などにも尽力した。

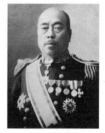

写真）国立国会図書館「近代日本人の肖像」
（https://www.ndl.go.jp/portrait/）

column　公衆衛生の曙　ジョン・スノウ

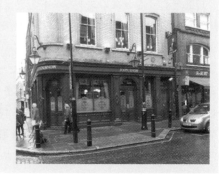

　JOHN SNOW PUB（ジョン・スノウ・パブ）は，英国ロンドン市ソーホー地区のブロード・ストリートに面するジョン・スノウ氏にあやかったパブである。氏は英国公衆衛生員で，ロンドンコレラの原因はこの通りにある水道ポンプであると特定し，発生度数分布とともに発表した。これが世界初の疫学研究とされている。現在この通りは整備され，ポンプはもう残っていない。筆者がパブ内に備え付けの覚え書き帳をのぞいたところ，ポンプ撤去を残念がる書き込みが多くあった。

果，発生と死亡数は激減したのである。

　脚気に続く問題は結核であった。結核は当時不治の病であり，死因の一位を占めていた。それが喫緊の国家的対策として浮上したのは，1937（昭和12）年の日中戦争の勃発にともなう戦力強化である。国家総動員と兵力増強に向けて，出産増，児の死亡率低下，国民の体力増加策がとられ，結核撲滅と母子保健のための「保健所法」や「（旧）国民健康保険法」が制定。やがて日中戦争は太平洋戦争へと拡大し，1945（昭和20）年に敗戦となる。

　終戦の翌年に日本国憲法は公布され，わが国は警察国家より福祉国家に変革した。1951（昭和26）年には米国からの独立，朝鮮戦争の特需の恩恵により，経済復興そして高度経済成長へと進展する。戦後まもなくペニシリンが開発販売され，結核・肺炎・食中毒は克服され死因上位から外れて行く。その代わり主に食の豊富さと洋風化の影響で，次第に**非感染性慢性疾患** non-communicable diseases; **NCDs** が死因の上位を占めるようになり，1958（昭和33）年に**成人病**の概念が成立した。その定義は「加齢により生じる慢性疾患で，放置すると危険」とされ，主な疾患である高血圧，脳血管疾患（脳卒中），心疾患，がんなどが上位を占めるようになる。そして，成人病は年齢よりも生活習慣が多く関係しているということで1996（平成8）年に先述の**生活習慣病**に切り替えられ，今日に至っている。

2）公衆衛生の定義と目的

　先述の通り，衛生は英語で「hygiene」であるが，公衆衛生はpublic healthであり，public　hygieneではない。公衆衛生の目的は「公衆の健康を図ること」である。衛生学が個人を対象とした健康を図る学問であるのに対し，公衆衛生は集団の健康を図る学問である。公衆とは集団であり，地域住民である。

　公衆衛生の定義については，**C.E.Aウィンスロウ**（C.E.A Winslow）[*1]のものが有名であり，次のように定義した。

"Public Health is the science and the art of preventing disease, prolonging life, and promoting physical and mental health and efficiency through organized community efforts for the sanitation of the environment, the control of community infections, the education of the individual in principles of personal hygiene, the organization of medical and nursing service for the early diagnosis and preventive treatment of disease, and the development of the social machinery which will ensure to every individual in the community a standard of living adequate for the maintenance of health"（'*The untilled fields of public health*', Science, 1920）

　これを訳すと次のようになる。

　「公衆衛生とは，組織化された地域社会の努力で，病気を予防し，寿命を延ばし，身体的・精神的な健康および活力をもたらす科学と技術である。そしてその努力

*1 **ウィンスロウ, C.E.A**：C.E.A.Winslow（1877～1957）。アメリカ，イェール大学の公衆衛生学の教授。公衆衛生学を推進した。

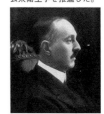

写真）The American Museum journal,1900-[1918]

は，衛生的な環境や感染症の制圧，個人への健康教育，病気の早期診断と予防のための医療と看護サービス，健康の維持と改善のためにふさわしい生活を誰にでも保証する社会システムを作ることに向けられている」。

　このように公衆衛生は，組織化された地域社会によって人々の健康対策を図ることをいうが，健康政策を推進するには組織化された地域社会というものが必要である。地域住民の健康を図るには，個人の自覚より地域社会を束ねることが必要で行政の出動が不可欠である。したがって，現在，実施されている公衆衛生政策からみて公衆衛生の定義は，「行政主導によって地域社会の病気の予防と健康の増進を図り，よりよき生活を目指すこと」だと形容できる。

　病気の予防は実際的には病人の減少である。これは患者数の統計から把握できる。病気は**感染性疾患** communicable diseases と**非感染性疾患** NCDs に分けることができる。両者はその発症に生活が大きく関与しており，抵抗力が落ちている場合は感染性疾患になりやすく，抵抗力が落ちていないが生活態度に問題がある場合に非感染性疾患になりやすい。開発途上国では感染性疾患対策が，先進国では生活習慣病，NCDs の減少化が重要な課題である。

　わが国の生活習慣病・NCDs 対策としては，行政主体による「国民健康づくり対策」が70年代後半より始まり，各時代の重点課題と目標を掲げて，おおよそ10年周期で累次に展開されている[1]。直近の2013（平成25）年度から2023（令和5）年度までは，健康寿命の延伸と健康格差の縮小など5つの基本的方向を掲げた**健康日本21（第二次）**が進められ，最終評価が2022（令和4）年10月にとりまとめられた。その課題を踏まえて，2024年度からは新たに「全ての国民が健やかで心豊かに生活できる持続可能な社会の実現」をビジョンとする**健康日本21（第三次）**が遂行される（2036年3月まで）。

＊1　健康日本21を含む国民健康づくり対策（1978年度～）の沿革と，健康日本21（第三次）の目標等については第5章 p.70参照。

3）公衆衛生と予防医学

　予防医学 preventive medicine とは，病気にならないように対策を講じることであるが，公衆衛生学では病気になったときに早期に病気から回復すること，後遺症が残った場合は早期に社会復帰することも予防に含めている。この広い意味での病気予防の概念はリーベル，H.R.（Leavell,H.R.）とクラーク，E.G.（Clark,E.G.）が提案したもので，予防の3段階といわれるものである[2]。

＊2　リーベルとクラークはともにアメリカの医学者。1950年代に3段階の予防レベルと，5つの予防手段（健康増進，疾病に特異的な予防，疾病の早期発見・早期治療，重症化防止，リハビリテーション）を提唱した。

一次予防 primary prevention：病気にならないように努めることであり，一般の意味で使われる予防である。感染症にならないように体力をつける，糖尿病にならないように運動する，肥満にならないように高カロリー食品を避けるなど，日常生活で健康問題行動を避けることで，節制といわれるものである。この他に，予防接種をする，健康食品を摂る，ストレス解放を図るなど，積極的な予防策も含まれる。

二次予防 secondary prevention：病気にかかっていないか検査し，かかっていると診断されたら治療をして病気からの早期回復を図るもので，「早期発見・早期治療」

の概念をいう。これは，健康診断が該当する。「未病」という概念があるが，これは病気にかかっていても未だ発症していない潜伏期の状態と，未だ病気から回復していないという初期病気の段階という2状態を含んだものであるが，二次予防の範囲に入る。健康診断で未病を発見し回復することである。糖尿病は境界型糖尿病状態であれば，運動と食事節制による体重コントロールで多くは正常化可能である。完全に糖尿病域に入れば正常化域に戻すのは非常に困難である。このように初期病気状態で正常域に戻そうという概念である。

三次予防 tertiary prevention：病気になったが，早く回復させて社会に復帰させようというものである。リハビリテーションが該当する。たとえば，脳血管障害による片麻痺では完全な社会復帰は困難であり，完全に回復するまで病院でリハビリを続けるということは非現実的である。現実を直視し，到達可能なゴール設定をして，病気の治療を行いながら社会生活ができるように訓練をし，より早く社会復帰を果たすようにすべきである。また，車椅子復帰となった場合は，車椅子が可能な限り使えるように病院で訓練し，迎える家では，車椅子生活ができるようにリフォームすることが必要である。今後，高齢者の増加につれて車椅子使用者が増えることが予想されるので，駅や公共施設では地域全体のリフォームとして，助け合うことより車椅子で自力生活できるよう対策が必要である。

4）プライマリー・ヘルス・ケア（PHC）

プライマリー・ヘルス・ケア Primary Health Care；PHCとは，第一線の健康管理を意味する。病気や外傷を住居にもっとも近い医療機関で治療することをプライマリー・ケア primary care と呼ぶが，PHCは医療のみならず，保健，経済も包括して住民の健康を守るという概念である。開発途上国では首都と地方での医療格差が大きく，貧富の差が大きい首都のような都会では，医療格差はさらに広がりをみせる。すべての人々に健康を行き渡らせるにはそれなりの社会構築が必要である。医療の格差をなくし，住民を病気や外傷から守るようにする必要がある。第一線では医療のみならず，保健も取り入れ病気にならぬようにするシステムが必要である。このシステムがPHCである。

PHCの概念はアルマ・アタ宣言を機に生じた。アルマ・アタ（現アルマティ）はカザフスタン共和国の旧首都（現在はアスタナ）で，南部に位置する同国最大の都市である。1978（昭和53）年9月にWHOとUNICEFは140カ国以上の代表をこの街に集め，「プライマリー・ヘルス・ケアに関する国際会議」を開催した。会議では「2000年までに全ての人に健康を（Health for all by the year 2000）」というスローガンを掲げ，その戦略についての討論がなされた。戦略としてプライマリー・ヘルス・ケアという概念が打ち出され，その趣旨がアルマ・アタ宣言として発表された。

宣言は，まず5原則を述べている。その要旨は次のとおりである。

アルマ・アタ宣言（要旨）
　①健康は人間の基本的な権利である。健康部門だけでなく社会的，経済
　　的部門を動員し最高水準まで上げるように努力する。
　②先進国と開発途上国の格差をなくすように努める。
　③政府は2000年までに人々に健康を提供する。その手法としてプライ
　　マリー・ヘルス・ケアが最適である。
　④人々はヘルス・ケア計画に参加する権利と義務を有する。
　⑤人々は自己意思と自己決定で計画に参加するが，地域，国家やその他
　　の組織によって実施される。

　さらに宣言ではPHCの具体的な8項目が盛り込まれている。それらは，健康
教育，適切な栄養供給，安全な水の供給と管理，家族計画と含めた母子保健，予
防接種，風土病対策，一般的疾患と外傷に対する治療，必須薬の提供である。

5）ヘルス・プロモーション

　ヘルス・プロモーション health promotion とは健康増進のことである。健康
増進は自ら健康に留意して健康づくりを行うことをいうが，公衆衛生的には「行
政主導による健康づくり」といえる。病気の発症は個人の要素だけでなく社会環
境によるものも大きい。したがって健康増進を果たすために，政府は社会環境を
整備して，個人的にも健康というものに関心を持たせるような政策を打ち出す必
要があるという観点に立っている。
　この概念が広まったのは**オタワ憲章**（Ottawa Charter for health promotion）
以来である。オタワ憲章は1986（昭和61）年11月にカナダの首都オタワで
WHOの「第1回健康増進会議」が開催され，そのとき発表されたものである。
この中で健康増進は次のように定義されている。

　「Health promotion is the process of enabling people to increase control over,
　and to improve, their health.」
　（WHO；Ottawa Charter for Health promotion, 1986）

　その訳は，「健康増進とは，健康を増し，または改善できるような人々にする
ための方策である」である。オタワ憲章の中で掲げている健康増進の内容を掲げ
ると次のようになる。

オタワ憲章が掲げる健康増進
　①健康政策の立案　　　　②支援体制環境づくり
　③地域活動の強化　　　　④スタッフの育成
　⑤関係者の連携の再確認　⑥将来に向かっての構築

6）公衆衛生活動の進め方

　公衆衛生活動は行政主導で，組織化されて地域住民の健康を図るという保健行政サービスの１つである。したがって，活動には税金を投入されるので，活動自体は有意義でなければならない。

　公衆衛生活動におけるもっとも重要なことは，その地域で何の活動をなすのか，ということである。そのためにはまず，地域の特徴・問題点を探る必要がある。これを**地域診断**という。次に，その地区では何が求められているのかという「ニーズ」の把握が大切である。ニーズには住民自ら求める住民ニーズと，行政が調査により必要とするものを選別した行政ニーズがある。そして，ニーズ選定後にどのような影響または効果をもたらすかを調査する必要がある。この事前評価を**アセスメント** assessmentという。

　アセスメントによって行うべき公衆衛生活動が定まると，次に公衆衛生活動計画の策定を行うことになる。公衆衛生活動計画でもっとも重要なことは，明確な目標の設定である。目標が明確であれば活動中の関係者にわかりやすく一定の方向に向かうからである。そして，何よりも活動後の評価が明確になる。そのためには，公衆衛生活動目標は数値で表されることが最適である。現在，日本全体の公衆衛生活動として「健康日本21（第三次）」が2024（令和６）年４月より展開され，最終目標の数値が設置してある。活動中はどの程度の進行中であるか，また効果はどうかなどをみるために常時評価が必要である。これを**モニタリング** monitoringというが，関係者に公開することが前提になる。

　活動実施後の評価は**事後評価** evaluationといわれるが，要は活動の意義があったかの調査である。目標が数値で表されていれば目標到達度は簡単に算出できる。費やした労力と得られた結果は，ビジネスでは投資対効果 Return On Investment；ROIといわれるが，行政では投資ではないので費用対効果（Cost－Benefit）といわれる。この結果は次の事業に活かされ（フィードバック：

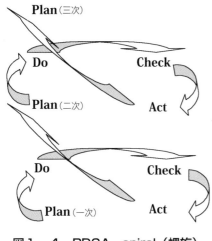

図1・4　PDCA－spiral（螺旋）

リスク・アナリシス

　リスク・アナリシスとは，健康に悪影響を及ぼすもの（ハザード；危険要因）が挙げられた場合，そのハザードがどの程度危険性があるかを統計処理等で数値的に表し（リスク評価），政策・措置を具体化し実行する（リスク管理），そしてそれらの結果を評価し，広く関係者に情報提供し意見を求め（リスク・コミュニケーション），さらに政策・措置を新たに設けて実行してゆく一連の幅広い作業である。これがPDCAサイクルとして実施されてゆく。

feedback），改善計画書が策定され，次の実行となる。このように計画，実施，結果の検討，改善計画，実施と進むが，この手法はPlan（計画）−Do（実施）−Check（評価）−Act（改善）というPDCAサイクルからなり，さらに累次的に進化してゆくので「PDCA−spiral」と呼ばれる（図1−4）。

7）予防医学のアプローチ

　より効率の良い保健対策の実践を目指して，疾病の発生の高いグループに対し，特異的・優先的に予防策を講じることを**ハイリスク・アプローチ** high risk approachという。たとえば，糖尿病患者数を低減あるいは予防の対策を実践するとき，あらかじめ家族内に当該病歴が認められるグループに対しては集中的に教育や改善指導（第1次予防）を行う。一方，**ポピュレーション・アプローチ** population approachは広く地域住民に対して保健教育や生活改善対策を行うアプローチである。従来の保健医療政策はハイリスク・グループに対する個別的な指導が主であったが，近年は多種のメディアを利用して，管理栄養士を含む医療従事者によるポピュレーション・アプローチが多く行われている。

　なお，**予防医学のパラドックス** preventive paradoxというものがある。肥満におけるパラドックスを例にすると，予防医学において肥満は寿命を縮める要因とされる。一方，統計的には，軽度の肥満者が最も長寿であることが証明されている。そのため予防医学では，対象に応じた適切なアプローチが求められるのである。

3. 社会的公正と健康格差の是正

1）社会的公正

　戦後の日本を振り返ると，健康という概念が少しずつ変化していることが窺える。まず，終戦により日本は経済的な回復を得て寿命は伸長していった。先述の通り，戦後の抗生物質や抗菌剤の開発により，結核・肺炎・食中毒など感染症による死が激減し，やがて健康上の課題は成人病，そして生活習慣病への罹患と死亡へと移行していった[*1]。

　日本国憲法は第25条の生存権で全国民の健康の確保を謳（うた）っており，国は都会と地方の是正に努め，公的健康保険制度で全ての国民に安価で医療を提供してきた。一方で，20世紀後半から21世紀初頭にかけて次第に貧富差が拡大し，貧しきものが生活習慣病，薬物依存症などにかかりやすいという**社会格差**と**健康格差**の概念が台頭してきた。

　従来，健康は個人的努力によって生活習慣病等を回避でき，健康的な生活を作り上げることができるという概念であったが，健康には社会格差が大きく関係するため，健康格差も不可避な面があるという概念に変化してきた。生活習慣病は貧困者に多い傾向があり，それは収入に関係し，さらには学歴にも関係し，そし

＊1 **成人病から生活習慣病への移行：➡ p.69, p.195 参照。**

て生まれ育った家庭や地域環境が関係してくるということである。

2）健康の社会的決定要因
social determinants of health；SDH

　健康の社会的決定要因とは，単に保健医療技術の優劣で健康状況が左右されるというより，健康は社会的な種々の因子に影響を受けるという観点から，健康を左右する社会要因のことをいう。古くから平均寿命や乳幼児死亡率は，国民一人当たりの収入に比例することは知られていた。健康の指標を「平均寿命」にすれば，種々の左右因子が挙出されてくる。WHOは1998年に「The Solid Facts[*1]」を発刊し，科学的観点から社会的決定要因として，①社会格差（図1‑5），②ストレス，③幼少期，④社会的排除，⑤労働，⑥失業，⑦社会的支援，⑧薬物依存，⑨食品，⑩交通，という10のテーマを定義している。

＊1 **The Solid Facts**：Richard Wilkinson and Michael Marmot編。健康状況に影響する10の要因について現状と対策（提言）を解説。2003年には最新の知見を取りまとめた第二版が発行され，WHO健康都市研究協力センターと日本健康都市学会による邦訳が公表されている。

健康の社会的決定要因 第二版

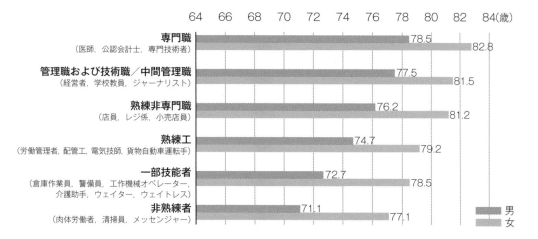

資料）特定非営利活動法人 健康都市推進会議「健康の社会的決定要因　確かな事実の探求　第二版」2004 より作成

図1‑5　職業層別の平均余命（England and Wales,1997-1999）

3）健康格差是正に向けた政策

　WHOにおいて，SDHの概念と10項目の具体項目が認識され，2009年のWHO総会にて「健康の社会的決定要因のアクションプランを通じた健康格差の縮小」が決議された。

　健康格差の概念が打ち出されてから，約20年かけて実行へと移った。2005年より世界的な社会格差の是正，すなわち実効性 implementationをもつ取り組みの政策化を加盟国に求めた。手法に関しては部門横断的なアクション「Health in All Polices, HiAP」と，コミュニティの役割強化が提案された。

　健康格差の問題は日本でも確実に進行中である。なぜこのような現象がみられるかといえば，低階層ほど健康に悪影響する要因が多いことにある（図1‑6）。高階層は肥満にならぬように意識し，野菜・果物などを意識して多く摂るように

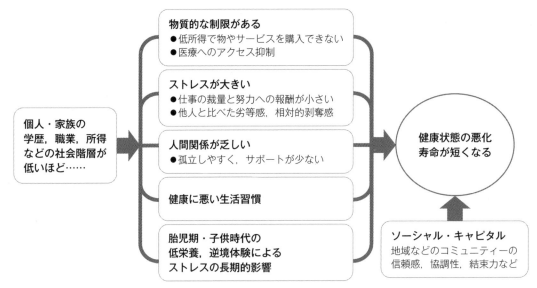

資料）平成21～25年度文部科学省科学研究費 新学術領域研究（研究領域提案型）成果報告
「現代社会の階層化の機構理解と格差の制御：社会科学と健康科学の融合」2014

図1‐6　社会階層が健康に影響するメカニズム

するが，それらは菓子や加工食品よりも高価であり，食費出費は多くなる。それによって糖尿病，高血圧など生活習慣病を抑えることになる。

　2024（令和6）年3月31日で終了した健康日本21（第二次）では，上述のWHOの決議内容を参考に，「健康寿命の延伸と健康格差の縮小」が基本的方向に示された。同年4月より開始する健康日本21（第三次）では，そのビジョンに「誰一人取り残さない健康づくりの展開（Inclusion）と，より実効性をもつ取組の推進（Implementation）」を掲げ，引き続き「健康寿命の延伸と健康格差の縮小」を基本的方向としている。政策として，ポピュレーションアプローチよりハイリスクアプローチへの切り替えが求められ，低階層者を中心に身体によい健康行動という健康教育が必要となる。

【参考文献】
・厚生労働省「令和3年度被保護者調査」2023
・厚生労働省「令和3（2022）年度国民医療費の概況」2023
・厚生労働省「令和3年定期健康診断結果報告」2022
・平成21～25年度文部科学省科学研究費 新学術領域研究（研究領域提案型）
　成果報告「現代社会の階層化の機構理解と格差の制御：社会科学と健康科学の
　融合」2014

第 2 章

環境と健康

1. 生態系と生活

1) 生態系と環境の保全

　人間などの生物を取り巻くものすべてを**環境**という。生物と水・空気・土壌・光などの無生物環境との間には，物質・エネルギーサイクルがあり，相互依存的に影響し合って1つの**生態系** ecosystem が成立している。人間は生態系の一員である。

(1) 環境基本法[*1]

　わが国は戦後，驚異的な経済の発展を遂げたが同時に，多くの公害問題をも発生させた。その環境政策は，公害対策から始まっている。1967（昭和42）年に公害対策基本法が制定されたことに加えて，環境問題の重要性への認識の高まりを受けて1971（昭和46）年には環境庁（現・環境省）が発足し，環境行政は推進され，一定の役割を果たしてきた。しかし，その後の環境問題は，たとえば地球環境問題のように，性質や規模の異なる問題へと変化している。そこで公害対策基本法は自然環境保全法などと組み合わされて，1993（平成5）年に**環境基本法**が制定され，地球環境保全問題への対処も含むようになった。

　環境基本法の基本理念は，以下である。

①環境の恵沢の享受と継承等

②環境への負荷の少ない持続的発展が可能な社会の構築等

③国際的協調による地球環境保全の積極的推進

　また，環境基本法では，公害対策基本法を引き継ぎ，環境基準を定めている。環境基準とは，人の健康保護および生活環境保全上，維持することが望ましい基準であり，かつ公害防止の達成目標である。それぞれ大気汚染・水質汚濁・土壌汚染・騒音に係る環境基準（各環境庁告示）が定められている。なお，事業所からの大気汚染物質の排出基準や水質汚濁物質の排水基準については，大気汚染防止法第3条（排出基準）や，水質汚濁防止法第3条（排水基準）の規定に基づき，

- - - - - - - - - - - - - - -
＊1　**環境基本法**：1992（平成4）年の環境と開発に関する国連会議を受けて，1993（平成5）年に環境基本法が成立。公害対策基本法と自然環境保全法を合併し，さらに地球環境問題を取り込んだものである。
「地球環境保全」は第2条で以下とされる。
人の活動による地球全体の温暖化又はオゾン層の破壊の進行，海洋の汚染，野生生物の種の減少その他の地球の全体又はその広範な部分の環境に影響を及ぼす事態に係る環境の保全。

- - - - - - - - - - - - - - -

それぞれの基準が定められている（各環境省令）。

（2）環境基本計画

　環境基本法（第15条）に基づいて作成される環境政策のための**環境基本計画**は，環境保全の根本となる計画であり，約6年ごとに見直しが行われる。2018（平成30）年には「第五次環境基本計画」が閣議決定された。この計画ではSDGs（持続可能な開発目標）やパリ協定などの国際的な流れを踏まえ，次の6つの重点戦略が設定された。

①持続可能な生産と消費を実現するグリーンな経済システムの構築

②国土のストックとしての価値の向上

③地域資源を活用した持続可能な地域づくり

④健康で心豊かな暮らしの実現

⑤持続可能性を支える技術の開発・普及

⑥国際貢献による我が国のリーダーシップの発揮と戦略的パートナーシップの構築

（3）環境アセスメント

　開発事業を実施する際，環境への配慮が適正に行われていなければならない。

　無配慮な開発は環境へ過剰な負荷を与え，生態系の破壊，人間の健康へ悪影響を与えることとなる。開発事業が環境におよぼす影響の内容や程度，さらに環境保全上必要な対策について，事前に調査・評価を行うことを「**環境アセスメント（環境影響評価）**」といい，環境汚染を未然に防止する有力な手段となっている。1999（平成11）年には環境影響評価法が施行され，対象となる13の開発事業（**表2‐1**）は，アセスメントの結果を公表して，国民，地方公共団体などから意見を聴くことになっている。

（4）環境衛生監視

　有害化学物質による環境汚染，生態系の破壊，人への健康被害を未然に防止することを目的とした施策も進められている。新たな工業用化学物質について，物質の分解性，蓄積性や毒性について審査する化学物質の審査及び製造等の規制に関する法律（化審法）[*1]や，事業所で使用した化学物質の環境リスクを低減させるためにその排出量などの報告を義務付ける特定化学物質の環境への排出量の把握及び管理の改善の促進に関する法律（PRTR法）[*2]が定められている。

2）地球的規模の環境（地球環境問題）

　1992（平成4）年にブラジルで，「環境と開発に関する国連会議（UNCED）：地球サミット」が開催された。「環境と開発に関するリオデジャネイロ宣言（**リオ宣言**）[*3]」（人と国家の行動原則）の下，その行動計画である「アジェンダ21」が採択され，各国はこの合意に基づき，環境保護を考慮した持続可能な開発を実現するための種々の取り組みを行うことになった。また，**気候変動枠組条約**[*4]や生物多様性条約への署名が行われるなど，現在に続く地球環境保全や持続可能な開発の考えの基礎が作られた。

＊1　化審法：1973（昭和48）年10月16日法律第117号。

＊2　PRTR法：1999（平成11）年7月13日法律第86号。

＊3　リオ宣言：➡第18章 p.240参照。

＊4　気候変動枠組条約（UNFCCC）：大気中の温室効果ガスの濃度安定を目的として1992年5月に採択，1994年3月より発効（現締約：198か国・機関）。本条約に基づいて，毎年，気候変動枠組条約締約国会議（COP）が開催されている。

表2-1　環境アセスメントの対象事業

対象事業	第一種事業 （必ず環境アセスメントを行う事業）	第二種事業 （環境アセスメントが必要かどうかを 個別に判断する事業）
1　道路 　高速自動車国道 　首都高速道路など 　一般国道 　林道	すべて 4車線以上のもの 4車線以上・10km以上 幅員6.5m以上・20km以上	― ― 4車線以上・7.5km～10km 幅員6.5m以上・15km～20km
2　河川 　ダム，堰 　放水路，湖沼開発	湛水面積100ha以上 土地改変面積100ha以上	湛水面積75ha～100ha 土地改変面積75ha～100ha
3　鉄道 　新幹線鉄道 　鉄道，軌道	すべて 長さ10km以上	― 長さ7.5km～10km
4　飛行場	滑走路長2,500m以上	滑走路長1,875m～2,500m
5　発電所 　水力発電所 　火力発電所 　地熱発電所 　原子力発電所 　太陽電池発電所 　風力発電所	出力3万kW以上 出力15万kW以上 出力1万kW以上 すべて 出力4万kW以上 出力1万kW以上	出力　2.25万kW～3万kW 出力11.25万kW～15万kW 出力　7,500kW～1万kW ― 出力3万kW～4万kW 出力7,500kW～1万kW
6　廃棄物最終処分場	面積30ha以上	面積25ha～30ha
7　埋立て，干拓	面積50ha超	面積40ha～50ha
8　土地区画整理事業	面積100ha以上	面積75ha～100ha
9　新住宅市街地開発事業	面積100ha以上	面積75ha～100ha
10　工業団地造成事業	面積100ha以上	面積75ha～100ha
11　新都市基盤整備事業	面積100ha以上	面積75ha～100ha
12　流通業務団地造成事業	面積100ha以上	面積75ha～100ha
13　宅地の造成の事業※	面積100ha以上	面積75ha～100ha

※宅地には，住宅地，工場用地も含まれる。

　地球サミット開催から20年の節目となる2012（平成24）年には，サミットのフォローアップを図るため，ブラジルで**国連持続可能な開発会議（リオ＋20）**[*1]が開催されている。表2-2に代表的な地球環境問題を示す。

＊1　国連持続可能な開発会議（リオ＋20）➡p.240参照。

column　海洋プラスチックによる汚染

　プラスチックはさまざまな産業分野で使用され，生産と廃棄は増大傾向にある。なかでも，容器包装プラスチックの生産量は最も多く，海洋に流出した海洋プラチックごみは環境汚染や生態系の悪化などをもたらし問題となってきた。

　さらに近年は**マイクロプラスチック**と呼ばれる直径5mm以下の微細なプラスチックごみによる地球規模の環境汚染が問題となっている。人間は1週間に平均して，クレジットカード1枚分のプラスチックを飲料水や食材等を経て摂取しているとの報告もある。プラスチック自体，あるいはプラスチックに吸着した有害物質が食物連鎖に取り込まれることによる生態系への影響が懸念されている。

表２‐２　主な地球環境問題と国際的対策

地球環境問題	概要	国際的対策
地球温暖化	大気中の温室効果ガス増加による地球全体の平均気温や海面水位の上昇	**京都議定書**　1997（平成９）年 **パリ協定**　2015（平成27）年
オゾン層破壊	上空に拡散したフロン類による成層圏オゾン層の破壊	**モントリオール議定書**　1987（昭和62）年 **オゾン層保護法**　1988（昭和63）年 **フロン回収破壊法**　2001（平成13）年
酸性雨	硫黄酸化物や窒素酸化物が雨に溶解し，pHが低下して雨が酸性化	**東アジア酸性雨モニタリングネットワーク**　2001（平成13）年
砂漠化	干ばつ，薪炭材の過剰な伐採，家畜の過放牧，土地の劣化	**砂漠化対処条約**　1994（平成６）年
熱帯林・森林の減少	商業的な伐採や人口増加に伴う農地の拡大，大規模な畑地の開発，過放牧による熱帯林の急激な減少	**国際熱帯木材協定**　1994（平成４）年
野生生物種の減少	野生動植物種の絶滅，生物資源の減少	**ラムサール条約**　1975（昭和50）年 **ワシントン条約**　1975（昭和50）年 **生物多様性の保全を目的とした条約**　1993（平成５）年
有害廃棄物の越境移動	有害廃棄物の国境を超えた不正処分・環境汚染	**バーゼル条約**　1992（平成４）年
海洋汚染	有害廃棄物の海洋投棄	**ロンドン条約**　1975（昭和50）年

（１）地球温暖化 global warming

　大気中の二酸化炭素は赤外線吸収作用があり，その濃度の増加は地球の熱放射を妨げ地表の温度上昇をもたらす。これを「温室効果」という。近年，人間の諸活動の拡大に伴い，二酸化炭素，メタン，フロンなどの**温室効果ガス** greenhouse gas[*1] が大気中に大量に排出されたことで，地球の平均気温が上昇している。温暖化により，海面水位の上昇に伴う影響，気候変動，生態系への影響が危惧されている。

　1997（平成９）年に京都で第３回締約国会議（地球温暖化防止京都会議：COP3）が開催され，先進国に対して1990（平成２）年を基準とした温室効果ガスの排出量削減の数値目標などを定めた**京都議定書**が採択され，対策がとられてきた[*2]。今後はより多くの国々が地球温暖化対策に取り組む必要がある。2015（平成27）年，フランス・パリで行われた第21回締約国会議（COP21）で2020（令和２）年以降の新たな温暖化対策の枠組みとして採択された**パリ協定**では，196カ国すべての国と地域に削減目標が義務づけられた。

（２）オゾン層破壊

　フロン類は冷蔵庫やエアコンの冷媒，スプレーの噴射剤としてなどさまざまな用途に活用され，先進国を中心に多量に使用されていた。フロン類が大気中に放出され，成層圏（地表から10〜50km）に達すると，オゾン層を破壊する。オゾン層破壊により，地表に達する有害紫外線が増加し，人に対しては皮膚がんや白内障の発症，生態系に対しても悪影響が懸念されている。

　1985（昭和60）年にオゾン層保護のためのウイーン条約が，1987（昭和62）

*1　温室効果ガス：「地球温暖化対策の推進に関する法律」第２条３項に規定された次の７物質となる。
二酸化炭素（CO_2）
メタン（CH_4）
一酸化二窒素（N_2O）
ハイドロフルオロカーボン（HFC_S）（一部）
パーフルオロカーボン（PFC_S）（一部）
六ふっ化硫黄（SF_6）
三ふっ化窒素（NF_3）

*2　国内では1998（平成10）年に制定された「地球温暖化対策の推進に関する法律」において，国・自治体・事業者・国民が一体となって対策に取り組む等の方針が示された。その後，幾度かの改正が行われ，直近の2022（令和４）年改正では，温室効果ガスの排出量削減に努める事業活動に対する資金提供等の仕組みが規定された。

地球温暖化対策の推進に関する法律

年にオゾン層を破壊する物質に関する**モントリオール議定書**が採択され，オゾン層破壊物質の生産，消費の段階的な削減を行うことが合意された。わが国では1988（昭和63）年に**オゾン層保護法**が公布され，特定フロンなどの生産・使用はすでに全廃されている。フロンの回収・破壊については，2001（平成13）年に公布されたフロン回収破壊法により義務づけられているが，カーエアコンからのフロン回収については2005（平成17）年から自動車リサイクル法に移行した。また，一般家庭や事務所から出される家電製品については，家電リサイクル法が適用されオゾン層保護の対策がとられている。

（3）酸性雨

石炭，石油などの化石燃料の燃焼により，大気中に放出された硫黄酸化物，窒素酸化物は大気中で水分と反応して硫酸や硝酸となり，pH5.6以下の雨となる[*1]。山林の枯死，湖沼の酸性化，建造物への被害など深刻な影響を与える。北米や欧州では湖水の酸性化に伴う魚類の減少や植物への影響が問題となっている[*2]。2001（平成13）年，わが国から提唱された「東アジア酸性雨モニタリングネットワーク（EANET）」が東アジア諸国との国際的研究協力，技術協力を目指した取り組みとして稼動している。

> *1 **pH**：物質の酸性・アルカリ性の度合を示す指標に用いられる水素イオン濃度指数（ピーエッチまたはペーハー）。酸性度が強いほどpHが低くなり，pH5.6が酸性雨の一つの目安とされる。
>
> *2 国際的な取り組みとしては，「長距離越境大気汚染条約（ジュネーブ条約，1983年発効）」があるが，日本は加盟していない。

column　**世界遺産建造物の酸性雨被害**

インドネシアのジャワ島にある世界遺産建造物ボロブドゥール遺跡のレリーフの酸性雨被害が問題になっている。

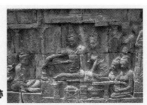

ボロブドゥール遺跡

2. 環境汚染と健康影響

1）広域環境汚染（公害 Pollution）

戦後，わが国の高度経済成長は主に工業の発展であり，その発展とともに重度で広域の環境汚染を起こし始めた。やがて，環境汚染は汚染地域での生活への悪影響のみならず，住民の健康への悪影響を及ぼすようになってきた。環境基本法では，事業活動その他の人の活動によって生じる，相当範囲の汚染を「公害」として，7項目を規定している（典型7公害）。

（1）大気汚染

工場排煙，自動車排気ガスから有害物質が排出されて，大気や空気を汚染する。石油は不純物として硫黄を大量に含み，これを空気中で燃焼させると**硫黄酸化物**（SO_x）や**窒素酸化物**（NO_x）が排出される。炭化水素（HCs）のうち揮発性有機化合物（VOC）と窒素酸化物（NO_x）は太陽光線（紫外線）に当たって**光化学オキシダント** photochemical oxidant（オゾン，PAN）をつくり出す。また，自動車のガソリン燃焼により**一酸化炭素**（CO）や**浮遊粒子状物質**（SPM）を排出する。これらの中で，工場や事業所，建築物の解体からのばい煙，粉じんの排

出および自動車排出ガスに関しては大気汚染防止法*¹で規制されている。

　環境基本法で環境基準が設定されている大気汚染物質は，上述に関する5項目があり，2009（平成21）年には**微小粒子状物質（PM2.5）**が追加された（**表2-3①**）。また，有害大気汚染物質としてガソリンなどの石油製品に含まれているベンゼンやトリクロロエチレン，テトラクロロエチレン，ジクロロメタンの4項目が設定されている（**表2-3②**）。さらにダイオキシン類対策特別措置法によりダイオキシンの環境基準が設定され*²，現在，大気汚染に関する環境基準は全11項目である。それぞれの発生源や人への影響などを**表2-4**にまとめた。

＊1　**大気汚染防止法**：工場などのばい煙，粉じん，水銀の排出規制と損害賠償責任に加えて，自動車排出ガスの許容限度を定める。1968（昭和43）年法律第97号。

＊2　ダイオキシンの環境基準➡p.25参照。

表2-3　大気汚染に係る環境基準

①大気汚染と微小粒子状物質に係る環境基準

物質	基準値	環境基準達成率の現状
二酸化硫黄	1時間値の1日平均値が0.04ppm以下であり，かつ1時間値が0.1ppm以下であること。	ほぼ100%
一酸化炭素	1時間値の1日平均値が10ppm以下であり，かつ1時間値の8時間平均値が20ppm以下であること。	100%
浮遊粒子状物質	1時間値の1日平均値が0.10mg/m³以下であり，かつ1時間値が0.20mg/m³以下であること。	100%（令和3年自動車排出ガス測定局）
微小粒子状物質（PM2.5）	1年平均値が15μg/m³以下であり，かつ1日平均値が35μg/m³以下であること。	100%（令和3年自動車排出ガス測定局）
二酸化窒素	1時間値の1日平均値が0.04ppmから0.06ppmまでのゾーン内またはそれ以下であること。	100%（令和3年自動車排出ガス測定局）
光化学オキシダント	1時間値が0.06ppm以下であること。	0%　改善傾向みられず（令和3年自動車排出ガス測定局）

②有害大気汚染物質（ベンゼン等）に係る環境基準

物質	基準値
ベンゼン	1年平均値が0.003mg/m³以下であること
トリクロロエチレン	1年平均値が0.13mg/m³以下であること
テトラクロロエチレン	1年平均値が0.2mg/m³以下であること
ジクロロメタン	1年平均値が0.15mg/m³以下であること

　石綿（アスベスト）の大気汚染による健康被害も問題になっている。石綿は蛇紋石（じゃもんせき）の繊維状をなすものであり，保温・耐火材料として用いられていたが，その吸入と悪性中皮腫との関連が認められた。石綿による健康被害は吸引後，長時間を経て現れてくる。使用している建造物の解体の際には集塵装置を設置する，使用している工作物の解体作業時には飛散を防止するなどの対策が義務

---

column　**繁栄の象徴とされた煤じん**

　1950年代頃，八幡市（現在の北九州市八幡区）では製鉄工場の煙突からの煤じんを「七色の煙」と称し，その状況を繁栄の象徴としていた。しかし，市民は洗濯物に付着する黒いススに悩まされてもいた。

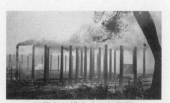

工場から排出される煤煙

表2‐4　大気汚染物質の発生源と影響

汚染物質	発生源など	人や環境への影響
二酸化硫黄	硫黄分を含む化石燃料の燃焼により発生する。	気管支喘息など呼吸器系障害を起こす。四日市喘息の原因物質である。また，酸性雨の原因物質である。
二酸化窒素	主として化石燃料の燃焼によって発生し，工場からの固定発生源と自動車などの移動発生源がある。	高濃度で呼吸器に悪影響を及ぼす。肺の深部にまで到達し，慢性閉塞性肺疾患（COPD[*1]）の原因となる。酸性雨や光化学オキシダントの原因物質である。
光化学オキシダント	窒素酸化物や揮発性有機化合物が太陽光線により反応して生成される，強い酸化力をもった二次汚染物質の総称。光化学スモッグの主原因物質である。	粘膜刺激や呼吸器への悪影響を及ぼす。農作物などへの影響もみられる。
一酸化炭素	炭素を含む燃料の不完全燃焼により発生する。自動車排出ガスが主な発生源である。	血液中のヘモグロビンと親和性が強く（酸素の約200倍），酸素を運搬する機能を阻害する。
浮遊粒子状物質	工場などのばい煙，ディーゼル自動車排出ガス，土壌など自然界にも起因する。大気中に浮遊し，粒径10μm以下のものをいう。	微小であることから，吸入により肺や気管に沈着して呼吸器に悪影響を及ぼす。ディーゼル排気微粒子は発がん性や気管支喘息・花粉症などのアレルギー性疾患との関連性が懸念されている。
微小粒子状物質（PM2.5）	浮遊粒子状物質の中でも特に粒径2.5μm程度より小さいものをいう。	微小であることから肺の奥まで到達しやすく，気管支喘息などの呼吸器疾患や心疾患の原因となる。
ベンゼン	化学工業製品の合成用原料として広範な用途がある。ガソリン中にも含まれており，自動車の排ガスや給油時に気化して大気中に放出される。	慢性的な吸入により，骨髄での造血機能に障害を起こし，貧血症状を発症する。さらにがん化（白血病）に転じる。
トリクロロエチレン	化学工業製品の合成用原料，溶剤，半導体や金属機械部品の洗浄剤として広く使用されている。	中枢神経抑制作用，肝臓・腎臓障害が知られている。
テトラクロロエチレン	化学工業製品の合成用原料，溶剤，半導体や金属機械部品の洗浄剤，衣料のドライクリーニング洗浄剤として使用されている。	中枢神経抑制作用，肝臓・腎臓障害が知られている。
ジクロロメタン	金属脱脂溶剤，塗料剥離剤，ウレタン発泡助剤，エアゾール噴射剤，冷媒などの反応溶剤として広く使用されている。	中枢神経に対する麻酔作用，高濃度吸収で精巣毒性がある。
ダイオキシン類	主にゴミ焼却炉，ほかには除草剤中の不純物，製鋼用電気炉，たばこの煙，自動車排気ガスなどの発生源がある。	多くの動物種に精巣萎縮を起こす。催奇形性，神経毒性，またアトピー性皮膚炎や甲状腺機能への影響が懸念されている。

づけられた。

（2）水質汚濁

　人間の活動に伴って，河川，湖沼，海域などの水系環境に汚濁物質が排出され水質を汚濁させる。環境生態系には自浄作用があるが，汚濁負荷が増大すると本来の生態を維持できなくなる。水系環境の汚濁は飲用水，レクリエーション，農業・産業などへの利用にも障害をきたす。

　水質汚濁に係る環境基準は環境基本法に基づき，「人の健康の保護に関する環境基準」と「生活環境の保全に関する環境基準」がある。工場・事業場排水の公共用水域への排出基準は**水質汚濁防止法**[*2]があり，都道府県によって，監視されている。

　「人の健康の保護に関する環境基準」は河川・湖沼・海域の公共用水域と地下水に適用される。カドミウムなど健康26項目について規定されており，アルキル水銀，全シアン，PCB[*3]は検出されないこととされている（表2‐5）。工場

*1　**慢性閉塞性肺疾患（COPD）**：➡第6章 p.112参照。

*2　**水質汚濁防止法**：1970（昭和45）年12月25日法律第138号。

*3　**PCB（ポリ塩化ビフェニル）**：電気絶縁が強く電気製品に使われていたが，強い発がん性があるとわかり，現在では使用禁止となっている。過去の使用物に対し，保管を義務づけている。

表2‐5　水質汚濁に係る環境基準

人の健康の保護に関する環境基準（公共用水域）

項　目	基　準　値	項　目	基　準　値	項　目	基　準　値
カドミウム	0.003mg/L以下	四塩化炭素	0.002mg/L以下	チ ウ ラ ム	0.006mg/L以下
全 シ ア ン	検出されないこと	1,2－ジクロロエタン	0.004mg/L以下	シ マ ジ ン	0.003mg/L以下
鉛	0.01mg/L以下	1,1－ジクロロエチレン	0.1mg/L以下	チオベンカルブ	0.02mg/L以下
六 価 ク ロ ム	0.05mg/L以下	シス-1,2－ジクロロエチレン	0.04mg/L以下	ベ ン ゼ ン	0.01mg/L以下
ヒ 素	0.01mg/L以下	1,1,1－トリクロロエタン	1mg/L以下	セ レ ン	0.01mg/L以下
総 水 銀	0.0005mg/L以下	1,1,2－トリクロロエタン	0.006mg/L以下	硝酸性窒素及び亜硝酸性窒素	10mg/L以下
アルキル水銀	検出されないこと	トリクロロエチレン	0.01mg/L以下	ふ っ 素	0.8mg/L以下
Ｐ Ｃ Ｂ	検出されないこと	テトラクロロエチレン	0.01mg/L以下	ほ う 素	1mg/L以下
ジクロロメタン	0.02mg/L以下	1,3－ジクロロプロペン	0.002mg/L以下	1,4－ジオキサン	0.05mg/L以下

備考1．基準値は年間平均値とする。ただし，全シアンに係る基準値については，最高値とする。
　　2．「検出されないこと」とは定められた方法により測定した場合に，結果が当該方法の定量限界を下回ることをいう。
　　3．海域についてはふっ素及びほう素の基準値は適用しない。

資料）環境省ホームページより備考項目を一部修正

や事業場排水の排水規制措置が効果を現しており，2021（令和3）年度の報告では基準達成率は前年度と変わらず99.1％であった[*1]。

　「生活環境の保全に関する環境基準」は公共水域（河川・湖沼・海域）の水域ごとの利水に応じて類型を指定してそれぞれの基準値を設定している。3つの水域に共通した項目は水素イオン濃度（pH），**溶存酸素 dissolved oxygen; DO**，大腸菌群および全亜鉛である。河川は**生物化学的酸素要求量 biochemical oxygen demand; BOD**，湖沼・海域は**化学的酸素要求量 chemical oxygen demand; COD**，また河川と湖沼には浮遊物質量 suspended solids; SSが，海域にはn－ヘキサン抽出物質（油分など）が設定されている。湖沼と海域には全窒素・全リンの項目が設定されている。水質汚濁に関する主な指標を**表2‐6**に示す。

　生活環境の保全に関する項目は，生活排水についての対策の遅れなどにより，有機物質汚濁の指標であるBODまたはCODの2021（令和3）年度の環境基準の達成率は，河川で93.1％，湖沼で53.6％，海域で78.6％と達成に至っていない[*2]。

＊1　環境省「令和3年度公共用水域水質測定結果」2023

＊2　環境省「令和3年度公共用水域水質測定結果」2023

表2‐6　水質汚濁に関する主な指標

指標	内容
水素イオン濃度（pH）	酸性アルカリ性の指標。魚介類の致死，農作物生育の影響，生態系影響の指標。種々化学物質の溶解により酸性やアルカリ性になる。
溶存酸素（DO）	水に溶解している酸素量。DOが高いほど水質汚濁を受けていない清浄な水である。
生物化学的酸素要求量（BOD）	有機物が好気性菌によって酸化分解されるときに消費される酸素量。通常は20℃，5日間の培養実験を行う。水の有機物による汚染度を示す。BOD値が大きいほど水の有機物汚染は大きい。
化学的酸素要求量（COD）	酸化剤である過マンガン酸カリウムで直接酸化（100℃，30分間の分解）するのに消費される酸素量。水の有機物による汚染度を示す。COD値が大きいほど水の有機物汚染は大きい。
浮遊物質量（SS）	水に溶けない懸濁性物質であり，水の汚濁度を示す指標。水質の汚濁が進むとSS値は高くなる。
大腸菌群	し尿汚染の指標。
全リン，全窒素	湖沼・海域の富栄養化による汚染指標。

（3）土壌汚染

　土壌汚染は，有害物質が大気，水や生物を媒介して土壌に蓄積・濃縮し，長期間にわたり農作物や人間に悪影響を与える蓄積性の汚染である。

　土壌の汚染に係る環境基準は，29項目の物質について設定されている。昨今，工場移転による跡地開発が多くなっているが，工場跡地で重金属類や揮発性有機化合物（VOC）などによる土壌汚染が問題になっている。このため2002（平成14）年に**土壌汚染対策法**[*1]が制定され，鉛，ヒ素，ベンゼン，トリクロロエチレンなど，人への健康被害を生じるおそれのあるものを「特定有害物質」に指定して，汚染の未然防止と既に発生した汚染の浄化を行うこととしている。

＊1　**土壌汚染対策法**：2002（平成14）年法律第53号

（4）騒音

　騒音は日常的な問題であり，生活・会話妨害，さらには睡眠妨害を引き起こす。発生源別には，身近な自動車騒音・近隣騒音，作業場等においては建設作業・工場事業場騒音，さらには広範囲に影響を及ぼす航空機騒音や新幹線鉄道騒音などがある。これらの騒音は**騒音規制法**[*2]および「騒音に係る環境基準」によりそれぞれへの対策が講じられている。2021（令和3）年度の騒音に係る苦情件数は1万9,700件であり，前年度と比べ1,104件減少した。その内訳をみると，建設作業が最も多い7,460件（全体の37.9%）となり，次いで工場・事業場が5,473件（同27.8%），営業が1,456件（同7.4%）の順である[*3]。なお，持続的な騒音曝露により進行する難聴は騒音性難聴と呼ばれ，周波数4,000Hz（ヘルツ）付近の聴力低下をきたす。

＊2　**騒音規制法**：1968（昭和43）年法律第98号

＊3　環境省「令和3年度騒音規制法施行状況調査報告書」2023

（5）振動

　振動（低周波数騒音を含む）は地盤振動や空気振動があるが，これらの振動を感じることにより気分障害や睡眠妨害などの自律神経系への影響・障害を受ける。振動の原因は広く建設作業，工場，道路交通などの振動がある。これらの振動は**振動規制法**[*4]によりそれぞれ対策が講じられている。局所的振動障害の職業病として白ろう病がある。チェーンソーや削岩機を使用する作業者で見られ，症状としては手指の皮膚色調が間欠的に変化する。しびれ，疼痛を訴えるレイノー（Raynaud）現象ほか，知覚異常が現れることがある。

＊4　**振動規制法**：1976（昭和51）年法律第64号

（6）地盤の沈下

　主に地下水の過剰な汲み上げを原因に生じる。鉱物掘採時の土地掘削によるものは除かれる。

（7）悪臭

　多くは低濃度・多成分の臭気物質が複合して人に不快感をもたらす。発生源は工場や食品・飼料の加工・製造場，ゴミ集積場や個人住宅の浄化槽など多岐にわたる。悪臭防止法が1972（昭和47）年より施行。

2）公害問題

　以下に日本で代表的な公害問題をあげる。特に熊本水俣病，新潟水俣病，イタ

イイタイ病，四日市喘息は四大公害訴訟と呼ばれている。

（1）四日市喘息

　1960年代に三重県四日市の石油コンビナートにおいて，重油燃焼ガス中の硫黄分が二酸化硫黄となり，吸気した隣接地域住民，とくに若年と中高年に気管支喘息・慢性気管支炎が多発した。

（2）水俣病

　1953（昭和28）年頃より熊本県・鹿児島県の水俣湾周辺地域と1964（昭和39）年頃に新潟県の阿賀野川流域において，工場排水中に含まれるメチル水銀が魚介類に蓄積され，これを摂取した地域住民が発症した神経系疾患である。症状は，四肢末端の感覚障害に始まり，運動失調，求心性視野狭窄，振せん，聴力障害をきたした。胎児期に母体が汚染魚介類を摂取すると，生後には知的障害をきたす胎児性水俣病を引き起こした。

　2022（令和4）年11月末までに3,000人が水俣病に認定され，このうち生存者は396人である。

（3）イタイイタイ病

　1955（昭和30）年ごろ，富山県神通川流域において，鉱山の排水中に含まれるカドミウムが原因と考えられる病気が発生した。症状は四肢・骨盤・脊椎・肋骨に変形・萎縮・骨折をきたし，激痛を伴うことからイタイイタイ病といわれた。カドミウム過剰摂取により腎臓障害を生じ，カルシウム脱失による骨軟化症，骨粗しょう症様病変の骨疾患をきたす。2022（令和4）年12月末までに201人がイタイイタイ病に認定されている。カドミウム摂取と近位尿細管機能や腎機能への影響については不明確であり，引き続きカドミウムの健康影響について究明を行っている。食品衛生法では玄米および精米について，カドミウムの規格（0.4ppm以下）を設定している。

（4）慢性ヒ素中毒症

　1970年代に宮崎県土呂久地区と島根県笹ケ谷地区において，旧鉱山における過去の大気汚染による亜ヒ酸摂取と水質汚濁により慢性ヒ素中毒症と思われる疾患が発生した。鼻中隔穿孔，皮膚障害（皮膚色素沈着，角化症，Bowen病〈皮膚がん〉），多発性神経炎，気管支炎を主な症状とする。2021（令和3）年12月末までに，232人が慢性ヒ素中毒に認定されている。現在のところ，慢性ヒ素中毒による健康影響については十分な知見が得られていないことから，今後，詳細な調査・研究による因果関係の解明が期待される。

（5）現在の公害

　2021（令和3）年度の「公害苦情調査結果報告書」によると苦情件数は7万3,739件であり，前年度より7,818件減少した。典型7公害では騒音（36.5％）が最も多く，次いで大気汚染（28.0％），悪臭（20.2％）の順であった[1]。

＊1　総務省「令和3年度公害苦情調査結果報告書」2022

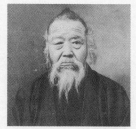
3）内分泌かく乱物質（環境ホルモン）

　内分泌かく乱物質 endocrine disruptorは，生体内の正常なホルモン作用を乱す物質であり，野生生物では生殖異常の原因物質とされている。WHOの定義は，「内分泌かく乱物質とは，内分泌系の機能に変化を与え，それによって個体やその子孫あるいは集団に有害な影響を引き起こす外因性の化学物質または混合物」である[1]。

　PCB，ダイオキシン，トリブチルスズ，ビスフェノールAなどの化学物質が関連物質として報告されている。PCBは甲状腺ホルモン作用，ダイオキシンとトリブチルスズ（船底塗料・漁網塗布剤）は抗エストロゲン作用，ビスフェノールA（ポリカーボネート樹脂製食器の原材料）はエストロゲン作用をする。しかし，その作用機序は十分に解明されていない。

　ダイオキシン類（**図2-1**）は，塩化ビニルなどを処分するゴミ焼却施設，とくに800度以上の高温にならない焼却炉の焼却灰から高濃度検出される。動物実験における急性毒性，発がん性，催奇形性などから，ダイオキシンによる環境汚染については1999（平成11）年にダイオキシン類対策特別措置法が設定され，大気汚染，水質汚濁，土壌汚染に関する環境基準が定められた（**表2-7**）。

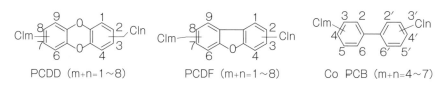

PCDD (m+n=1〜8)　　　PCDF (m+n=1〜8)　　　Co PCB (m+n=4〜7)

（1977年にWHOより提案されたダイオキシン類）

図2-1　ダイオキシン（PCDD），ポリクロロジベンゾフラン（PCDF）およびコプラナーPCB（Co-PCB）の化学構造式

表2-7　ダイオキシン類対策特別措置法で規定されるTDI[2]と各種環境基準

①**TDI**（耐容1日摂取量）：4 pgTEQ[3]/Kg体重/日
②**環境基準等**：大気　年平均値　0.6pgTEQ/m3以下
水質（水底の底質を除く）年平均値　1pgTEQ/ℓ以下
水底の底質　150pgTEQ/g以下
土壌　1000pgTEQ/g以下（環境基準が適用されている場合であって，土壌中のダイオキシン類の量が250pgTEQ/g以上の場合には，必要な調査を実施することとする）

*1 WHO, IPCS, ILO, UNEPの連名による，内分泌かく乱物質に関する世界規模の包括的な科学文献レビュー報告書「Global Assessment of the State-of-the Science of Endocrine Disruptors」2002 厚生労働省版の日本語訳「内分泌かく乱化学物質の科学的現状に関する全地球規模での評価」が公表されている。

*2 **TDI＝耐容1日摂取量**：人が一生涯にわたり摂取しても，健康に対する有害な影響が現れないと判断される体重1kgあたりの1日の摂取量を耐容1日摂取量（TDI：Tolerable Daily Intake）という。

*3 **TEQ＝毒性等量**：ダイオキシン類の中で最も毒性が強いとされる2,3,7,8-TeCDD（2,3,7,8-四塩化ジベンゾ-パラ-ジオキシン）を基準の1として，多くのダイオキシン類の毒性の強さを換算した係数を毒性等価係数（TEF:Toxic Equivalency Factor）と呼ぶ。ダイオキシン類全体の毒性は，このTEFを足し合わせた毒性等量（TEQ:Toxic Equivalent）で表す。

ダイオキシン類はゴミ焼却場から大気中へ，またゴミ焼却灰の埋め立て地や除草剤の不純物が残留している土壌などから雨水を通じて，最終的には海に入り，水生生物の食物連鎖を経て，魚介類に蓄積される。わが国では，人へのダイオキシン類の体内吸収はほとんどが魚介類（体内取り込み全体量の80％以上）の経口摂取による。次に多いのが肉・卵からであり，一時，社会的に問題になった野菜や大気からの経気道吸収は極めて微量である。

3. 環境衛生

1）気候と季節

気候と季節をみると，大きくかかわるのは気温と日照時間である。日本での平均気温は１月に最低値を示し，８月に最高気温を呈する。平均年間雨量は多くの県では９月が最多で，冬季に最少を示すが，日本海側の多雪地域では冬季が最多となり，九州では６月が最多となる。このため日照時間は夏秋が短く冬季に長くなるが，多雪地域では冬が短く夏が長い。

このような気象変化が病気との関係を示すと思われるが，その関係は経験的には**表2-8**のとおりである。

表2-8　気候と病気

春	夏	秋	冬
花粉症	熱射病	かぜ	インフルエンザ
アトピー性皮膚炎	細菌性食中毒	急性腰痛	ノロウイルス性食中毒
関節リウマチ	過敏性肺炎	うつ病	老人性掻痒症
はしか	脳梗塞	秋季レプトスピラ症	乳幼児下痢症
A型肝炎	百日咳		急性心筋梗塞
躁病	ヘルパンギーナ		突然死
自殺			

資料）中村信也作成

2）空気

地球上の大気を「空気（The air）」と呼ぶ。空気の組成は窒素78％，酸素21％，アルゴン（Ar）0.9％，二酸化炭素（CO_2）0.04％，その他のガス0.01％である。空気の存在する範囲はおおむね50kmまでの高度であり，地表に近い部分は上下に空気が循環しているので「対流圏」と呼ぶ。

空気の濃さは，「気圧 atmospheric pressure」で示される。地表の気圧を「標準気圧」というが，1気圧＝10,132Pa（パスカル）＝1,013hPa（ヘクトパスカル）と定義されている。空気層にはムラがあり，周辺気圧より高い圧を示す場合を高気圧，低い場合を低気圧と呼び，天気に関係してくる。

気圧と健康を考える場合，高い人工的高気圧環境が関係する。標準気圧より人

工的に高い気圧の部屋で作業する者を「高圧室作業者」と呼び，健康対策が労働安全法の「高気圧作業安全衛生規則[*1]」で規定されている。規定では，10 気圧（0.1MPa（メガパスカル））以上の気圧下における室内または水深 10m 以上の潜水としている。高圧室は地底・海底などで送気によるものである。その疾病は急性障害として標準気圧より高気圧環境に突入する際に生じる「しめつけ障害 squeeze」があり，耳閉塞感，歯痛，鼻周辺痛などがある。反対に低気圧の急速な移動の際に生じる「減圧病（潜函病，ケイソン病）」がある。これは空気中の窒素の気泡化による窒素ガス塞栓によるもので，脳や肺などに生じると危険である。「骨壊死」による大腿骨頭・上腕骨頭壊死などが生じることもある。

　低気圧障害としては，急激な減圧による「高山病」がある。飛行機で高地空港に到着した際などに，2,500m 以上となる低酸素と気圧低下による浮腫の低下で頭痛，めまい，吐き気などが生じる。対処としては酸素吸入や安静臥床であり，次第に馴化していく。

＊1　1972（昭和47）年9月30日労働省令第40号

3）温熱

　快適な生活環境で過ごすために温熱環境条件を整える必要がある。温熱に関しては気温，湿度，気流，輻射熱の4つの要素が関係し，この組み合わせで条件が表現される。温熱環境の指標には以下のようなものがある。

不快指数：気温と湿度で示される。何％の人が不快に感じるかの指標であるが，蒸し暑さを表している。計算式で求められるが，80を越えると全員が不快と感じる。

体感温度または**実効温度**：気温，湿度，気流で表される。実際の温度は気流（風速）の大小で感じ方が大きく異なる。実効温度は，アウグスト乾湿球計またはアスマン通風乾湿球計で測定される乾球温度と湿球温度，およびカタ寒暖計または熱線微風速計で測定する微気流で求める。一般に風速1m/sごとに体感温度が1℃低下する。

湿球黒球温度 Wet Bulb Globe Temperature；**WBGT**または**暑さ指数**[*2]：酷暑環境下で用いられる。気温，湿度，輻射熱の3要素で計算されて出される指標である。輻射熱とは暖まった壁や床，存在物などから放出される熱をいうが，黒球温度計で測定される。WBGTは下記の式で算出される。

　屋外　WBGT 0.7×湿球温度＋0.2×黒球温度＋0.1×乾球温度

　屋内　WBGT 0.7×湿球温度＋0.3×黒球温度

＊2　**暑さ指数**：夏の屋内・屋外での作業や活動における危険度を示す指標。近年，熱中症予防を目的として，学校やスポーツ施設等で利用される。

　WBGTは熱中症予防の指標としても重視されており，日本生気象学会の「日常生活における熱中症予防指針」や日本スポーツ協会の「熱中症予防運動指針」（**表2-9**）などの指針の中でも使用されている。例えば「熱中症予防運動指針」では，WBGT25℃以上は警戒，31℃以上は運動は原則中止となる。

　なお，**熱中症** heatstroke とは，高温環境における身体の適応障害により生じる状態の総称である。水分，塩分の代謝異常が循環器系の変調を生じて身体症状

を生じる。気分不調, 意識混濁, 有痛性筋痙攣と硬直, 体温上昇などが出現する。熱中症になった場合はただちに首, 脇の下を冷却し, 水分と塩分の補給が必要である。熱中症は重症度〔病態〕別に, Ⅰ度（軽度）〔熱失神, 熱けいれん〕, Ⅱ度（中等度）〔熱疲労〕, Ⅲ度（重度）〔熱射病〕に分類される。

表2-9 熱中症予防運動指針

WBGT	湿球温度	乾球温度		指針
31℃以上	27℃以上	35℃以上	運動は原則中止	特別の場合以外は運動を中止する。特に子どもの場合には中止すべき。
28～31℃	24～27℃	31～35℃	厳重警戒（激しい運動は中止）	熱中症の危険性が高いので, 激しい運動や持久走など体温が上昇しやすい運動は避ける。10～20分おきに休憩をとり水分・塩分を補給する。暑さに弱い人※は運動を軽減または中止。
25～28℃	21～24℃	28～31℃	警戒（積極的に休憩）	熱中症の危険が増すので, 積極的に休憩をとり適宜, 水分・塩分を補給する。激しい運動では, 30分おきくらいに休憩をとる。
21～25℃	18～21℃	24～28℃	注意（積極的に水分補給）	熱中症による死亡事故が発生する可能性がある。熱中症の兆候に注意するとともに, 運動の合間に積極的に水分・塩分を補給する。
21℃まで	18℃まで	24℃まで	ほぼ安全（適宜水分補給）	通常は熱中症の危険は小さいが, 適宜水分・塩分の補給は必要である。市民マラソンなどではこの条件でも熱中症が発生するので注意。

1）環境条件の評価にはWBGT（暑さ指数とも言われる）の使用が望ましい。
2）乾球温度（気温）を用いる場合には, 湿度に注意する。湿度が高ければ, 1ランク厳しい環境条件の運動指針を適用する。
3）熱中症の発症のリスクは個人差が大きく, 運動強度も大きく関係する。運動指針は平均的な目安であり, スポーツ現場では個人差や競技特性に配慮する。
※暑さに弱い人：体力の低い人、肥満の人や暑さに慣れていない人など。
資料）日本スポーツ協会「スポーツ活動中の熱中症予防ガイドブック　第5版」2019

column　増える熱中症

厚生労働省が発表する人口動態統計を利用すると, 熱中症による死亡傾向を長期的に観察できる。1994（平成6）年を境に死亡数の大きな変動があったが, これは1995（平成7）年に実施されたICD-10導入に伴う死亡診断書記載方法指導の影響と考えられるため, 1995年以降に注目すると, 熱中症の死亡数は増加傾向である。主な原因の1つ目には, 熱中症を発症しやすい高齢者人口の増加

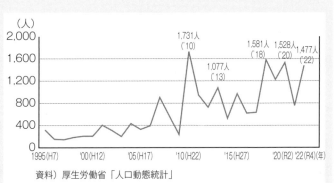

図2-2　熱中症による死亡数の推移
資料）厚生労働省「人口動態統計」

が考えられる。熱中症死亡総数に占める65歳以上の高齢者の割合は, 2000（平成12）年50%, 2020（令和2）年87%と増加傾向である。2つ目は, 夏季の気温上昇である。猛暑の年（2010年, 2013年, 2018～2020年）に死亡数が多くなっている。高齢化と温暖化による熱中症への予防対策が重要である。

資料）厚生労働省「年齢（5歳階級）別にみた熱中症による死亡数の年次推移（平成7年～令和4年）」2023

4）放射線

放射線は被照射物に電離を起こす高エネルギーの電離放射線（粒子の α・β・中性子線, 電磁波の γ・X 線）と電離を起こさない非電離放射線（紫外・可視光・レーザー線）とに分けられる。電離放射線関連の単位に, 放射能（放射性物質が

1秒間当たりに崩壊する原子の個数で，単位は**ベクレル：Bq**），吸収線量（放射線の照射によって単位質量あたりの物質が吸収するエネルギー量で，単位は**グレイ：Gy**），線量（放射線防護のために被曝の影響を全ての放射線に対して共通の尺度で評価する量で，単位は**シーベルト：Sv**）などがある。

　放射線を受けることを**被曝** exposure という。体外の放射線の発生源（線源）から放射線を受けることを**外部被曝** external exposure（X線検査など），体内に取り込まれた線源から放射線を受けることを**内部被曝** internal exposure（経口摂取，吸入摂取など）という。放射線の人体への影響は，臨床症状として影響が出現する時期によって，被曝後数週間以内に症状が現れる早発効果（early effect）と数年から数十年後に現れる晩発効果（delay effect）に分けられる。早発効果の代表的症状として白血球減少，嘔吐，下痢，皮膚紅斑，脱毛などがある。晩発効果の代表的な症状には発がん，白内障，胎児の成長・分化障害，寿命の短縮，遺伝的障害，白内障，再生不良性貧血などがある。また，放射線の影響は，**確定的影響** deterministic effects と**確率的影響** stochastic effects とに分けて考える方法もある。確定的影響には閾値があり，一定以上線量を被曝しない限り影響は発生しないと考えられるが，確率的影響には閾値が存在せず，低い線量でも影響が発生する可能性があると考えられている。

　身の回りの放射線被曝には**自然放射線**と**人工放射線**がある。自然放射線は宇宙，大地，食物などから1人当たり約2.1mSv/年，人工放射線は医療の場面で利用されている。ICPR（国際放射線防護委員会）勧告によると，管理された線源からの一般公衆の年間線量限度（医療被曝を除く）は1mSv/年，原子力や放射線を取り扱う作業者の線量限度は100mSv/5年および50mSv/年とされている。電離放射線の利用は有益性と有害性が並列であることを理解し，十分な注意と配慮の下に使用すべきである。

5）上水道と下水道
（1）上水道

　人の体重の60〜70％は水であり，その10％を失えば脱水症状をきたし，20％程度喪失すれば生命が危機的状態になる。成人は1日に尿や汗などとして水分を2〜3L排泄しており，それに見合った容量の良質な水を補給する必要がある。また，文化的な生活水準が上がるほど，より大量の水が必要となる。

　わが国の水道普及率（給水人口/総人口）は，2021（令和3）年度末現在98.2％である[*1]。1960（昭和35）年は53.4％であったが，その後に普及対策が強く推進されたことに伴い，水系感染症患者数および乳児死亡率が急激に減少した。

　水道水は水道法[*2]により，その水質基準の51項目が定められている。2015（平成27）年に新たな水質基準が施行された（**表2-10**）。大腸菌，硝酸態窒素及び亜硝酸態窒素，塩化物イオンはし尿などによる汚染指標である。**クリプトスポリジウム**[*3]のような塩素殺菌でも死滅しない耐塩素性病原生物については，従来は

＊1　厚生労働省「水道の基本統計」

＊2　**水道法**：1957（昭和32）年法律第177号。

＊3　p.31のコラム参照

表2-10 水道水質基準項目と基準値　　2020（令和2）年4月施行

項目	基準	項目	基準
一般細菌	1mLの検水で形成される集落数が100以下	総トリハロメタン（クロロホルム、ジブロモクロロメタン、ブロモジクロロメタン及びブロモホルムのそれぞれの濃度の総和）	0.1mg／L以下
大腸菌	検出されないこと	トリクロロ酢酸	0.03mg／L以下
カドミウム及びその化合物	カドミウムの量に関して、0.003mg／L以下	ブロモジクロロメタン	0.03mg／L以下
水銀及びその化合物	水銀の量に関して、0.0005mg／L以下	ブロモホルム	0.09mg／L以下
セレン及びその化合物	セレンの量に関して、0.01mg／L以下	ホルムアルデヒド	0.08mg／L以下
鉛及びその化合物	鉛の量に関して、0.01mg／L以下	亜鉛及びその化合物	亜鉛の量に関して、1.0mg／L以下
ヒ素及びその化合物	ヒ素の量に関して、0.01mg／L以下	アルミニウム及びその化合物	アルミニウムの量に関して、0.2mg／L以下
六価クロム化合物	六価クロムの量に関して、0.02mg／L以下	鉄及びその化合物	鉄の量に関して、0.3mg／L以下
亜硝酸態窒素	0.04mg／L以下	銅及びその化合物	銅の量に関して、1.0mg／L以下
シアン化物イオン及び塩化シアン	シアンの量に関して、0.01mg／L以下	ナトリウム及びその化合物	ナトリウムの量に関して、200mg／L以下
硝酸態窒素及び亜硝酸態窒素	10mg／L以下	マンガン及びその化合物	マンガンの量に関して、0.05mg／L以下
フッ素及びその化合物	フッ素の量に関して、0.8mg／L以下	塩化物イオン	200mg／L以下
ホウ素及びその化合物	ホウ素の量に関して、1.0mg／L以下	カルシウム，マグネシウム等（硬度）	300mg／L以下
四塩化炭素	0.002mg／L以下	蒸発残留物	500mg／L以下
1.4-ジオキサン	0.05mg／L以下	陰イオン界面活性剤	0.2mg／L以下
シス-1.2-ジクロロエチレン及びトランス-1.2-ジクロロエチレン	0.04mg／L以下	（4S・4aS・8aR）-オクタヒドロ-4・8a-ジメチルナフタレン-4a（2H）-オール（別名ジェオスミン）	0.00001mg／L以下
ジクロロメタン	0.02mg／L以下	1・2・7・7-テトラメチルビシクロ[2.2.1]ヘプタン-2-オール（別名2-メチルイソボルネオール）	0.00001mg／L以下
テトラクロロエチレン	0.01mg／L以下	非イオン界面活性剤	0.02mg／L以下
トリクロロエチレン	0.01mg／L以下	フェノール類	フェノールの量に換算して，0.005mg／L以下
ベンゼン	0.01mg／L以下	有機物（全有機炭素（TOC）の量）	3mg／L以下
塩素酸	0.6mg／L以下	pH値	5.8以上8.6以下
クロロ酢酸	0.02mg／L以下	味	異常でないこと
クロロホルム	0.06mg／L以下	臭気	異常でないこと
ジクロロ酢酸	0.03mg／L以下	色度	5度以下
ジブロモクロロメタン	0.1mg／L以下	濁度	2度以下
臭素酸	0.01mg／L以下		

資料）厚生労働統計協会『国民衛生の動向2023/2024』2023

ろ過対策を取られていたが，2007（平成19）年から紫外線処理対策が新たに位置付けられた。

　わが国の水道水源は，公益社団法人日本水道協会によると，地表水（河川水，ダム湖水，湖沼水）が74.6％，井戸水と伏流水が22.5％であり（2020〈令和2〉年度[*1]），全般的に原水の水質は良好とはいえない。上水道は図2-3のような

*1 公益社団法人日本水道協会「水道資料室：日本の水道の現状」より。

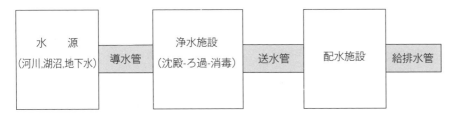

水　　源 (河川,湖沼,地下水)	導水管	浄水施設 (沈殿-ろ過-消毒)	送水管	配水施設	給排水管

図2‐3　上水道の概略

過程を経て供給されている。浄水施設では，沈殿，ろ過，消毒が行われる。浄水施設のろ過は急速法と緩速法があるが，わが国ではその80％が急速法である。原水中の浮遊物を硫酸アルミニウムなどの凝集剤で沈澱させ，ろ過後に塩素消毒を行い，配水施設に送水する。近年は，**トリハロメタン**，異臭，クリプトスポリジウムを減少・除去するために，さらに活性炭処理，オゾン消毒，紫外線消毒，クロラミン法などの高度浄水処理が行われている。ろ過により，ほとんどの細菌は除去されるが，完全な消毒，再汚染防止のため，塩素による消毒が行われている。給水栓における水が遊離残留塩素を0.1mg/L（結合残留塩素の場合は0.4mg/L）以上保持するように水道法で規定されている。

---

column　クリプトスポリジウム

　原虫の一種であり，人や動物の腸に寄生する。その糞便で汚染された水や食物を介して感染を生じる。下痢（主に水様下痢），腹痛，吐き気などの消化器症状を引き起こす。発熱を伴う場合もある。感染力が強く，集団感染への注意が重要である。上水道に関しては，通常の浄水方法では完全に除去することは困難であり，塩素消毒でも死滅しないことから，紫外線処理対策などが追加されている。

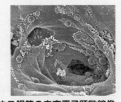

感染したマウス腸管の走査電子顕微鏡像

写真）国立感染症研究所ホームページ (https://www.niid.go.jp/niid/ja/kansennohanashi/396-cryptosporidium-intro.html)

（2）下水道

　下水は生活排水もしくは産業排水などの**汚水**，および**雨水**からなる。

　わが国の下水道処理人口の普及率（処理人口／総人口）は，2021（令和3）年度末には80.6％と先進国の中ではまだ低い。国内における地域格差も大きく，一般に人口の少ない行政区での普及率が低い傾向にある。

　下水の排水方式については，汚水と雨水を同じ下水管で流す方式を合流式，別々の下水管で流す方式を分流式という。合流式では大雨の際，汚水と雨水の混合水の一部を未処理で河川に放流するため，水質汚濁防止の点から近年は分流式を採用するところが多い。

　下水処理の工程には，一次処理（沈殿)，二次処理（有機物の分解），三次処理（リンや窒素の除去）などがある。下水処理の中心となる二次処理でもっとも広く採用されているのは活性汚泥法である（**図2‐4**）。生物反応槽内に送り込まれた汚水中の有機物は，曝気下で高濃度の好気性微生物(活性汚泥)により分解される。本法は，水中の有機物の除去率は85〜95％，細菌除去率は90〜98％と高いが，

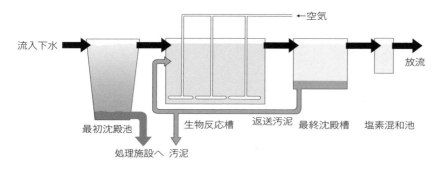

図2‐4　活性汚泥法による下水処理

富栄養化の原因物質であるリンや窒素は除去できない。そのため，二次処理水について活性炭吸着やイオン交換樹脂処理を行う場合がある。

　し尿処理については，2021（令和3）年度末の水洗化人口は95.9％であり，その内訳として下水道人口は77.1％，浄化槽人口は18.8％である。最近，し尿と生活雑排水を処理する合併浄化槽が普及しており，浄化槽法[*1]に従って知事が指定する検査機関の検査を毎年1回受けなければならないとされている。

＊1　**浄化槽法**：1983（昭和58）年5月18日法律第43号

6）廃棄物処理

　日常生活や産業活動により生じる廃棄物を適切に処理することは公衆衛生上，重要な課題である。この体制の整備のため，1970（昭和45）年に廃棄物の処理及び清掃に関する法律（廃棄物処理法）が制定され，これによって廃棄物は**一般廃棄物**と**産業廃棄物** industrial wasteに区分されることとなった。さらに一般廃棄物の中でも，人体や生活環境に悪影響を及ぼすおそれがあるものは**特別管理一般廃棄物**とされ，厳重な管理が求められる。また産業廃棄物の中でも，爆発性や毒性，感染性，人体や生活環境に被害を及ぼすおそれがある物質で，政令で定められたものを**特別管理産業廃棄物**として区分し，排出段階から処理まで通常の産業廃棄物より一層厳しい管理を必要としている（**表2‐11**）。廃棄物処理法はその後，廃棄物の排出抑制，分別や再生の促進を図るための改正が行われている。

　また，廃棄物やリサイクルの対策を総合的に推進するため，2000（平成12）

表2‐11　廃棄物の主な分類

廃棄物		廃棄物処理法の対象である不要物
産業廃棄物		事業活動で発生したもののうち，法令で定める20種類（表2‐11）
	特別管理産業廃棄物	産業廃棄物のうち，特に指定された有害なもの
一般廃棄物		産業廃棄物以外のもの
	事業系一般廃棄物	事業活動で発生した，産業廃棄物以外のもの
	家庭廃棄物	一般家庭の日常生活から発生したもの
	特別管理一般廃棄物	一般廃棄物のうち，特に指定された有害なもの

資料）東京都環境局ホームページ「廃棄物と資源循環」より作成
　　　https://www.kankyo.metro.tokyo.lg.jp/resource/index.html

年に「循環型社会形成推進基本法」が制定され，3R（Reduce：発生抑制，Reuse：再使用，Recycle：再生利用）が推進されている。容器包装リサイクル法，家電リサイクル法，建設リサイクル法，食品リサイクル法，自動車リサイクル法，小型家電リサイクル法の各種リサイクル法が整備された。

（1）一般廃棄物

産業廃棄物以外の廃棄物であり，家庭や事業所から出るごみとし尿がある。処理責任者は市町村である。

2021（令和3）年度は，一般廃棄物の総排出量は年間4,095万tに対し，中間処理に伴う資源化量は467万t，直接資源化量は189万t，集団回収による資源回収量は159万t，合計の総資源化量は816万tであり，リサイクル率19.9％と横ばい傾向である[*1]。

（2）産業廃棄物

事業活動に伴って生じた廃棄物のうち，燃え殻，汚泥，廃油などの廃棄物である（表2-12）。処理責任者は排出事業者である。産業廃棄物の排出事業者がその収集運搬，または処分を他人に委託する場合，全ての産業廃棄物に対してマニフェスト使用が義務づけられている[*2]。

2020（令和2）年度の産業廃棄物の総排出量は3億7,382万tで，種類別では汚泥43.8％，動物のふん尿21.9％，がれき類16.0％の順であった[*3]。

＊1　環境省「一般廃棄物処理事業実態調査の結果（令和3年度）について」2023

＊2　マニフェスト制度（産業廃棄物管理票制度）：排出事業者が産業廃棄物の内容について伝票を作成し管理することにより，運搬から処分に至る経路をチェックし，不法投棄の防止や適切な処理を目的とする制度。

＊3　環境省「産業廃棄物の排出・処理状況等（令和2年度実績）」2023

表2-12　産業廃棄物の種類と具体例

区分	種類	具体例
あらゆる事業活動に伴うもの	1　燃え殻	石炭がら，焼却炉の残灰，炉清掃残さ物，その他焼却かす
	2　汚泥	排水処理後及び各種製造業生産工程で排出される泥状のもの，活性汚泥法による処理後の汚泥，ビルピット汚泥（し尿を含むもの以外），カーバイトかす，ベントナイト汚泥，洗車場汚泥など
	3　廃油	鉱物性油，動植物性油，潤滑油，絶縁油，洗浄油，切削油，溶剤タールピッチなど
	4　廃酸	写真定着廃液，廃硫酸，廃塩酸，各種の有機廃酸類など，全ての酸性廃液
	5　廃アルカリ	写真現像廃液，廃ソーダ液，金属せっけん液など全てのアルカリ廃液
	6　廃プラスチック類	合成樹脂くず，合成繊維くず，合成ゴムくず（廃タイヤを含む），などの固形状・液状の全ての合成高分子系化合物
	7　ゴムくず	天然ゴムくず
	8　金属くず	鉄鋼，非金属の研磨くず，切削くずなど
	9　ガラスくず及び陶磁器くず	ガラス類（板ガラス等），耐火レンガくず，石膏ボードなど
	10　鉱さい	鋳物廃砂，電炉等溶解炉かす，ボタ，不良石炭，粉炭かすなど
	11　コンクリートの破片等（がれき類）	工作物の新築，改築または除去により生じたコンクリート破片，レンガの破片その他これらに類する不要物
	12　ばいじん	大気汚染防止法に定めるばい煙発生施設，または産業廃棄物焼却施設において発生する不要物
特定の事業活動に伴うもの	13　紙くず	建設業に係るもの（工作物の新築，改築または除去に伴って生じたもの），パルプ，紙または紙加工品の製造業，新聞業（新聞巻取紙を使用して印刷発行を行うもの），出版業（印刷出版を行うもの），製本業，印刷物加工業から生じる紙くず
	14　木くず	建設業に係るもの（工作物の新築，改築または除去に伴って生じたもの），木材または木製品の製造業（家具製品製造業），パルプ製造業，輸入材木卸売業から生じる木材片，おがくず，バーク類など

特定の事業活動に伴うもの	15 繊維くず	建設業に係るもの（工作物の新築,改築または除去に伴って生じたもの),衣服その他繊維製品製造業以外の繊維工業から生ずる木綿くず,羊毛くず等の天然繊維くず
	16 動植物性残さ	食料品,医薬品,香料製造業において原料として使用した動物または植物に係る固形状の不要物で,あめかす,のりかす,醸造かす,発酵かす,魚及び獣のあらなど
	17 動物系固形不要物	と畜場でと殺または解体,食鳥処理場において食鳥処理したことで発生した固形状の不要物
	18 動物ふん尿	畜産農業から排出される牛,馬,めん羊,にわとりなどふん尿
	19 動物死体	畜産農場から排出される牛,馬,めん羊,にわとりなどの死体
20 以上の産業廃棄物を処分するために処理したもので，上記の産業廃棄物に該当しないもの		

資料）東京都環境局ホームページ「廃棄物と資源循環」より作成
https://www.kankyo.metro.tokyo.lg.jp/resource/index.html

7）建築物衛生

　建築物の大型化や高気密化が進むに従い，建築物内の環境は人工的に調整されることが多くなってきた。そのため，これらの建築物の衛生的管理が一層重要となり，かつ建築物全体として一元的に管理する必要性が高まっている。

　わが国では，**建築物における衛生的環境の確保に関する法律**（建築物衛生法[*1]）において，建築物の公衆衛生の向上および増進に資することを目的に，環境衛生上必要な事項が定められている。建築物衛生法の概要は，興行場，百貨店，店舗，事務所，学校等の用に供される建築物で，相当程度の規模を有するものを**特定建築物と定義し**[*2]，その所有者等に対して，**建築物環境衛生管理基準**に従って維持管理することを義務づけ，都道府県知事の事業登録を受けた**建築物環境衛生管理技術者**に建築物衛生の維持管理の監督に当たらせるとしている。

　建築物環境衛生管理基準では，「空気環境の調整，給水及び排水の管理，清掃，ねずみ，昆虫等の防除その他環境衛生上良好な状態を維持するのに必要な措置について定める」と規定されている。例えば，空気環境の調整についてでは，浮遊粉じん量，一酸化炭素含有量，二酸化窒素含有量，温度，相対湿度，気流，ホルムアルデヒド量などの基準が定められている。

　また近年，建材等から発生する化学物質（ホルムアルデヒド等の揮発性有機化合物〈VOC〉）や，細菌，カビ，ダニなどを原因とする室内空気汚染による健康影響は**シックハウス症候群**[*3]として知られている。建築物衛生法の他，各種法制度や業界の自主的な取り組み等により対策がとられている。

【参考文献】

・環境省「環境アセスメント制度のあらまし」2012
・（財）厚生労働省統計協会『国民衛生の動向2023/2024』2023
・厚生労働省「水道事業ビジョン（地域水道ビジョン）について」2018
・環境省「令和5年度 環境白書・循環型社会白書・生物多様性白書」2023
・環境省「熱中症環境保健マニュアル2022」2022
・日本スポーツ協会「スポーツ活動中の熱中症予防ガイドブック　第5版」2019
・厚生労働省「建築物衛生法」「建築物環境衛生管理基準について」

*1　**建築物における衛生的環境の確保に関する法律(建築物衛生法)**：1970（昭和45）年法律第20号

*2　特定建築物は，その用途が興行場，百貨店，集会場，図書館，博物館，美術館，遊技場，店舗，事務所，学校，旅館であって，延べ面積が3,000m²以上（学校教育法第1条の学校等は8,000m²以上）の建築物と定められている。。

*3　**シックハウス症候群**：目がチカチカする，鼻水，のどの乾燥，吐き気，頭痛，湿疹など，人によってさまざまな症状を呈する。室内空気汚染には石油・ガスストーブから出る一酸化炭素，二酸化炭素，窒素酸化物などの汚染物質やたばこの煙なども含まれる。

第3章

保健統計

1. 保健統計の概要

　公衆衛生は，健康の保持・増進と疾病や障害を予防し，人々ができる限り健康な状態で寿命をまっとうすることを目標にしている。公衆衛生学は，そのための科学的な理論や技術を追求する学問である。公衆衛生学を通じて上記の目標を達成するためには，その過程でさまざまな数値データが基礎資料となる。たとえば，人口，世帯数などの人口静態統計，出生，死亡などの人口動態統計，食中毒および感染症の発生状況，有訴者数・患者数などの受療状況，身長・体重などの体格，また，医師・看護師などの医療関係者数，病院・診療所など医療施設数などの数

表3‐1　主な基幹統計

関連省庁	統計名	概　　要
総務省	国勢統計	日本に住んでいるすべての人を対象とするもっとも基本的な調査で，国内の人口や世帯の実態を明らかにするため，5年に1回行われる。
	家計統計	統計上の抽出方法に基づき選定された全国約9千世帯を対象に家計の収入や支出，貯蓄・負債の状況等を毎月調査する。
	全国家計構造統計	家計における消費，所得，資産および負債の実態を総合的に把握し，世帯の所得分布および消費の水準，構造等を全国的および地域別に明らかにする。
	社会生活基本統計	「時間のすごし方」，「余暇活動」の状況などの，国民の暮らしぶりを5年ごとに調査し，高齢社会対策，少子化対策等の資料とする。
文部科学省	学校基本統計	学校に関する基本的事項を調査し，学校行政上の基礎資料を得る目的で行われる。学校数，在学者数，教職員数，学校経費，卒業後の進路状況等の調査。
	学校保健統計	児童，生徒および幼児の発育及び健康状態を明らかにし，学校保健行政上の基礎資料を得る。
厚生労働省	人口動態統計	わが国の人口動態事象を把握し，人口および厚生労働行政施策の基礎資料を得ることを目的とする。
	医療施設統計	医療施設の実態を明らかにし，医療施設の診療機能等を把握し，医療行政の基礎資料を得ることを目的とする。
	患者統計	病院および診療所を利用する患者について，その傷病状況等の実態を明らかにし，医療行政の基礎資料を得ることを目的とする。
	国民生活基礎統計	保健，医療，福祉，年金，所得等国民生活の基礎的事項を調査し，厚生労働行政の企画および運営に必要な基礎資料を得ることを目的とするものであり，昭和61年を初年として3年ごとに大規模な調査を実施し，中間の各年は小規模な調査を実施することとしている。
	生命表	全国の区域について，日本人の死亡および生存の状況を分析することを目的とする。全国単位の完全生命表と簡易生命表が基幹統計である。

値データである。これらのデータは人間集団の健康問題に関する実態把握や仮説の設定などに用いられる。

　2009（平成21）年4月1日，**統計法**が全面的に改正され，施行された。本法律は，公的機関が作成する統計を広く対象としている。行政機関が作成する重要な統計を基幹統計といい，それには53の統計が指定されている（2022〈令和4〉年1月1日）。公衆衛生関連の主な統計は**表3−1**のとおりである。

統計法

2. 人口静態統計

1）人口静態統計の概要

　さまざまな保健統計の基本となる人口の実態把握は，国民の健康状態，地域や職場の公衆衛生状態を知るうえでの基礎資料とされる。**人口静態統計** current population statistics とは，ある時点での人口，年齢別人口，労働力人口，配偶関係別人口，将来推計人口，都道府県別人口などを表したものである。わが国ではこれらの統計は全国一斉に行われる国勢調査によって明らかにされる。

　国勢調査 population census は1920（大正9）年から行われ，この第1回国勢調査当時の人口は5,596万3千人である。国勢調査は以後5年ごとの10月1日に行われており，2020（令和2）年の調査は21回目にあたる。なお，西暦の末尾が0の年には大規模な調査が行われ，末尾が5の年には簡易調査が行われる。本調査は国民全員が対象であり，日本に3カ月以上常住している外国人も含まれる。その調査内容は，世帯員に関する事項，世帯に関する事項などである。なお総務省は国勢調査の人口を基に，その後の人口の自然動態（出生，死亡）や出入国などの社会動態を加味して，最新の人口を算出した「人口推計（毎年10月1日現在）」を毎年公表している。

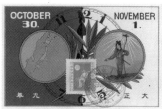

第1回国勢調査（1920年）の記念絵はがき

2）人口の推移

　戦後，わが国の総人口は増加を続け，1967（昭和42）年に1億人を突破した。特に1947（昭和22）年から1949（昭和24）年までは第1次ベビーブームとなり，年間の出生数は270万人に迫った。また，その世代（団塊の世代）が結婚するなど出生力の高い年代に達した1971（昭和46）年から1974（昭和49）年は第2次ベビーブームとなり，年間の出生数は200万人を超えた。

　人口のピークは2010（平成22）年の1億2,806万人（1950年人口の約1.5倍）であり，その年を境に人口減少時代に入っている。2022（令和4）年10月1日現在の総人口は1億2,494万7千人となり，12年連続で減少した。

　なお，0〜14歳を年少人口，15〜64歳を生産年齢人口，65歳以上を老年人口といい，これらを総称して年齢3区分という。年齢3区分別人口を**表3−2**に

表3-2　わが国の年齢3区分別人口と構成割合の推移

| | 年齢3区分別人口（千人） | | | | 年齢3区分別構成割合（％） | | | |
	総　数	年少人口 (0〜14歳)	生産年齢人口 (15〜64歳)	老年人口 (65歳以上)	総　数	年少人口 (0〜14歳)	生産年齢人口 (15〜64歳)	老年人口 (65歳以上)
1950年	83,200	29,478	49,658	4,109	100.0	35.4	59.7	4.9
'60	93,419	28,067	60,002	5,350	100.0	30.0	64.2	5.7
'70	103,720	24,823	71,566	7,331	100.0	23.9	69.0	7.1
'80	117,060	27,507	78,835	10,647	100.0	23.5	67.4	9.1
'90	123,611	22,486	85,904	14,895	100.0	18.2	69.7	12.1
2000	126,926	18,472	86,220	22,005	100.0	14.6	68.1	17.4
'10	128,057	16,803	81,032	29,246	100.0	13.2	63.8	23.0
'15	127,095	15,945	77,282	33,868	100.0	12.5	60.8	26.6
'20	126,146	15,032	75,088	36,027	100.0	11.9	59.5	28.6
'21	125,502	14,784	74,504	36,214	100.0	11.8	59.4	28.9
'22	124,947	14,503	74,208	36,236	100.0	11.6	59.4	29.0

注）各年10月1日現在。1950年〜2005年，2010年及び2015年は国勢調査人口（年齢不詳をあん分した人口），
　　2020年は国勢調査人口（不詳補完値）による。1970年までは沖縄県を含まない。
資料）総務省統計局「各年国勢調査報告」「人口推計　2022（令和4）年10月1日現在」

示した。この年齢3区分別人口から計算される各種指数は次式で計算される。

年少人口指数＝（年少人口/生産年齢人口）×100　※先進国↓，開発途上国↑

老年人口指数＝（老年人口/生産年齢人口）×100　※先進国↑，開発途上国↓

従属人口指数＝{（年少人口＋老年人口）/生産年齢人口}×100

※先進国↑，開発途上国↓

老年化指数＝（老年人口/年少人口）×100　※先進国↑，開発途上国↓

3）人口ピラミッド

　縦軸の中心に年齢，その左右にそれぞれ男性，女性の人口の年齢別人口を表した図を**人口ピラミッド** population pyramidという。この形から，ピラミッド型（人口増加型），つり鐘型（人口静止型），つぼ型（人口減少），さらに，星型（都市型），ひょうたん型（農村型）に分けられる。この形によって，その国や地域の集団の人口構成が把握できる[*1]。

　2022（令和4）年のわが国の人口ピラミッドを**図3-1**に示した。かつてはピラミッド型であったが，わが国では1947〜1949（昭和22〜24）年生まれの第1次ベビーブーマー（いわゆる団塊世代）を最高とし，1971〜1974（昭和46〜49）年生まれの第2次ベビーブーマーを頂点とする変形のつぼ型である。団塊の世代が2013（平成25）年から高齢者の仲間入りし，年金と介護保険の適用となった。一方，それを支える64歳以下の者は減少していくので，年金・介護保険の財政問題が逼迫しているのが人口ピラミッドよりうかがえる。

4）人口の高齢化と少子化

　わが国の65歳以上の高齢者人口が総人口に占める割合（高齢化率）は1950（昭和25）年に4.9％であったが，2022（令和4）年には29.0％となった[*2]。国立社会保障・人口問題研究所「日本の将来推計人口（令和5年推計）」によると2070

＊1 **人口ピラミッドの型**

■老年人口
□生産年齢人口
■年少人口

ピラミッド型
青少年が多く，将来人口増加が起こる。戦前の日本の型。

つり鐘型
少産少死の状態にあり，現状の人口が維持される。

つぼ型
出生率は減少し，人口も減少傾向に。現在の日本の型。

＊2 **高齢化率の推移：➡第15章p.201参照。**

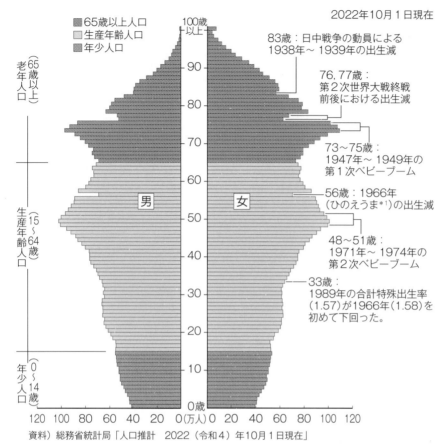

図3‑1　わが国の人口ピラミッド

2022年10月1日現在

- ■ 65歳以上人口
- □ 生産年齢人口
- ■ 年少人口

老年人口（65歳以上）

生産年齢人口（15〜64歳）

年少人口（0〜14歳）

男　女

83歳：日中戦争の動員による1938年〜1939年の出生減

76, 77歳：第2次世界大戦終戦前後における出生減

73〜75歳：1947年〜1949年の第1次ベビーブーム

56歳：1966年（ひのえうま*1）の出生減

48〜51歳：1971年〜1974年の第2次ベビーブーム

33歳：1989年の合計特殊出生率（1.57）が1966年（1.58）を初めて下回った。

＊1　**ひのえうま（丙午）**：干支の暦に関わる迷信。ひのえうまの年に生まれた八百屋お七が起こした放火事件が江戸時代の文学作品に描かれたことなどから，60年に一度のひのえうま生まれの女性の気質に関する迷信が流布。それが1966（昭和41）年の出生数激減の原因といわれる。次回ひのえうまは2026（令和8）年となる。

資料）総務省統計局「人口推計　2022（令和4）年10月1日現在」

年の人口は8,700万人，年少人口（0〜14歳），生産年齢人口（15〜64歳），老年人口（65歳以上）の割合はそれぞれ，9.2％，52.1％，38.7％と推測している。

　また，2022（令和4）年の厚生労働省「国民生活基礎調査」（大規模調査年）による世帯数と65歳以上の者のいる世帯数の推移を**表3‑3**に示した。全世帯総数はおよそ5,400万世帯で，そのうち65歳以上の高齢者のいる世帯数はおよそ

表3‑3　わが国の65歳以上の高齢者のいる世帯数（単位：千世帯）

	全世帯	数	率
		総　数	全世帯に占める割合(%)
1989年	39,417	10,774	27.3
'92	41,210	11,884	28.8
'95	40,770	12,695	31.1
'98	44,496	14,822	33.3
2001	45,664	16,367	35.8
'04	46,323	17,864	38.6
'07	48,023	19,263	40.1
'10	48,638	20,705	42.6
'13	50,112	22,420	44.7
'16	49,945	24,165	48.4
'19	51,785	25,584	49.4
'22	54,310	27,474	50.6

注）　1995年の数値は兵庫県を，2016年の数値は熊本県を除いたものである。
資料）厚生労働省「国民生活基礎調査（大規模調査年）」

2,700万世帯であり，全世帯の50.6%を占めている。また，このうちの単独世帯が31.8%，夫婦のみの世帯が32.1%である。

5）世界の人口

　世界人口の推移と将来予測を図3-2に示した。世界の人口は国連の2022年の推計によると，1970年代に40億人を突破し，2015年までに70億人を超えている。同様に2021年は約79億人，2022年には80億人に達すると推計されている[*1]。さらに予測では，2086年に104億人でピークを迎えるとされている[*2]。

　世界各国の年齢3区分別人口の割合などを図3-3に示した。各国の年少人口割合は日本は11.6%に対し，開発途上国では高く，パキスタンでは36.6%である。老年人口の割合はヨーロッパ諸国が高くなっている。

＊1　国連によると，世界人口の増加率はデータを遡ることができる1950年以降，2020年に初めて1パーセント以下となり，2022年は0.83%になると予想されている。

＊2　世界人口が100億人を超えると食糧維持が困難と危惧される。

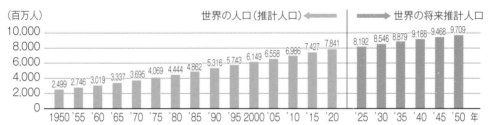

※世界の人口は，各年7月1日現在の推計人口及び将来推計人口（中位推計値）。日本の人口は10月1日現在の常住人口。
2022～2050年は国立社会保障・人口問題研究所による将来推計人口（中位推計値）より
資料）総務省統計局「世界の統計2023」，「UN, World Population Prospects: The 2022 Revision」

世界の統計

図3-2　世界人口の推移と将来予測

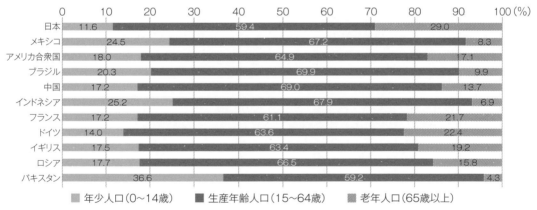

※United Nations,"World Population Prospects, The 2022 Revision" による2022年の年央推計値（うち人口が4000万人以上の国）。日本は人口推計（2022年10月1日現在）。　資料)総務省統計局「人口推計　2022（令和4）年10月1日現在」

図3-3　3区分別人口の割合の国際比較

3．人口動態統計

1）人口動態統計の概要

　人口動態統計 vital statisticsは出生，死亡，死産，婚姻，離婚に関する統計で

あり，人口の増減に関わる要因である。死産は厚生労働省令の「死産の届出に関する規定」により，その他は戸籍法に基づいて届出の義務がある。これらは，年間を通しての届出に基づいて作成される。

具体的には，まず市区町村長は，出生，死亡，婚姻，離婚または死産の届出を受けたときは，その届書に基づいて人口動態調査票を作成し，保健所の管轄区域によって当該保健所長に送付する。保健所長は，市区町村長から送付を受けた出生票と死亡票に基づいてそれぞれ出生小票，死亡小票を作成する。さらに，都道府県知事は，保健所長から人口動態調査票の送付を受け，厚生労働大臣に送付する。これらのデータは，厚生労働省から人口動態統計として公表される。2022（令和4）年の人口動態統計の数値を**表3－4**に示した。

表3－4　2022（令和4）年の人口動態統計概況

項　目	年間実数	対前年増減	率
出生（人）	770,759	△ 40,863	6.3（人口千対）
死亡（人）	1,569,050	129,194	12.9（人口千対）
乳児死亡（人）	1,356	△ 43	1.8（出生千対）
自然増減（人）	△ 798,291	△ 170,057	△6.5（人口千対）
死産（胎）	15,179	△ 1,098	19.3（出産千対）
周産期死亡（胎）	2,527	△ 214	3.3（周産期死亡千対）
婚姻（組）	504,930	3,792	4.1（人口千対）
離婚（組）	179,099	△ 5,285	1.47（人口千対）

資料）厚生労働省「人口動態統計」

2）出生

出生数は生きて生まれた乳児の統計であり，この中には死産は含まれない。出産数には死産数も含まれる。出生に関わる指標として，**出生率** live birth rate，**合計特殊出生率** total fertility rate，**総再生産率** gross reproductive rate および**純再生産率** net reproduction rate がある。これらの推移を**表3－5**に示した。それぞれの指標は次式によって計算される。

表3－5　出生数・出生率・再生産率の推移

年　度	年間件数	出生率（人口千対）	合計特殊出生率	総再生産率	純再生産率
1950年	2,337,507	28.1	3.65	1.77	1.50
'60	1,606,041	17.2	2.00	0.97	0.92
'70	1,934,239	18.8	2.13	1.03	1.00
'80	1,576,889	13.6	1.75	0.85	0.83
'90	1,221,585	10.0	1.54	0.75	0.74
'95	1,187,064	9.6	1.42	0.69	0.69
2000	1,190,547	9.5	1.36	0.66	0.65
'05	1,062,530	8.4	1.26	0.61	0.61
'10	1,071,304	8.5	1.39	0.67	0.67
'15	1,005,677	8.0	1.45	0.71	0.70
'20	840,835	6.8	1.33	0.65	0.64

資料）厚生労働省「人口動態統計」，国立社会保障・人口問題研究所「人口統計資料集」

①出生率＝出生数／年央人口 ×1,000

人口1,000 人あたりの1年間の出生数を示すものである。

②合計特殊出生率＝｛母の年齢別出生数／同年齢の女子人口｝の15歳〜49歳まで
　での合計

　15〜49歳までの女子の年齢別出生率を合計したもので，期間合計特殊出生率
とコホート合計特殊出生率の２つがある。期間合計特殊出生率とは，ある期間に
おける各年代（15〜49歳）の女性の出生率を合計したものであり，女子人口の
年齢構成の違いを除いた出生率である。約2.1以上で将来人口は増加，それを下
回ると減少する[*1]。コホート合計特殊出生率は，同年生まれ（コホート）の女性
の出生率を合計したもので，実際に１人の女性が一生の間に生む子供の数を示す。

③総再生産率＝｛母の年齢別女児出生数／同年齢の女子人口｝その年次の15歳
　から49歳までの合計

　上述の期間合計特殊出生率は男女両方の出生を含んでいるが，総再生産率は女
児だけについて求めたものである。

④純再生産率＝｛母の年齢別女児出生数／同年齢の女子人口 × 女の生命表の同
　年齢の定常人口/10万人｝その年次の15歳から49歳までの合計

　純再生産率は，総再生産率に関して，さらに母親の世代の死亡率を考慮したと
きの平均女児数を示すものである。この値が１以上であれば将来人口は増加し，
１を下回ると減少する。

3）死亡

　1950（昭和25）年からの死亡数（総数のみ）と，粗死亡率 crude mortality お
よび年齢調整死亡率 age-adjusted death rate（総数・男・女）を表3-6に示し
た。2022（令和4）年概数の死亡数は156万9,050人である。

①粗死亡率＝（1年間の死亡者数/その年の人口）×1,000

　わが国の粗死亡率は明治・大正時代は20台であった。戦後は公衆衛生状態の
改善と共に低下し，1980（昭和55）年には6.2となったが，その後上昇している。
粗死亡率は，高齢者の多い地域では高く，若い世代が多い地域では低くなる。す
なわち，死亡数をその年の人口で割った死亡率（粗死亡率）は，人口構成の影響
を受ける。したがって，基準人口を用いて地域（または集団）間の年齢構成の違
いを補正したものを基に死亡率を計算したものが年齢調整死亡率である。

$$年齢調整死亡率＝\frac{\sum_{全年齢階級}\left(\begin{array}{c}観察期間についての観察地域に\\おける年齢階級別死亡率\end{array} \times \begin{array}{c}基準人口における\\その年齢階級の人口\end{array}\right)}{基準人口}×10万$$

　年齢調整死亡率は，年齢構成の異なる集団について死亡状況の比較ができるよ
うに年齢構成を調整した死亡率であり，公衆衛生上の評価や目標設定において重
要な指標となる[*2]。
　また，標準化死亡比 standardized mortality ratio は，年齢構成の差異を基準
の死亡率で調整した期待値に対する現実の死亡数の比を示したもので，主に小地

*1 わが国で出生率が初め
て2.1を下回ったのは1974
年であり，人口の激減が始
まったのは2011年以降であ
るから，37年かかって人口
減少化が生じたことになる。

*2 年齢調整死亡率の算出
には，1990（平成2）年か
ら昭和60年モデル人口（昭
和60年の国勢調査人口を基
に補正した人口）を基準人
口として使ってきたが，25
年以上が経過し，実際の人
口構成とは異なってきたた
め，2020（令和2）年より
平成27年モデル人口が使用
されている。

表3-6　死亡数（総数）と粗死亡率・年齢調整死亡率（人口千対）の推移

年	死亡数[1] 総数（人）	死亡率[1] 総数	死亡率[1] 男	死亡率[1] 女	年齢調整死亡率[2] 男	年齢調整死亡率[2] 女
1950(S25)	904,876	10.9	11.4	10.3	42.2	32.8
'60(S35)	706,599	7.6	8.2	6.9	37.5	27.8
'70(S45)	712,962	6.9	7.7	6.2	32.3	23.7
'80(S55)	722,801	6.2	6.8	5.6	25.7	17.9
'90(H2)	820,305	6.7	7.4	6.0	21.3	13.4
2000(H13)	961,653	7.7	8.6	6.8	17.6	9.8
'10(H22)	1,197,014	9.5	10.3	8.7	15.6	8.3
'15(H27)	1,290,510	10.3	10.9	9.7	14.3	7.9
'20(R2)	1,372,755	11.1	11.8	10.5	13.3	7.2
'22(R4)	1,569,050	12.9	13.5	12.3	14.4	7.9

※1 1970年までは沖縄県を含まない。　※2 年齢調整死亡率の基準人口は2015年（平成27年）モデル人口による。
資料）厚生労働省「人口動態統計」

域の比較に用いられる。

> 標準化死亡比＝｛観察集団の死亡数／（基準集団の年齢階級別死亡率×観察集団
> の年齢階級別人口）の各年齢階級の合計｝×100

　年齢調整の方法に関して，前述の年齢調整死亡率は直接法，標準化死亡比は間接法と呼ばれることがある。

② PMI または PMR

　50歳以上の死亡数を1年間の死亡数で除したものをPMI（Proportional Mortality Indicator）またはPMR（Proportional Mortality Ratio）という。

> PMI または PMR＝（50歳以上の死亡数／年間の死亡数）×100

　開発途上国の一部などでは死因統計が確立されていないので，その死因や正確な年齢が不明な場合がある。そのような地域の死亡実態，公衆衛生状態を把握するために用いられる。これによって国際比較が可能となる。

4）死因分類

　WHOは死因分類のために，ICD[1]を作成した。これは国際的比較や年次比較が可能になることを目的として，WHOは各加盟国にICDを使用するように勧告している。現行のICD-10は1990（平成2）年に開催された第43回世界保健総会で採択されている。わが国で使用している分類は，第10版の改正版（ICD-10第2版，2003版）に準拠していたが，平成27年2月13日付総務省告示をもって，ICD-10（2013年版）に準拠する改正が行われた（施行は2016〈平成28〉年1月1日）。1979（昭和54）年からはICD-9が用いられていたので，年次比較を行う場合はそれらを考慮する必要がある。なお，2018（平成30）年6月にWHOによりICD-11が公表された。現在は日本への適用に向けた検討作業が行われている。ICD-11への改訂の特徴は，最新の医学的知見が反映されていること，臨床現場や研究などでの使用を想定してコード体系が再整備されたこと，電子的環境での活用を想定したさまざまなツールが提供されること，などである。

　わが国の死因順位10位までを表3-7に示した[2]。

*1 ICD（International Statistical Classification of Diseases and Related Health Problems）：疾病及び関連保健問題の国際統計分類（略称：国際疾病分類）のこと。異なる国や地域から，異なる時点で集計された死亡や疾病のデータの体系的な記録，分析，解釈及び比較を行うため，世界保健機関憲章に基づき，世界保健機関が作成した分類。

*2 年齢階級別の死因順位
→第8章 p.137参照。

また，悪性新生物 malignant neoplasms，心疾患，肺炎*¹ pneumonia および脳血管疾患 cerebrovascular diseases は，老衰を除いてわが国の主要4死因であり，全死亡に占める割合は約5割である。1990（平成2）年では69.9％であり，近年減少傾向にある。それらの死亡数・死亡率の推移を**表3-8**に示した。さらに，主要死因を年齢調整死亡率でみたものを**図3-4**に示した。

＊1 肺炎は，肺炎球菌，インフルエンザ菌，ブドウ球菌など一般細菌による細菌性肺炎と，マイコプラズマ，クラミジア，レジオネラ菌などによる非定型肺炎に大別される。

表3-7　死因順位別死亡数・死亡率（人口10万対）2022年

死因順位	死　因	死亡数	死亡率（人口10万対）
	全死因	1,569,050	1285.8
第1位	悪性新生物＜腫瘍＞	385,797	316.1
第2位	心疾患	232,964	190.9
第3位	老衰	179,529	147.1
第4位	脳血管疾患	107,481	88.1
第5位	肺炎	74,013	60.7
第6位	誤嚥性肺炎	56,069	45.9
第7位	不慮の事故	43,420	35.6
第8位	腎不全	30,739	25.2
第9位	アルツハイマー病	24,860	20.4
第10位	血管性等の認知症	24,360	20.0

資料）厚生労働省「人口動態統計」

表3-8　主要4死因の死亡数・死亡率（人口10万対）の推移

	全死因	悪性新生物	心疾患	脳血管疾患	肺炎
	死亡数				
1950年	904,876	64,428	53,377	105,728	54,169
'60	706,599	93,773	68,400	150,109	37,534
'70	712,962	119,977	89,411	181,315	27,929
'80	722,801	161,764	123,505	162,317	33,051
'90	820,305	217,413	165,478	121,944	68,194
'95	922,139	263,022	139,206	146,552	79,629
2000	961,653	295,484	146,741	132,529	86,938
'05	1,083,796	325,941	173,125	132,847	107,241
'10	1,197,012	353,499	189,360	123,461	118,888
'15	1,290,444	370,346	196,113	111,973	120,953
'20	1,372,755	378,385	205,596	102,978	78,450
'22	1,569,050	385,797	232,964	107,481	74,013
	死亡総数に対する割合（％）				主要4死因の占める割合(%)
1950年	100.0	7.1	5.9	11.7	6.0	30.7
'60	100.0	13.3	9.7	21.2	5.3	49.5
'70	100.0	16.8	12.5	25.4	3.9	58.6
'80	100.0	22.4	17.1	22.5	4.6	66.6
'90	100.0	26.5	20.2	14.9	8.3	69.9
'95	100.0	28.5	15.1	15.9	8.6	68.1
2000	100.0	30.7	15.3	13.8	9.0	68.8
'05	100.0	30.1	16.0	12.3	9.9	68.3
'10	100.0	29.5	15.8	10.3	9.9	65.5
'15	100.0	28.7	15.2	8.7	9.4	62.0
'20	100.0	27.6	15.0	7.5	5.7	55.8
'22	100.0	24.6	14.8	6.9	4.7	51.0

資料）厚生労働省「人口動態統計」

5）死産，乳児死亡，周産期死亡，妊産婦死亡
（1）死産 stillbirth

死産とは，「死産の届出に関する規定」第2条に規定されており，妊娠満12週（第4月）以後の死児の出産である。これは自然死産と人工死産に分けられる。人工死産とは，胎児の母体内生存が確実なときに人工的処置を加えたことにより死産

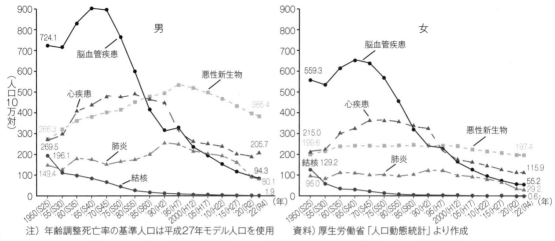

注）年齢調整死亡率の基準人口は平成27年モデル人口を使用　　資料）厚生労働省「人口動態統計」より作成

図3-4　性・主要死因別にみた年齢調整死亡率の推移（人口10万対）

に至った場合をいう。他の死産はすべて自然死産とされるが，胎児を出生させることを目的とした場合と，母体内の胎児生死不明か，または死亡している場合は自然死産とされる。死産率は次式で計算する。

死産率＝死産数／出産（出生＋死産）数×1,000

死産率の推移を**図3-5**に示した。

わが国では近年死産率は減少傾向にある。2022（令和4）年の死産率は19.3であり，そのうち人工死産率が自然死産率を上回っている。2022（令和4）年の人工死産数は7,788胎，自然死産数は7,391胎である。

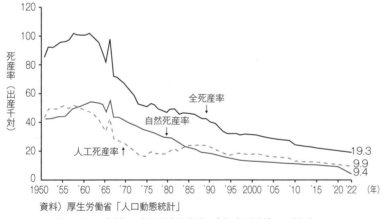

資料）厚生労働省「人口動態統計」

図3-5　自然－人工別死産率（出産千対）の推移

（2）乳児死亡

生後1年未満の死亡を乳児死亡 infant mortalityといい，このうち同4週（28日）未満の死亡を新生児死亡 neonatal mortality，同1週（7日）未満の死亡を早期新生児死亡という。それらの死亡率は次式で計算される。

乳児死亡率＝（生後1年未満の乳児の死亡数／出生数）×1,000

新生児死亡率＝（生後4週未満の乳児の死亡数／出生数）×1,000

早期新生児死亡率＝（生後1週未満の乳児の死亡数／出生数）×1,000

乳児死亡率は，母子衛生の重要な指標である。さらに，その地域や国の公衆衛生状態，医療の状態，経済の状態等の社会状態，さらには文化程度を反映する指標である。わが国の乳児死亡率は明治，大正時代では150以上であったが，2022（令和4）年には1.8になり，世界的にも有数の低率国である。わが国の平均寿命延伸の理由の一つに，乳児死亡率の低下がある。

同年の乳児死亡率と新生児死亡率の国際比較を**表3-9**に示した。

また，乳児死亡の原因を**表3-10**に示した[1]。2022（令和4）年の第1位は先天奇形，変形及び染色体異常で35.6％であった。

＊1 乳児死亡の原因は，先天的な要因と後天的な要因に分けられる。生来の原因による死亡が約4割を占めている。

表3-9　乳児死亡率・新生児死亡率（出生千対）の国際比較

	新生児死亡率	乳児死亡率
オーストラリア（'21）	2.4	3.1
ブラジル（'21）	8.7	13.1
カナダ（'21）	3.2	4.4
中国（'21）	3.5	5.5
フランス（'21）	2.6	3.4
ドイツ（'21）	2.2	3.1
ハンガリー（'21）	2.1	3.4
イタリア（'21）	1.7	2.5
日本（'22）	0.8	1.8
韓国（'21）	1.5	2.6
スウェーデン（'21）	1.4	2.2
スイス（'21）	2.8	3.5
イギリス（'21）	2.7	3.6
アメリカ合衆国（'21）	3.4	5.4

資料）国連「UNICEF Data Warehouse」，
厚生労働省「人口動態統計」

表3-10　主な死因別乳児死亡の状況 (2022年)

死因順位	死因	乳児死亡数	乳児死亡率（出生10万対）	乳児死亡総数に対する割合（％）
	全死因	1,356	175.9	100.0
第1位	先天奇形，変形及び染色体異常	483	62.7	35.6
2	周産期に特異的な呼吸障害及び心血管障害	202	26.2	14.9
3	不慮の事故	60	7.8	4.4
4	乳幼児突然死症候群	44	5.7	3.2
5	胎児及び新生児の出血性障害及び血液障害	42	5.4	3.1

資料）厚生労働省「人口動態統計」

（3）周産期死亡 perinatal mortality

周産期死亡とは，妊娠満22週以後の死産と生後1週未満の早期新生児死亡を合わせたものをいう。また，分娩を中心とする衛生状態をみる指標として用いられている。なお，ICD-10では国際比較用の標準周産期統計として，出産体重1,000g以上の胎児と乳児に限定する勧告を行い，範囲を出産体重1,000g以上，率の分母に死産を含めた出産で行う考え方を示している。わが国では次式により計算している。

周産期死亡率＝（妊娠満22週以後の死産＋早期新生児死亡数）／（出生数＋妊娠満22週以後の死産）×1,000

2022（令和4）年の周産期死亡数は2,527であり，妊娠満22週以後の死産数2,061

胎，早期新生児死亡数は466人であり，周産期死亡率は3.3であった。近年，周産期死亡数は減少傾向にあり，周産期死亡率は横ばいである。

（4）妊産婦死亡 maternal mortality

妊産婦死亡率は母子保健の重要な指標である。1965（昭和40）年にわが国は80.4（出生10万対）ときわめて高かったが，2022（令和4）年の妊産婦死亡数は33人であり，妊産婦死亡率は4.2となった。長期的には，着実に改善してきている。

妊産婦死亡率は次式によって計算される。

妊産婦死亡率＝妊産婦死亡数／（出生数＋死産数）×100,000

※国際比較では，分母を出生数とする場合がある。

6）婚姻と離婚

（1）婚姻と離婚の実態

わが国の婚姻件数は，第一次ベビーブームの頃に出生した人々の結婚により1970（昭和45）年頃は100万件を超えたが，以後減少し，近年は横ばいからやや減少傾向で推移しており，2022（令和4）年の婚姻数は，50万4,930組であり，婚姻率は4.1（人口千対）で前年から横ばいだった。一方，離婚件数は，1965（昭和40）年頃までは10万件以下であったが，その後徐々に増加し，2002（平成14）年をピークとして以後減少傾向で推移した。近年は19〜20万件程度であり，離婚率は2022（令和4）年には1.47（人口千対）であった。

（2）結婚年齢

2022（令和4）年度の平均初婚年齢は，夫31.1歳，妻29.7歳であり，1950（昭和25）年のそれぞれ25.9歳，23.0歳に比べて，5.2歳，6.7歳延長した。また，年々妻の初婚年齢が上がるにつれて，第一子出産年齢も上がっている。この傾向が，少子化に関係しているといえる。

4．生命表

1）生命表 life table の作成

死亡率，生存数，死亡数，定常人口，平均余命を生命関数という。これらの関数は年齢構成の影響は受けずに，その集団の死亡状況を表しているので，死亡状況の実態を把握するうえでは重要である。生命表には完全生命表と簡易生命表の2つがある。これらは厚生労働省が作成しているものであり，完全生命表は1955（昭和30）年以降の5年ごとに行われた国勢調査の年の人口動態統計と国勢調査による人口に基づき作成されている。現在は2020（令和2）年の第23回生命表が最新である。簡易生命表は，人口動態統計と推計人口を用いて作られるもので，毎年作成されている。完全生命表は5年に一度，公表される時期が遅れるなどの欠点があるが，生命表の確定したものといえる。一方，簡易生命表は完全生命表と大差がないこと，最新の動向がみられる，などの利点がある。

　この生命表は，作成基礎期間における死亡状況が一定不変と仮定したとき，同一時点で発生した出生児集団が減少していく過程で，各年齢層の生存者があと平均して何年生きられるか，定常状態の人口構造はどのような様子を示すかなどを，以下に示す生命関数によって表現しているものである。

①**死亡率**（$_nq_x$）：x歳ちょうどの者が，$x+n$歳に達しないで死亡する確率を示したものである。

②**生存数**（l_x）：10万人の出生者が，上記の死亡率に従って死亡していく場合，x歳に達するまで生き残る人数の期待値を示したものである。

③**死亡数**（$_nd_x$）：x歳ちょうどの生存者l_x人のうち$x+n$歳に達しないで死亡する人の人数を示したものである。

④**定常人口**（$_nL_x$）：毎年10万人の出生者があり，死亡率が一定不変の場合の定常状態のx歳以上$x+n$歳未満の人口を示したものである。また，T_xはx歳以上の人口に相当する定常人口である。

⑤**平均余命**（$\overset{\circ}{e}_x$）：x歳ちょうどの者のその後の生存年数の期待値（T_x/l_x）を示したものである。

2）平均余命と平均寿命 life expectancy

　各々の年齢の者が後何年生きられるかを平均余命といい，それらを一覧表にしたものを「生命表」と呼んでいる。0歳児の平均余命をその年の平均寿命としている。1935～1936（昭和10～11）年の第6回生命表によると男女それぞれ，46.92年，49.63年であった。その後の平均寿命を**図3‐6**に示した。

　1947（昭和22）年には男女それぞれ50.06年，53.96年が2009（平成21）年にはそれぞれ，79.59年，86.44年と着実に延伸したが，2011（平成23）年は，東日本大震災の影響で，男性が79.55年，女性が86.30年と減少した。2022（令和4）年の簡易生命表によると平均寿命は男81.05年，女87.09年である。

　平均寿命の国際比較を**図3‐7**に示した。

　日本人の主な死亡原因は悪性新生物，心疾患，肺炎，脳血管疾患である。この

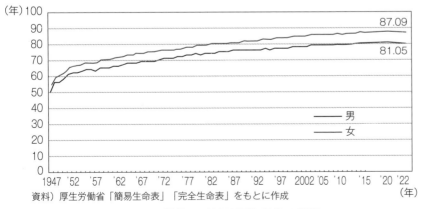

資料）厚生労働省「簡易生命表」「完全生命表」をもとに作成

図3‐6　戦後における平均寿命の推移

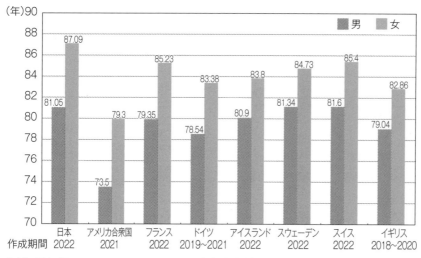

資料）国連「Demographic Yearbook 2021」（日本除く）　※平均寿命は当該政府の資料による

図3‐7　平均寿命の国際比較

死亡原因が克服されると，その疾病による死亡者がいなくなるが，他の死因で必ず死亡するので死亡時期が繰り延べになる。したがって，この伸びがその死因によって失われた余命とみなすことができる。2022（令和4）年の悪性新生物を除去した場合の平均寿命の延びは，男性が3.19年，女性が2.74年である。

3）健康寿命 healthy life expectancy

　健康寿命とは，厚生労働省「健康日本21（第三次）」によると「健康上の問題で日常生活が制限されることなく生活できる期間」となっている。人間は一生の間に，不自由なく生活できる期間を経て，高齢により次第に不自由になり，やがては他人の支援を得て生活するようになる。健康寿命は，ある地域の平均寿命の中で不自由なく生活できる期間は平均何年であるか，を算出するものである。

　健康寿命については，厚生労働省より3つの算出方法が発表されている。

①日常生活に制限のない期間の平均（国民生活基礎調査データを活用）

②自分が健康であると自覚している期間の平均（主に都道府県レベルで，国民生活基礎調査データを活用）

③日常生活動作が自立している期間の平均（主に市町村レベルで介護保険の要介護度のデータを活用）

　2019（令和元）年の日本における健康寿命は男性72.68年，女性75.38年である。同年の平均寿命は男性81.41年，女性87.45年である。不健康な期間は男性8.73年，女性12.07年[*1]となっている。

　なお，WHOは2000（平成12）年から国別の「健康寿命」を発表している。現在，WHOでは健康度調整平均寿命（HALE：Health Adjusted Life Expectancy）と呼ばれる方法で健康寿命を算出している。主な国の平均寿命，健康寿命，平均

----
*1 健康寿命にはさまざまな定義や算定方法がある。これらの数値は，厚生労働省の国民生活基礎調査データ等を用いて計算されている（サリバン法による障害のない平均余命の考え方に基づく）。WHOの資料とは必ずしも一致していない。

寿命と健康寿命の差（不健康期間）を**表3‐11**に示した。

表3‐11　平均寿命と健康寿命（2019年，WHO）

	平均寿命（年）		健康寿命（年）		不健康期間（年）	
	男	女	男	女	男	女
スイス	81.8	85.1	72.2	72.8	9.6	12.3
日本	81.5	86.9	72.6	75.5	8.9	11.4
スウェーデン	80.8	84.0	71.7	72.1	9.1	11.9
オーストラリア	81.3	84.8	70.2	71.7	11.1	13.1
アイスランド	80.8	83.9	71.7	72.3	9.1	11.6
アメリカ合衆国	76.3	80.7	65.2	67.0	11.1	13.7

5．傷病統計

1）患者調査 patient survey

　全国の医療施設を利用する患者の傷病の状況を把握する調査で，3年に1度実施されている。10月中旬の3日間の内，医療施設ごとに定めた1日に実施されている。医療施設とは病院，一般診療所，歯科診療所である。病院の入院については二次医療圏単位で，病院の外来と診療所は都道府県単位で抽出された医療施設を受診した患者すべてに対して実施する。

（1）推計患者数

　2020（令和2）年の推計患者数は，入院患者が121万1,300人，外来患者が713万7,500人である（**表3‐12**）。

表3‐12　2020（令和2）年推計患者数

2020年10月（単位千人）

性	入　院			外　来			
年齢階級	総　数	病　院	一般診療所	総　数	病　院	一般診療所	歯科診療所
総　数	1,211.3	1,177.7	33.6	7,137.5	1,472.5	4,332.8	1,332.1
男	558.6	548.1	10.5	3,050.0	692.8	1,805.0	552.1
女	652.8	629.6	23.2	4,087.5	779.7	2,527.8	780.0

資料）厚生労働省「令和2年（2020）患者調査」2022

（2）受療率

　2020（令和2）年の全国の入院受療率は人口10万人当たり960，外来受療率は5,658である。年齢階級別にみると入院では90歳以上が，外来では80〜84歳がもっとも高い（**表3‐13**）。性別にみると入院，外来ともに女性の方が多い。また，受療率を傷病分類別にみると，入院の場合は「精神及び行動の障害」，「循環器系の疾患」が高く，外来では「消化器系の疾患」，「循環器系の疾患」が多い。

2）国民生活基礎調査

　毎年実施されている基幹統計調査である。

　厚生行政基礎調査，国民健康調査，国民生活実態調査，保健衛生基礎調査の4

表3‐13　性・年齢階級別にみた受療率（人口10万対）

年齢階級	入　　院			外　　来		
	総　数	男	女	総　数	男	女
総　数	960	910	1,007	5,658	4,971	6,308
0歳	1,065	1,155	971	7,296	7,403	7,185
1 ～ 4	134	153	115	6,327	6,540	6,103
5 ～ 9	71	79	64	4,816	5,078	4,540
10 ～ 14	99	106	92	3,313	3,300	3,328
15 ～ 19	123	121	126	2,178	1,993	2,372
20 ～ 24	141	128	156	2,321	1,782	2,885
25 ～ 29	198	142	258	2,692	1,867	3,563
30 ～ 34	246	165	331	3,043	2,149	3,977
35 ～ 39	257	215	301	3,174	2,300	4,074
40 ～ 44	273	278	267	3,480	2,760	4,220
45 ～ 49	345	387	302	3,745	3,063	4,444
50 ～ 54	478	551	404	4,285	3,602	4,977
55 ～ 59	664	776	551	5,113	4,368	5,856
60 ～ 64	895	1,064	730	6,113	5,509	6,702
65 ～ 69	1,207	1,444	983	7,951	7,369	8,500
70 ～ 74	1,544	1,797	1,318	9,649	9,165	10,083
75 ～ 79	2,204	2,461	1,997	11,527	11,132	11,843
80 ～ 84	3,234	3,440	3,088	11,847	12,077	11,685
85 ～ 89	4,634	4,795	4,546	10,728	11,308	10,411
90歳以上	6,682	6,706	6,673	9,255	9,667	9,116
（再掲）						
65歳以上	2,512	2,518	2,507	10,045	9,718	10,296
75歳以上	3,568	3,534	3,590	11,167	11,332	11,060

注）総数には年齢不詳も含む。　　資料）厚生労働省「令和2年（2020）患者調査」2022

調査が1985（昭和60）年まで毎年実施されていたが，それらを統合し国民生活基礎調査として，3年ごとに大規模調査，その中間年は小規模な簡易調査を実施している。これによって，国民の健康状態の把握と，今後の健康政策，保健医療対策の基礎資料とすることを目的としている。その結果は，自覚症状の状態，通院状況，生活影響からなっている。

（1）有訴者の状況

　有訴者率とは病気やケガなどで自覚症状を訴える者の人口1,000人に対する割合である。2022（令和4）年の調査結果を図3‐8に示した。男性246.7，女性304.2で女性が男性を上回っている。男女ともに10～19歳がもっとも低く，以

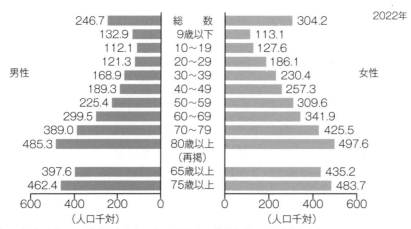

図3‐8　性・年齢階級別にみた有訴者率（人口千対）

注：1）有訴者には入院者は含まないが，分母となる世帯人員には入院者を含む。
　　2）「総数」には，年齢不詳を含む。　　　　　　資料）厚生労働省「国民生活基礎調査」

後年齢が上がるにつれて上昇した。また，自覚症状として多いものは，男性では「腰痛」での有訴者率がもっとも高く，次いで「肩こり」，「鼻がつまる・鼻汁が出る」となっている。女性では「肩こり」がもっとも高く，次いで「腰痛」「手足の関節が痛む」となっている。

（2）通院者の状況

通院者率とは傷病で医療施設，施術所（あんま，はり，きゅう，柔道整復師）に通院，通所している者の人口１千人に対する割合である。

2022（令和４）年の調査結果を**図３‐９**に示した。男性401.9，女性431.6で女性が男性を上回っている。男性では20〜29歳，女性では９歳以下がもっとも低く，以後年齢が上がるにつれて上昇した。また，傷病として多いものは，男性では「高血圧症」での通院者率がもっとも高く，次いで「糖尿病」，「脂質異常症（高コレステロール血症等）」，女性では「高血圧症」がもっとも高く，次いで「脂質異常症（同上）」，「眼の病気」となっている。

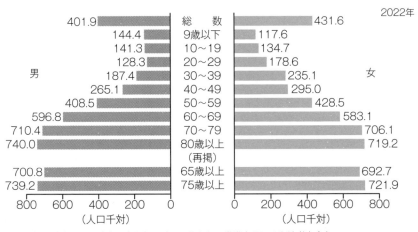

注：1）通院者には入院者は含まないが，分母となる世帯人員には入院者を含む。
　　2）「総数」には，年齢不詳を含む。　　　　　　資料）厚生労働省「国民生活基礎調査」

図３‐９　性・年齢階級別にみた通院者率（人口千対）

（3）健康意識

６歳以上の者（入院者を除く）について，健康意識の構成割合を**表３‐14**に示した。「健康と思っている」は86.2％となっており，「あまりよくない」11.0％，「よくない」1.7％となっている。「健康と思っている」の割合を性別にみると，男86.9％，女85.5％となっている。

表３‐14　性別にみた健康意識の構成割合（６歳以上）

（単位：％）　　　　　　　　　　　　　　　　　　　　　　　　　　　　　　　2022年

性	総　数	健康と思っている				あまりよくない	よくない	不　詳
			よ　い	まあよい	ふつう			
総　数	100.0	86.2	22.0	18.0	46.2	11.0	1.7	1.2
男	100.0	86.9	23.4	17.9	45.5	10.2	1.7	1.2
女	100.0	85.5	20.7	18.0	46.8	11.7	1.6	1.3

注）入院者は含まない。
資料）厚生労働省「国民生活基礎調査」

（4）健康診断受診状況

国民生活基礎調査では，「過去１年間に，健康診断（定期健康診断や住民検診等）や人間ドックを受けたことがありますか。」という質問がある。2022（令和４）年の場合，20歳以上では，総数で69.2％が受けたことがあると回答している。年齢階級別にみた受診率の差は少ない。日本人の場合には，健康診断を受診する機会が恵まれていることが示されている。

6．健康増進に関する統計

1）国民健康・栄養調査

国民の身体の状況，栄養摂取量及び生活習慣の状況を明らかにし，国民の健康の増進の総合的な推進を図るための基礎資料を得ることを目的として，健康増進法に基づいて毎年実施される[*1]。層化無作為抽出により抽出された世帯およびその世帯員（調査年11月１日現在で満１歳以上）が対象となる[*2]。

調査は都道府県，政令市および特別区衛生主管部（局）統括のもと，調査地区を管轄する保健所によって行われる。調査事項は，身体状況（身長，体重，腹囲，血圧測定，血液検査等），栄養摂取状況（食品摂取量，栄養素等摂取量，食事状況〈欠食・外食等〉），生活習慣（食生活，身体活動・運動，休養〈睡眠〉，飲酒，喫煙，歯の健康等に関する生活習慣全般を把握）などである。

以下では，2019（令和元）年の調査による主な結果を示す。

（1）身体状況及び糖尿病等に関する状況

肥満者（BMI ≧ 25kg/㎡）の割合は男性33.0％，女性22.3％であり，この10年間でみると，女性では有意な増減はみられないが，男性では2013（平成25）年から2019（令和元）年の間に有意に増加している[*3]。やせの者（BMI ＜ 18.5kg/㎡）の割合は男性3.9％，女性11.5％であり，この10年間でみると，男女とも有意な増減はみられない。また，20歳代女性のやせの者の割合は20.7％である。

「糖尿病が強く疑われる者」の割合は男性19.7％，女性10.8％である（第6章p.109）。この10年間でみると，男女とも有意な増減はみられない。年齢階級別にみると，年齢が高い層でその割合が高い。

（2）栄養・食生活に関する状況

食塩摂取量の平均値は10.1gであり，男性10.9g，女性9.3gである（図3-10）。この10年間でみると，男性では有意に減少，女性では2009（平成21）～2015（同27）年は有意に減少，2015（平成27）～2019（令和元）年は有意な増減はみられない。年齢階級別にみると，男女とも60歳代でもっとも高い。

野菜摂取量の平均値は280.5gであり，男性288.3g，女性273.6gである（図3-11）。この10年間でみると，いずれも有意な増減はみられない。年齢階級別に

＊1 2020（令和2）年と2021（令和3）年の調査は，新型コロナウイルス感染症の影響により中止となった。

＊2 同年の国民生活基礎調査において，行政単位などからいくつかのブロックに分類（層化）された単位区が母集団となり，ブロック内からランダム（無作為）に単位区が抽出される。各単位区内の全世帯が対象となる。

＊3 第6章p.107では，1980（昭和55）～2019（令和元）年の肥満者の割合の推移を掲載。

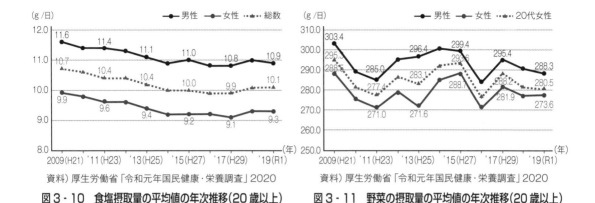

図3・10　食塩摂取量の平均値の年次推移（20歳以上）　　図3・11　野菜の摂取量の平均値の年次推移（20歳以上）

みると，男女ともに20～40歳代で少なく，60歳以上で多い。

（3）身体活動・運動及び睡眠に関する状況

運動習慣のある者の割合は，男性33.4％，女性で25.1％であり，この10年間でみると，男性では有意な増減はなく，女性では有意に減少している。年齢階級別にみると，その割合は，男性では40歳代，女性では30歳代でもっとも低く，それぞれ18.5％，9.4％である（第5章p.74）。

歩数の平均値は男性で6,793歩，女性で5,832歩であり，この10年間でみると，男性では有意な増減はなく，女性では有意に減少している。20～64歳の歩数は，男性7,864歩，女性6,685歩であり，65歳以上では男性5,396歩，女性4,656歩である。

（4）飲酒・喫煙に関する状況

生活習慣病のリスクを高める量を飲酒している者[1]の割合は，男性14.9％，女性9.1％である（第5章p.82）。2010（平成22）年からの推移でみると，男性では有意な増減はなく，女性では有意に増加している。年齢階級別にみると，その割合は男性では40歳代，女性では50歳代がもっとも高く，それぞれ21.0％，16.8％である。

現在習慣的に喫煙している者の割合は16.7％であり，男性27.1％，女性7.6％である（第5章p.78）。この10年間でみると，いずれも有意に減少している。年齢階級別にみると，30～60歳代男性ではその割合が高く，3割を超えている。

2）レセプト情報 receipt data とデータベース

わが国の公的医療保険制度では，医療機関で行われる診察・治療・処方などの医療行為の対価を診療報酬[2]といい，医療機関は毎月診療報酬明細書を保険者に提出している。この診療報酬明細書のことをレセプトという。レセプトには，患者，診療月，入院・外来・調剤などの項目別に診療報酬の内容が詳しく記載されている。

厚生労働省は高齢者の医療の確保に関する法律に基づき，医療費の適正化計画策定のための根拠とするために，2009年からレセプト情報および特定健診など

*1　1日当たりの純アルコール摂取量が，男性では40g以上，女性では20g以上の者を指す。第5章参照。

*2　**診療報酬**：個々の診療行為ごとに診療報酬点数表により点数化されている。公的医療保険の適用となる診療行為の1点の単価は10円と定められている。

の情報を蓄積した**レセプト情報・特定健診等情報データベース** national database of health insurance claims and specific health checkups of japan; **NDB**の構築を開始した。日本は国民皆保険制度をとっているので，NDBは全数に近い人数の保険診療に関わるデータが揃っている。すなわち，NDBに蓄積されたデータは，医療費適正化に限らず医療全般の質の向上のためのエビデンスとなりうる。2013年には，第三者によるNDBの利用が可能となり，①医療サービスの質の向上を目指したエビデンスに基づく医療施策の推進，②医療に関する大量データの分析や学術的研究の促進，③新たなヘルスケアサービスの開発，などを目的として，国・都道府県，医療保険者，研究者などがNDBを利活用できるようになった。

一方，国民健康保険団体連合会（略称「国保連合会」）[*1]は，保険者の委託を受けて行う各種審査支払業務等を通じて健診・医療・介護等に係る情報を管理している。国民健康保険中央会（略称「国保中央会」）[*2]は，PDCAサイクルに沿ったデータヘルス計画の策定や実施等を支援するため，**国保データベース**（略称：**KDB**）とよばれるデータ分析システムを開発し（2013年より稼働），国保連合会が保有する各種データを提供している。KDBを活用することにより，主に次の2つの取り組みが可能となる。第1は，統計情報（地域の疾病別医療費等）の分析により，その地域の健康状況や優先課題などを明確にすることである。第2は，個人の健康に関するデータ（健診結果，受診状況などの個人別情報）の分析により，ハイリスク者を抽出して個人に対する効率的・効果的な保健事業を実施することである。**表3‐15**にNDBとKDBについて，主な特徴を整理した。

[*1] **国保連合会**：47の都道府県単位に設立される公法人で，各都道府県内の国民健康保険の保険者である都道府県・市町村及び国民健康保険組合（国保組合）が会員となり，共同で事務を行っている。

[*2] **国保中央会**：各都道府県の国保連合会を会員として組織された公益社団法人であり，診療報酬等審査支払業務や各種業務処理システムの開発，保険者事務の共同処理等を行っている。

表3‐15　NDB，KDBの特徴

	NDB	KDB
保有者	国（厚生労働大臣）	国保連合会，国保中央会
保有するデータ	医療レセプト情報 特定健診・特定保健指導情報	医療レセプト情報 特定健診・特定保健指導情報 介護レセプト情報
利用者	国・都道府県 医療保険者等 研究者等	市町村国保 国保組合 後期高齢者医療広域連合
主な利活用	医療費適正化 エビデンスに基づく医療施策の推進 医療に関する学術的研究の促進	地域の健康状況や優先課題などの明確化 個人に対する効率的・効果的な保健事業の実施

【参考文献】
・厚生労働省ホームページ「疾病，傷害及び死因の統計分類」
・総務省統計局「国勢調査」2021
・厚生労働省「国民生活基礎調査」2023，「人口動態統計」2023，「患者調査」2022
・厚生労働省「健康寿命の算定方法の指針」2012
・国立社会保障・人口問題研究所「日本の将来推計人口」2023
・厚生労働省「国民健康・栄養調査」2020

第 4 章

健康状態・疾病の測定と評価

1. 疫学の概念と指標

　疫学 epidemiology とは，人間集団を対象とし，その集団における健康に関連する状態や健康事象の頻度や分布，また関連要因を調査，研究する学問である。具体的に言えば，ある疾病の発生量（頻度，割合，率など）をY，その疾病をおこすような因子への曝露状態をX（Xの個数は複数であることが多い）として，XとYの関係を統計学的にみることをいう。

　一般に，疫学の研究は以下の3段階から成り立っている。

　①**仮定設定**：ある疾病の発生に関与していると思われる因子（危険因子）を選
　　　　　　　　出する。

　②**仮説検証**：仮説が正しいかについて，集団を対象として統計的にみる。

　③**仮説実証**：仮説が成立すると認められると，実際にその因子を加除（介入）
　　　　　　　　して実験的に試みる。

　第1段階を「記述疫学研究 descriptive epidemiology study」，第2段階を「分析疫学研究 analytical epidemiology study」，第3段階を「介入疫学研究 intervention epidemiology study」と呼ぶ。

　疫学の目的は，疾病の原因を調べて，その予防方法を確立することにある。疾病と関連のある要因（**危険因子：リスクファクター**）が解明されれば，これを人間集団から除去あるいは回避させ，疾病の発生を防ぐことができる。また，健康増進のための活動や医療などの介入がどのように予防効果を示したかを判定するときには，科学的かつ適正に評価しなければならない。

1) 疫学の定義，対象と領域

　疫学は，国，地域，性，年齢，職域，時間や生活習慣などで特性付けられた人間集団を対象として，疾病，異常，障害，死あるいは対峙する健康の事象を調査・研究として取り扱う。従来の疾病は感染性疾患が多かったことから，疾病成立の原因（感染源）が明確であり，疫学研究は感染性急性疾患の流行の制御に対して大

きな成果をあげた。社会の疾病構造が感染症急性疾患から非感染性慢性疾患（とくに生活習慣病）に変化したため，現在では長期間にわたる流行形態をとる慢性疾患の制御の研究にも疫学は用いられる。また，社会の高齢化に伴い，病気の流行現象だけではなく，逆に健康の流行現象を対象とする疫学的研究も多くなった。

2）疾病頻度の指標
（1）基本的指標

　疫学では，ある集団において疾病や有害事象が存在する量や危険因子への曝露exposureの影響などを示す指標を一般に「**疫学指標**」という。疫学指標の種類には，比 ratio，割合 proportion，率 rate，率比 rate ratio などがある。

　比は，2つの指標A，Bがある場合にA/Bで表現される（ただし，Bは0ではない）。比の例としては，男女の人口比，標準化死亡比，死産比などがある。

　割合は，分子が分母の一部を構成している場合に用いられる。有病率 prevalence rate（一時点またはある期間における有病者の割合），致命率（ある疾患に罹患した人のうちその疾患で死亡する人の割合）などがその代表例である。有病率や致命率は「率」という言葉が使われているが厳密には「割合」である。

　率は，ある集団で一定期間に新たに罹患した人の数や死亡者数を観察期間の総和で割って求められる。時間の単位は任意であるが，年が用いられることが多い。罹患率や死亡率が代表的な率であるが，整数として示すのがわかりやすいので，人口何万人あたりで示される。主な指標を**表4-1**に示した。

表4-1　率で示される主な指標

粗死亡率	死亡数／総人口（人口10万対）
死因別死亡率	死因別死亡数／総人口（人口10万対）
粗出生率	出生数／総人口（人口1,000対）
乳児死亡率	1歳未満乳児死亡数／出生数（死亡／出生1,000対）
妊産婦死亡率	妊産婦死亡数／出産数（国際比較時には出生数でみる）（死亡／出生10万対）
罹患率	観察期間中の新たな罹患者数／観察集団の人年の合計（10万対）

注）すべて1年単位で算出される。

　率比は分子，分母ともに率であり，その比で表される。死亡率や罹患率を用いた相対危険はその代表的な例であり，ある要因の危険度を罹患率の比で表す場合は，要因曝露群の罹患率／非曝露群の罹患率で算出される。

（2）人年法

　率を算定するとき，対象人口の内容を明確にしなければならない。ある集団を対象に疾病や異常の発生頻度を測定する場合，観察期間中に脱落や新規加入などの理由で人によって測定期間が異なる場合がある。このような場合，1人1年間の観察を1単位（人年）とし，これを分母として，疾病や異常の発生の頻度を測定する。人年法では，1人を1年間観察した場合を1人年，1年間の途中で転入または転出した場合を（観察期間を半年と仮定して）0.5人年，同1年で転入して転出した場合を（観察期間を3カ月と仮定して）0.25人年とする。**図4-1**の

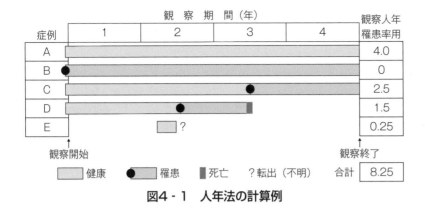

図4-1　人年法の計算例

例では罹患率は 2 /8.25 ＝ 0.242, 累積罹患率は（2／3）×100 ＝ 67％となる。

（3）診断基準（クライテリア）

　疾病などの健康事象の発生数や存在数を正確に把握するためには，診断基準を設定し，疾患の定義を統一しておく必要がある。複数の地域における相互比較的な疫学調査を行う場合，統一された診断基準により判断された健康事象であることが重要になる。

（4）有病率と罹患率・累積罹患率

　有病率は，ある一時点・一定期間中で疾病を有している人の割合（静態観察）であり，公衆衛生上の問題の大きさを確定するときに用いる。有病率は，期間有病率（観察期間における調査対象全員人数中の疾病を有している人数）と時点有病率（観察一時点における調査対象全員人数中の疾病を有している人数）がある。**罹患率**は，一定期間内における新たな疾病の発生割合（動態観察）である。**累積罹患率**は観察開始人数中の罹患人数である。

　有病率は，罹患率と有病期間を乗じた関係であり，罹患率が変わらなくても，有病期間が長くなれば有病率が上昇する。

（5）死亡率，致命率と生存率

　死亡率は，通常1年間における死亡数であり，一般に死亡率は人口千対，死因別死亡率は人口10万対で表す。**致命率**は，罹患した者が死の転帰をとる率を表し，罹患者の重症度や病原体の影響の強度を示す。**生存率**は，罹患者が一定期間内に死亡から免れる率を表し，慢性疾患の予後判定に利用する。

3）曝露効果の測定 <small>ばくろ</small>

　曝露因子[*1]の疾病への影響は相対危険，ハザード比，オッズ比，寄与危険などで評価する。

　相対危険[*2] relative risk はコホート研究で，一般に累積罹患率などの比で示され，疾患と曝露因子の関連の強さを表す。相対危険の指標は1よりも大きくなるほど疾患と曝露因子との関係が強くなる。1のときは疾患と曝露因子は無関係となり，1未満のときは疾患と曝露因子は負の関係があると判断する。

*1 ここでは，疾病の危険因子を曝露因子という。曝露とは，化学物質や物理的刺激，生活習慣などに生体がさらされることをいう。

*2 **相対危険**：相対危険度ともいう。罹患率の比，死亡率の比，有病率の比などで表される。相対危険を使う場合は，用いた指標を明示すべきである。

ハザード比[*1] hazard ratioはリスクが時間の関数のときのリスク比であり，追跡期間を考慮したある瞬間時での相対危険である。追跡期間中にリスクが変わる場合に用いる。

　　オッズ比[*2] odds ratioは症例対照研究で，相対危険の近似値として用いることがある。

　　寄与危険[*3] attributable riskは曝露群と非曝露群における罹患率の差で示される。罹患率が0から1までの値をとるので，寄与危険は−1から1までの値をとり，値が1あるいは−1に近いほど要因の正・負の影響が大きくなる。0のときは，要因は無関係となる。

　　寄与危険割合（％）は，曝露群の罹患率のうち何％がその曝露によるものかを示す。すなわち，（寄与危険／曝露群の罹患率）×100で求められる。

*1 **ハザード比**：ある事象（死亡や発病など）が発生するまでの時間を生存時間といい，生存時間の分析では，数学的な生存関数が用いられ，瞬間的な相対危険が求められる。したがって，ハザード比は相対危険の1つの表現形式である。

*2 **オッズ比の算出方法**：➡p.60参照。

*3 **寄与危険**：寄与危険度ともいう。要因曝露群において，その要因のために疾病頻度がどのくらい増加したかを示す。

2. 疫学研究の方法

1）記述疫学研究

　　記述疫学研究の目的は，人，場所や時間の変数を記述することにより，要因間の相違を検討して疾病の発生要因の「仮説を設定する」ことである[*4]。たとえば，都道府県別の脳梗塞年齢調整死亡率を比較すると，男女ともに西日本に低率県が多く，東日本に高率県が集中している。この地域差の要因として食生活習慣や気候などの環境要因の地域差が影響していると仮説づけられる。

*4 種々のグラフや分布図（プロット）を活用することが多い。

2）横断的研究[*5] cross-sectional study

　　横断的研究は，観察集団のその時点における疾病の有無とある要因との関係を記載して，その関連を検討するものである。つまり，その時点で疾病を有する有病率を用いて調べる研究方法である。たとえば，β−カロテンの慢性胃炎予防効果を調査するとき，相互の内容を同時に調べて両者の関係を調べる研究がある。具体的には相関係数を求める。相関係数は2変数の相互の関連の強さを定量的に示す指標で，1から−1の値をとる。両変数の変化の方向が同一であれば正の相関が，逆であれば負の相関があり，1または−1に近づくほど関係が強くなる。

*5 2）横断的研究，3）生態学的研究，4）コホート研究，5）症例対照研究を「分析疫学研究」という。これらは記述疫学で設定した仮説を，集団において検証する。なお，生態学的研究は地域相関研究とも呼ばれる。

3）生態学的研究 ecological study

　　生態学的研究は，個人ではなく集団（国や地域など）を対象にして，疾病とその要因の因果関係を検討する調査である。たとえば，世界各国の人口1人当り脂肪摂取量と乳がん死亡率との関係を調べる研究がある。生態学的研究では地域集団を解析の単位として疾病・要因の統計的関連を記述する。その際，種々の交絡因子（後述）の影響が入ることが多いのでその解釈には十分に注意を払う必要がある。また，生態学的研究において仮説要因と疾病との関係が認められたからと

いっても，それが個人で成立するとは限らないことも考慮する必要がある。

4）コホート研究 cohort study

コホート研究は分析疫学研究の一つである。まず，調査疾病の非罹患者を対象とし，要因の曝露群と非曝露群とからなる研究対象集団（コホート）を選定する。両コホートを一定期間追跡して，両群における調査疾病の罹患率や死亡率を比較する。

長期間を経てその疾病発生率をみるため，研究開始時には多くの人数を必要とする。コホート研究の2×2分割表と評価のための各指標（相対危険・寄与危険）を表4-2に示す。

表4-2　コホート研究の2×2分割表と指標

1．2×2分割表

		罹　患		計
		あり	なし	
要　因	曝露群	a	b	a＋b
	非曝露群	c	d	c＋d

2．指標

・要因曝露群における累積罹患率：$P_1 = a/(a+b)$
・要因非曝露群における累積罹患率：$P_0 = c/(c+d)$
・相対危険：$RR = P_1/P_0$
・寄与危険：$RD = P_1 - P_0$

先述のように相対危険とは，曝露群（危険因子に曝されている）は，非曝露群（危険因子に曝されていない）に比べ何倍多く疾病にかかったか，ということを表す。相対危険が1.0の場合，曝露による罹患率は同じであり，2.0では2倍，3.0では3倍と多くなる。なお，相対危険が1より小さくなると，マイナス危険因子が疾病発生を少なくしていると言える。累積罹患率を用いて相対危険を計算する場合，相対危険は，曝露群の累積罹患率と非曝露群の累積罹患率の比で示され，疾病と要因曝露の関連の強さを表す。因果関係を追究する際の重要な指標となる。

表4-3に肥満遺伝子Xと肥満との関連を調べるコホート研究の例題を示す。一般に肥満には遺伝子Xが関係していると疑われている。無作為に選んだ3～5歳の幼児1,000人について遺伝子Xの存在を調べ，300人には遺伝子Xが存在し，700人は遺伝子Xが存在しなかった。20年間にわたる追跡調査を行った後，再び調査して肥満かどうかを調べた。その結果，遺伝子Xがある300人の内150人が肥満で，遺伝子Xのない700人の内140人が肥満であった。この結果から作成された2×2分割表が表4-3である。

表4-3　肥満遺伝子Xと肥満との2×2分割表

	肥　満	肥満でない	計
遺伝子X・有	150	150	300
遺伝子X・無	140	560	700

相対危険は（150÷300）／（140÷700）＝2.5であり，遺伝子Xがある者は「2.5倍肥満になりやすい」と言える。つまり，遺伝子Xは肥満に関係すると言える。

寄与危険は，先に示したとおり，曝露群からの罹患率と非曝露群からの罹患率の差，つまりその因子で生じた疾患の発生率の差で示される。要因が集団に与える影響の大きさを知ることができ，介入を行った場合，どの程度疾病を予防でき

るかが予測できるので，予防政策上重要な指標である。表4－3の値から算出される寄与危険は0.3，寄与危険割合は60％となる[*1]。

＊1 表4－3の寄与危険は，150/300-140/700＝0.3, 寄与危険割合は0.3/（150/300）×100＝60（％）となる。）

　一般にコホート調査は，要因の曝露有無の2群をつくり，未来に向けて研究を行うため，「前向き研究」と言われる。コホート研究は，多人数と長期間が必要という不利な点があるが，信頼性は高い。

5）症例対照研究 case-control study

　症例対照研究は分析疫学研究の一つである。まず既に疾病に罹患している群（症例群）を集め，次に症例群と性別・年齢などの要因が似た群（対照群）をつくり，症例群における要因に曝露された者の割合と，対照群における要因に曝露された者の割合とを比較する手法である。このとき交絡バイアス（調べようとする危険因子以外で疾病の出現頻度に影響を与える偏り）に注意し，交絡因子の影響をあらかじめ小さくすること（「マッチング」という）が必要である。バイアスとは「偏り」のことであり，詳しくは後述する。症例対照研究の**2×2分割表**[*2]と関連評価のための指標である**オッズ比**[*3]の算出方法を**表4－4**に示す。オッズ比は，疾病の発生の頻度が低く，症例群・対照群が共にそれぞれの母集団を代表しているとき，オッズ比は相対危険の近似値として計算できる。たとえば，喫煙者の非喫煙者に対する肺がん罹患のオッズ比が4であれば，喫煙者は非喫煙者と比べて約4倍肺がんに罹りやすいことを意味する。通常この調査は現在の症例が過去にどのような要因に曝露されていたかを調べるものなので，後向き調査の場合が多い。選択バイアスや情報バイアスが入りやすいので注意しなければならない（後述）。**表4－5**は1960年代ドイツのレンツ博士が最終的にまとめた母親の催眠薬サリドマイド服用有・無と奇形児出産有・無の研究結果を四分位表に示したものである。奇形児を出産した112人の母親の内，サリドマイドを服用しているのが明確な者が90例。これに対して奇形でない児を出産した188例の母親の内，服用していたのは2例。オッズ比は（90×186）／（2×22）≒380であり，サリドマイドを服用した者はしなかった者より380倍高い確率で奇形児を出産するといえるので，サリドマイド服用と奇形児出産との強い因果関係の存在が示唆される。

　症例対照研究は，両群に過去の状況について尋ねるので「後ろ向き研究」と言われる。人数と期間を多く必要とされないので有用であるが，一般に尋ね方など

＊2 **2×2分割表**：表4－2と表4－4は見かけ上は同じ表であるが，表4－2は曝露群・非曝露群に分けて追跡調査を行った結果であり，表4－4は症例群・非症例群に分けて過去の曝露・非曝露の状況を尋ねた結果である。したがって2つの表は母集団との関係性が異なっている。

＊3 **オッズ比**：疾病の発生頻度が非常に少ない場合，すなわち表4－2でa≪b，c≪dのとき，$P_1=a/(a+b) \fallingdotseq a/b$, $P_0=c/(c+d) \fallingdotseq c/d$ であり，相対危険は $P_1/P_0 \fallingdotseq (a/b)/(c/d)=(ad)/(bc)$ となり，オッズ比で近似できる。

表4-4　症例対照研究の2×2分割表と指標

1．2×2分割表

		症例群	対照群
要　因	曝露群	a	b
	非曝露群	c	d
	計	a＋c	b＋d

2．指標

・オッズ比：OR＝（a/c）／（b/d）＝（ad）／（bc）

表4-5　奇形児と母親のサリドマイド服用者の2×2分割表

	奇形・有	奇形・無
服用・有	90	2
服用・無	22	186
計	112	188

によるバイアスがかかりやすいため信頼性がやや低い。

コホート研究と症例対照研究を比べた場合の相対的な特徴を**表4‐6**に示した。

表4‐6 コホート研究と症例対照研究の特徴

項 目	対照集団に必要な情報	低頻度疾病への適用	調査対象者数	調査期間	調査費用	バイアスの影響	罹患率などの情報	仮説の妥当性の証明
コホート研究（前向き調査）	曝露情報	不可能	多い	長い	多い	少ない	得られる	容易
症例対照研究（後向き調査）	罹患情報	可能	少ない	短い	少ない	多い	得られない	困難

6）ランダム化比較試験 randomized controlled trial；RCT

ランダム化比較試験は**介入研究**[*1]の一つである。RCTは，ある人口集団の対象者について介入を受ける集団（介入群）と受けない集団（対照群）を無作為に振り分けて両群を比較する研究をいう。

比較試験を行う場合は人を対象とした実験的な要素が入るので，1964年の世界医師会（WMA[*2]）による**ヘルシンキ宣言**[*3]に準じて，参加患者の全ての説明を受けての承認（**インフォームド・コンセント**[*4]）が必要である。

主に新薬開発の第三段階（Phase Ⅲ）でその効果を見るために行われるが，新薬と偽薬（プラセボ）が実施者にもわからないように配分されるので，「二重盲検法」といわれる。この方法はバイアスを完全に除去する目的で行われる。

3. バイアス，交絡の制御と因果関係

1）バイアス bias

バイアスとは，標本抽出時における標本の偏り，測定，集計，分析者などの主観で結果がある方向に引っ張られてずれていくことをいう。疫学研究では常に，客観的に研究がなされることが重要である。

調査を実施し，結果を分析するには統計学の知識と技術が要求される。統計的手法で得られた成績（観測値）は，真値とズレ（誤差）があることを常に考慮しておく必要がある。誤差には「偶然誤差」と「系統誤差」がある。偶然誤差 random errorとは，偶然によって生じるもので，真の値の上下にばらつく。系統誤差 systematic errorは「バイアス（偏り）」ともいい，真の値から一定方向に偏って生じる誤差である。主なバイアスとして選択バイアス，情報バイアスがある。

選択バイアス 観察集団が母集団の正しい代表ではなく，特定の方向性を持った集団であるときに起こる。選択バイアスの例として，非協力バイアス，除外バイアスなどがある。非協力バイアスは，調査対象者が何らかの理由によって調査を拒否することによって生じる。除外バイアスは，調査対象者の基準を設定する際に，基準の適用が一定でない場合に生じる。

*1 記述疫学，分析疫学研究で得られた関与因子の仮説が，真に正しいかどうかを実証する。対象者に介入することになるため，介入研究と呼ぶ（第6節参照）。

*2 **世界医師会（WMA；World Medical Association）**：1947年，27カ国の医師がフランスのパリに集結して開いた会議を機に設立。「医学教育・医学・医術および医の倫理における国際的水準をできるだけ高め，また世界のすべての人々を対象にしたヘルスケアの実現に努めながら人類に奉仕すること」を目的とする。2020年9月現在，加盟国は113カ国であり，日本医師会は1951年より加盟している。

*3 **ヘルシンキ宣言**：1964年第18回世界医師会（WMA）総会で採択。ヒトを対象とする医学研究に関わる医師，その他の関係者の倫理を規定する宣言。被験者の人権尊重を主旨としている。

*4 **インフォームド・コンセント**：➡p.67参照。

情報バイアス　観察を行う集団について，情報を得るときにその情報が正しくないために起こる。情報バイアスの例として，リコールバイアス（思い出しバイアス），面接バイアスなどがある。リコールバイアスは，過去の曝露状況を質問するときに，思い出し方が個人によって異なることによって生じる。面接バイアスは，面接調査の際に面接者が特定の質問に先入観を持って質問することなどによって生じる。

2）交絡 こうらく confounding と標準化 standardization

　疾病と仮説要因の因果関係を導き出すときに，真の要因ではない別の要因の影響によって誤った情報を提供することを**交絡**という。またその要因を**交絡因子**[*1]という。例えば，喫煙と肺がんの因果関係の研究を行う場合，一般のアンケート調査では広く生活習慣や嗜好 しこう を尋ねる。この時，飲酒と肺がんに関連があると判定されることがある。しかし，両者に統計上の関係を認めたとしても，実は飲酒者の多くが同時に喫煙者であることを判定の際に考慮すべきである。つまり，飲酒は肺がんの直接のリスク要因ではないにもかかわらず，見かけ上，因果関係があるように見えてしまう。この現象には喫煙が交絡因子として作用していると考えられる。疫学研究において，交絡には十分に注意してその影響をできるだけ回避しなければならない。

　交絡の影響を小さくするために交絡の調整を行う必要がある。一般に以下の方法で調整を行う[*2]。

①**マッチング**：個々の症例に対して，交絡因子の等しい対照を選ぶ。研究開始時点で交絡因子の曝露の有無・程度をあらかじめ決定しておく。

②**制限**：あらかじめ交絡因子を持たない人（あるいは持つ人）だけを対象とする。

③**層化**：症例と対照間の交絡因子をそろえて比較する統計的解析法であり，交絡因子のレベルに応じて層別化し，各層ごとに曝露因子と結果を検討する。

④**統計学的調整**：重回帰分析や多重ロジステック回帰分析などを用いた多変量解析により，複数の交絡因子を同時に調整する。

　交絡の調整方法として，これらの1つあるいは複数を組み合わせて実施するが，これらの方法には限界があることを認識しておくべきである。

3）疫学研究の評価と因果関係のとらえ方

　疫学的因果関係の推論とは，ある要因と疾病との関連について，疫学的手法で研究を進めるときに，両者の間に原因と結果という因果関係があるかどうかを検討することである。

　疫学研究は人間集団を観察対象とするため，厳密な意味で疾病とその原因の因果関係を立証することは困難である。1960年代にイギリスの統計学者ヒル（Hill）[*3]は，疫学研究における因果関係の有無を議論するためのいくつかの論点を提示した。この論点は**ヒルの判定基準**[*4]とよばれる。これらの基準は，2つの現象間に

[*1] **交絡因子**：交絡因子は，真の値と観測値の差を生む原因というよりは，本質的に観測値に影響を与える要因であり，バイアスとは区別する場合が多い。なお，因果関係の連鎖の途中にある要因は交絡因子とは言わない。

[*2] 交絡の影響を調整する方法のうち，①と②は研究計画を立てる際に行う方法であり，③と④は，情報さえ収集しておけば解析の段階で実施可能な方法である。

[*3] **ヒル**：Austin Bradford Hill（1897-1991）。イギリスの統計学者。1950年代に肺がんと喫煙との関連に関する疫学研究を多く発表した。ヒルの判定基準は，喫煙と肺がんの因果関係を議論する際に検討された。

[*4] 実際の疫学研究で，これらのすべての基準が明確に満たされることは稀である。これらの基準は，厳密にいえば，因果関係の有無を証明するためのチェックリストではなく，因果関係が存在する可能性の大きさを判断するための基準である。

みられる関連が因果関係かどうかを判定するための一種のガイドラインとして用いられている。**表4‑7**に，疾患とその要因を想定した因果関係に関するヒルの判定基準を示す。

表4‑7　要因と疾患の因果関係の判定基準

判定基準	説　　　明
時間的関係	要因への曝露が疾患よりも先に発生している。
関連の強さ	要因と疾患の関連（相対危険など）が強いほど因果関係の可能性が高まる。
量‑反応関係	要因への曝露量の増加に伴い疾患のリスクが高まる。
結果の再現性	観察された関連が因果関係ならば他の研究や集団においても同様の関連がみられる。
生物学的妥当性	関連が既知の生物学的知見と矛盾しない。
他の解釈の可能性	交絡因子の影響の可能性について十分に検討されている。
曝露停止の効果	要因への曝露を除去するかまたは減少させれば疾患リスクが減少する。
他の知見との一致	因果関係を支持するデータが他にも存在する。
関連の特異性	ある曝露が1つの疾患のみと関連している。

　病気の発症の成立には，内因（持って生まれた病気のかかり易さ）と外因（生後の生活習慣などで獲得された病気のかかり易さ）が関連する。病気はこれらの因子が起因となり発症するが，特定の1つの重大な因子により発症する「特異的病因論」と，重要ないくつかの因子が絡み合って発症する「多要因病因論」がある。疫学研究はこれらの因子を探し出す一連の研究といえる。

　疾病の発生に関連する要因は，大きく**環境要因**と**宿主要因**とに分けることができ（**表4‑8**），種々の要因が起因して健康障害をきたすことになる。人間の生命現象は，人間（宿主）が外部の環境に適応し，その恒常性（ホメオスタシス）を維持することで成立しており，恒常性が破綻すると疾病が発生する。

　また，疫病発生は，単にある危険因子と一対一の関係にあるといえないことから，これらの要因との関係を考慮することが重要である。

表4‑8　疾病の発生と関連する要因

環境要因	物理的因子	温度，湿度，気流，紫外線，赤外線，放射線，騒音，振動，高圧
	化学的因子	栄養素，金属，有機溶剤，一酸化炭素，石綿
	生物的因子	ウイルス，細菌，リケッチア，原虫，媒介動物，昆虫
	社会経済的因子	宗教，風俗，習慣，衣類，住居，医療・福祉機関，教育，職業，収入
	そ の 他	気候，地形，地質，大気，水，土壌
宿主要因	生物的特性	遺伝子，性，年齢，人種
	身体的特性	老化，栄養状態，体格
	精神的特性	性質，性格
	自然抵抗性	体質，栄養状態，常在菌叢
	免　　疫	液性免疫，細胞性免疫

4．スクリーニング

1）スクリーニングの目的と適用条件

　スクリーニング検査はふるい分け検査とも呼ばれ，無自覚の疾病や障害の有無を暫定的に判断する検査である。つまり，疾病の最終的な診断を意図するものではなく，次の精密検査による確定診断につなげていくものである。また2次予防

の早期発見・早期治療を目的とするものであって，この結果を解釈するときには限界があることを認識しておくべきである。さらに，集団検診として特定の集団を対象とするため，調査集団の特性を把握することができる。この場合，データの機密性がおびやかされるおそれがあるので，担当者はデータの取り扱いに十分配慮しなければならない。

スクリーニング検査が備えるべき条件は以下のとおりである。

①対象疾病の有病率および死亡率が高く，重要な健康問題であること。

②早期発見することにより適切な治療法が確立されていること。

③スクリーニング後に確定診断をする方法があること。

④簡便でどこの施設でも行えること。

⑤診断の精度（敏感度,特異度,的中度）が高く,費用対効果が優れていること。

⑥検査法が安全でかつ受診者に肉体的・精神的負担を与えないこと。

2）スクリーニングの精度

スクリーニング検査方法は，簡便，迅速，安全，経済的，高精度であり，身体への負担が少ないことが必要である。また，敏感度，特異度，陽性反応的中度，陰性反応的中度，有病率，偽陽性率，偽陰性率などを用いて検査の精度を判定し，効果的に後の精密検査につなげていくようにすることが大切である。**表4‐9**にスクリーニング検査成績と疾病有無の関係を示す。**敏感度**は疾病のある人をスクリーニングにより陽性と判定する割合，**特異度**は健常である人をスクリーニングにより陰性と判定する割合，**陽性（陰性）反応的中度**はスクリーニングにより陽性（陰性）と判定された人が有病者（健常者）であったと判定される割合，**有病率**は全検査対象者のうち疾病を有する人の割合，**偽陽性率**は健常である人をスクリーニングにより誤って陽性と判定する割合，**偽陰性率**は疾病のある人をスクリーニングにより誤って陰性と判定する割合である。

一般に，ある疾病のスクリーニング検査にはいくつかの検査方法がある。同様の特性を持った検査方法の有効性を比較するとき，**ROC曲線** receiver operating characteristic curve を作図して評価する。このROC曲線は，縦軸に敏感度，横軸に偽陽性率（1－特異度）をプロットして描く（**図4‐2**）。費用などの諸条

表4‐9　スクリーニング検査成績と疾病有無の関係

		スクリーニング検査		計
		陽　性	陰　性	
確定診断の判定	疾病あり	真陽性（A）	偽陰性（B）	罹患者A＋B
	疾病なし	偽陽性（C）	真陰性（D）	健康者C＋D
計		検査陽性（A＋C）	検査陰性（B＋D）	検査対象総数（T）

注）①敏感度（sensitivity）＝A／（A＋B），偽陰性率＝1－敏感度
　　②特異度（specificity）＝D／（C＋D），偽陽性率＝1－特異度
　　③陽性反応的中度（positive predictive value）＝A／（A＋C）
　　④陰性反応的中度（negative predictive value）＝D／（B＋D）
　　⑤有病率（prevalence）＝（A＋B）／T

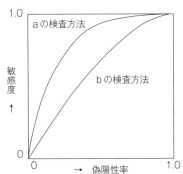

注）aの検査方法はbの検査方法より優れている。

図4-2　ROC曲線

件が満たされれば，一般に曲線が左上に位置する検査がスクリーニングの検査として，より有効性（効能）の高いテストということになる。

　また敏感度や特異度は有病率の影響を受けないが，的中度は有病率の影響を受ける。すなわち，敏感度・特異度がともに高いスクリーニングであっても，有病率の低い疾病の検査では陽性反応的中度は低くなる。スクリーニング検査では，検査の陽性者が実際にどの程度の割合で病気にかかっているかいうことに関心がある場合が多いことから，敏感度・特異度・有病率の3者によって決定される陽性反応的中度はスクリーニング検査の有用性を評価するときの重要な指標となる。

　尤度比 likelihood ratioとは，疾病を有する人がその検査結果になる確率と疾病を有さない人がその検査結果になる確率の比である。陽性尤度比（敏感度／偽陽性率）が大きければ，確定診断に有用である。また，陰性尤度比（偽陰性率／特異度）が小さければ，除外診断に有用である。

　スクリーニング検査の陽性・陰性反応的中度が100％であることは現実にはまずあり得ない。ある疾病のスクリーニング検査の成績は連続して得られるが，陽性あるいは陰性判定のふるい分け水準（スクリーニング・レベル；カットオフ値）をどこに設定するかが重要となる。ふるい分け水準をゆるやかに（異常値を高く）設定したときは疾病予備軍が検査において陰性であると判定され，罹患者を見逃してしまうことになり検査の有効性が問題となる。一般には有病率が高い場合にはふるい分け水準を低く設定して敏感度を高く，また有病率が低い場合にはふるい分け水準を高く設定して特異度を高くした方がよい。いずれにせよスクリーニングはふるい分けで疾病の可能性を判定しているのであり，可能性が高いと判定された人を次の精密検査につなげていくことが重要である。

5．根拠に基づく医療と保健対策

　臨床医療の現場ではかつて「経験と勘に基づく医療」が中心であったが，疫学を臨床医療に応用し，医療技術評価を適切に行い正しい技術で医療を実践する動きが起こった。**根拠に基づく医療** evidence-based medicine；**EBM**とは，「診て

いる患者の臨床上の疑問点に関して，医師が関連文献などを検索し，それらを批判的に吟味した上で患者への適用の妥当性を評価し，さらに患者の価値観や意向を考慮した上で臨床判断を下し，専門技能を活用して医療を行うこと」（医療技術評価推進検討会報告書，平成11年）である。また，それぞれの医療・保健対策 evidence-based public health；EBPHの目的により，正しくかつ合理的な保健医療の実践を目指して，疾病管理ガイドライン，機序疫学・政策疫学，ハイリスク戦略・ポピュレーション戦略および医療の安全性・有効性・効果・効率性評価などの導入が図られている。

1）エビデンスの質のレベル

　臨床医療を実践する場合，研究から生み出される成績がどの程度有効なエビデンス（科学的根拠）があるのかは研究の質による。Ⅰ～Ⅵに示す疫学的な研究デザインの分類によりエビデンスの強さは次のようになる。Ⅰ > Ⅱ > Ⅲ > Ⅳ > Ⅴ > Ⅵ。
　Ⅰ：系統的レビュー／メタアナリシス
　Ⅱ：1つのランダム化比較試験
　Ⅲ：非ランダム化比較試験
　Ⅳ：分析疫学（コホート研究や症例対照研究）
　Ⅴ：記述疫学（症例報告）
　Ⅵ：専門家個人の意見
　加えて，EBMには出版バイアスや言語バイアスがあることも考慮し，メタアナリシスを行うときにはこのようなバイアスを防ぐよう努力をしなければならない。出版バイアスとは，有効な結果のみが公表され無効なものは公表されないことによる偏りである。言語バイアスとは，汎用のMEDLINEやコクランライブラリーに見られるように文献の多くが英語であり他言語の文献はあまり収録されていないことによる偏りである。

2）系統的レビューとメタアナリシス

　系統的レビュー systematic reviewとは臨床試験データなどの文献を網羅的に収集し，同質の研究をまとめて，出版バイアスのようなデータの偏りを除き，分析・総括を行うことをいう。
　メタアナリシス meta-analysisとは複数の研究成績を統合して，より質の高い結論を導きだす統計的手法のことである。ランダム化比較試験（RCT）のメタアナリシスは根拠に基づく医療（EBM）において，もっとも質の高い根拠である。

3）診療ガイドライン，保健政策におけるエビデンス

　医療の現場において，患者と医療従事者の間には十分な理解・了解の下に医療が行はれなければならない。最近，診療上の重要度の高い医療行為について，**診療ガイドライン**が利用されている。このガイドラインは，エビデンスの系統的レ

ビューと治療選択肢の利益と害の評価の両者に基づいて患者の治療を最適化するための推奨を含む文書である。乳がん診療ガイドラインや腰痛診療ガイドラインなどがある。

EBMの考えに基づき，医療の選択をより客観的に行うことは保健政策にも活用されるべきである。医療の技術革新により，利用者（患者）自身がエビデンスに基づく適切な情報を活用することが重要である。保健政策の場面では，エビデンスに基づく保健医療とともに，限られた資源の下で最大の成果を可能にする健康の経営管理の視点が求められる。地域住民の健康と福祉の改善を実現するには，これらを連合する取り組みと，組織改革が求められる。

6. 疫学研究と倫理

1）人を対象とした研究調査における倫理，研究倫理審査

介入研究は人間集団を対象として，実験に近い形で研究を行うので，実施するときは**ヘルシンキ宣言**の勧告に従い医学研究倫理を踏まえた上で行う必要がある。このため，文部科学省・厚生労働省は2002（平成14）年に「疫学研究に関する倫理指針」を施行し，その後2007（平成19）年に追加改正を行った。指針にはインフォームド・コンセント（「説明と同意」を意味する）など，倫理に関する具体的方法が規定された。その後，2014（平成26）年には，「疫学研究に関する倫理指針」と「臨床研究に関する倫理指針」が統一され，「人を対象とする医学系研究に関する倫理指針」が制定された。さらに，2021（令和3）年3月には，「人を対象とする医学系研究に関する倫理指針」および「ヒトゲノム・遺伝子解析研究に関する倫理指針」が見直され，両指針を統合した「**人を対象とする生命科学・医学系研究に関する倫理指針**[*1]」が制定された。この新倫理指針における主な改変点は，用語（「研究力機関」，「多機関共同研究」など）の定義，または修正，多機関共同研究の倫理指針の一本化，インフォームド・コンセントの手続きの見直しなどである。

介入研究を実施する場合，研究者は研究申請書を研究機関の長に提出し，人を対象とする医学的研究に関する倫理審査を行う委員会（倫理審査委員会）の審査による許可を得なければならない。一般に倫理審査委員会の委員は研究機関の内部・外部，さらに男女の複数の有識者から構成されている。

＊1　文部科学省，厚生労働省，経済産業省「人を対象とする生命科学・医学系研究に関する倫理指針」2021（2022年一部改正）

2）インフォームド・コンセントとオプトアウト

インフォームド・コンセント informed consentとは，研究内容についてすべてのことを知らされた上での合意をいう。一般には治療や手術を行う際，患者にすべてのことを話して同意してもらうことを指すが，疫学では疫学研究実施前に研究計画や方法等をすべて話して被検者となってもらうための合意を指してい

る。すべての疫学研究に説明と合意は必要ではないが，とくに介入研究には必須である。原則として同意は書面で取り付け，研究対象者はいつの段階にも研究から離脱できることとしていなければならない。児童を対象とする場合は保護者へのインフォームド・コンセントが必要である。

インフォームド・コンセントを必要とする研究のうち，研究対象者への侵襲や介入のない研究については，倫理指針に基づき研究対象者一人ずつから直接同意を得る必要がない場合もある。その際には，研究の目的や実施に関する情報を公開し，研究対象者等が拒否する機会を確保しなければならない。このような方法を**オプトアウト**という。一般的には，ウェブサイト上に研究の内容を公開し，自身の情報の利用を望まない人が研究者に対して拒否を表明するという形がとられる。

3）利益相反

利益相反 conflict of interest；COI とは，ある行為が一方の利益になるとともに，他方の不利益になることをいう。疫学の研究成果の発表やその普及については中立性・公明性を保った状態で推進し，社会に貢献する必要がある。そのためには，利益相反行為があってはならない。つまり，研究成果の公表は，純粋に科学的な根拠と判断，あるいは公共の利益に基づいて行われるべきである。

利益相反行為を防ぐために，疫学研究や臨床研究を行う場合，研究に携わる研究者全員が研究実施計画書と同時に利益相反自己申告書を研究機関の長へ提出し，研究の許可の申請をしなければならない。研究機関の長は利益相反委員会および倫理審査委員会へ諮問し，審議の結果の答申を受けた後に申請者へ研究実施の承認の判断を行うことになっている。

4）臨床研究法

疫学研究とならんで，臨床研究も医薬品等を人に対して用いることから，その医薬品等の有効性・安全性を明らかにするため，臨床研究は法律の対象となった。臨床研究実施の手続や，資金等に関する情報公開の制度などを定めた**臨床研究法**は，臨床研究に対する信頼の確保を図り，国民の保健衛生を向上させることを目的としたものであり，2018（平成30）年4月1日より施行されている。

臨床研究法

第 5 章

生活習慣と健康

1. 健康に関連する行動と社会

1）健康の生物心理社会モデル

　生物心理社会モデル biopsychosocial model とは，ヒトの病気を**生物的要因**，**心理的要因**，個人を取り巻く**社会的要因**から包括的に捉える新しいアプローチであり，ジョージ・エンゲル[*1]によって1977（昭和52）年に雑誌「サイエンス」で提唱された。

　エンゲルが唱える通り，一般に病気は特定のひとつの大きな因子が病気を生じさせる（特異的病因論）よりも，いくつかの因子が重なって発病する（多要因病因論）ことが多い。なかでも**生活習慣病**[*2]は，生活する中での問題行動によって生じる疾患であり，直接の治療だけでなく，その発症原因を分析して問題行動を絶つ，または修正する必要がある。たとえば糖尿病患者が身体を動かさず，好物のファストフードやスイーツを毎日食べていたとしても，糖尿病薬によってある程度進行を抑えることは可能である。このように食事習慣を改めず，高血糖状態を是正する薬を飲んで正常化している患者はごく普通に見られる。しかし薬は最後の手段であり，生活改善が最上の効果を生む。そのためにも，生物心理社会モデルから分析し，その行動起源を探り，その問題行動を改めるよう指導していくべきである。

2）生活習慣病，NCDs の概念

　生活習慣病は，不規則な食生活や運動不足，喫煙，飲酒などが，その発症や進展に関与する疾病の総称である。とくに食べ過ぎや運動不足による内臓脂肪型肥満は生活習慣病の発症や悪化に強く関与し，高血圧，糖尿病，脂質異常症，肥満は死の四重奏ともいわれる。さらに，喫煙による肺がん，アルコールの多飲によるアルコール性肝臓障害などが代表的な疾病である[*3]。近年は，これらに慢性閉塞性肺疾患（COPD）などを加えた**非感染性疾患** non-communicable disease；

[*1] エンゲル，ジョージ：
George Engel（1913-1999）。
アメリカの精神科医。

[*2] 1996（平成8）年の厚生省（現・厚生労働省）公衆衛生審議会において，「食習慣，運動習慣，休養，喫煙，飲酒等の生活習慣が発症・進行に関与する疾患群」を「生活習慣病」と定義。それまでの加齢を主要因とする「成人病」から，生活習慣の改善という疾病予防の概念が取り入れられるようになった。

[*3] 生活習慣と疾病の関連：
食習慣： インスリン非依存糖尿病，肥満，高脂血症（家族性のものを除く），高尿酸血症，循環器病（先天性のものを除く），大腸がん（家族性のものを除く），歯周病等
運動習慣： インスリン非依存糖尿病，肥満，高脂血症（家族性のものを除く），高血圧症等
喫煙： 肺扁平上皮がん，循環器病（先天性のものを除く），慢性気管支炎，肺気腫，歯周病等
飲酒： アルコール性肝疾患等

NCDsという呼称も一般的に用いられる。その名の通り感染性ではない疾患に対する総称であり，WHOによると，NCDsに起因する死亡者は毎年4,100万人にのぼり，世界全体の死亡者数の71％に相当するという。NCDsによる死亡リスクを高める因子として，喫煙，運動不足，アルコールの有害な使用，不規則な食生活があげられている[*1]。

＊1 WHO,FACT SHEETS, 2022より。

➡第18章 p.243 も参照

疫学で学んだように，疾病は複数の因子が絡み合って生じるものである。因子は，大きく分けて「先天的因子」と「後天的因子」に分けることができる。先天的とは，生まれつきある疾病へのかかりやすさであり，後天的とは，生後獲得された，かかりやすさである。因子には，環境と本人の暮らし方（ライフスタイル，Life Style）がある。したがって生活習慣病とは，その人の生活態度が大きく関与して発症した疾患といえる。

図5-1に示したように，不健康な生活習慣が継続されると，予備軍（境界領域期）となり，生活習慣病となる。さらに重症化・合併症となると生活機能やADL[*2]が低下し，要支援から要介護状態へと段階的に進行していくが，とくに予備軍（境界領域期）での生活習慣の改善は進行を抑制することもできる。

＊2 ADL（Activities of Daily Living）：「日常動作がどの程度自分の力で遂行できるか」を計るための個人の能力障害の指標で，障害者や老人の生活の自立度の判定に用いられる。

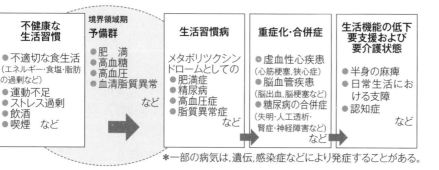

図5-1　生活習慣病の進行

3）わが国の健康増進対策の沿革

わが国におけるヘルス・プロモーション[*3]の取り組みとして，1978（昭和53）年度以降，おおよそ10年間を単位とした「国民健康づくり対策」が推進されている。それぞれの概要は以下の通りである。

（1）1次国民健康づくり対策〔期間：1978（昭和53）～1987（昭和62）年度〕

当時，成人病と呼ばれていた脳血管疾患，悪性新生物（がん），心疾患の予防対策を目的に推進された。スローガンは「生涯を通じての健康づくり」。主な展開運動は，健康づくりの場の提供としての市町村保健センターの設置，疾病の早期発見・早期治療（二次予防）のための健康診査の法律条文化と実施，健康づくり三大要素（栄養・運動・休養）の発表と「健康づくりのための食生活指針[*4]」の策定などであった。

＊3 ヘルス・プロモーション：➡第1章 p.10参照。

＊4 健康づくりのための食生活指針：日本人に望ましい食生活を示す指針として，厚生省（現・厚生労働省）が1985（昭和60）年に策定。その後2000（平成12）年には，厚生省，文部省，農林水産省が連携して，「適切な運動と食事」「バランスの取れた食事内容」などを目的とする10項目の「食生活指針」を策定し，2016（平成28）年に一部改訂した。

（2）2次国民健康づくり対策〔期間：1988（昭和63）～1999（平成11）年度〕

　スローガンは**アクティブ80ヘルスプラン**とされ，女性の平均寿命が80歳を超えたことにちなんだものである。展開運動として，自分自身で積極的に健康増進を進めるための運動（健康運動）に力点が置かれた。健康運動指導士・健康運動実践指導者の育成，健康増進施設の認定，運動指針，休養指針の発表などが推進された。

（3）3次国民健康づくり対策〔期間：2000（平成12）～2012（平成22）年度〕

　21世紀を迎えたことにちなんで，スローガンは**二十一世紀における国民健康づくり運動（健康日本21）**とされた。2002年（平成14）年に，本対策の根拠法となる健康増進法が制定され，厚生労働大臣は国民の健康の増進の総合的な推進を図るための基本的な方針を定めることが明文化され（第7条），「生活習慣病の一次予防の重視」などを基本方針として具体的数値目標が設定された。都道府県は，これらを基に健康増進計画の策定が義務づけられ，市町村も同計画の策定が努力義務となる。

（4）4次国民健康づくり対策〔期間：2013（平成25）～2023（令和5）年度〕

　二十一世紀における国民健康づくり運動・健康日本21（第二次）は，「健康寿命の延伸と健康格差の縮小」を最終目標とし，ほかに「主要な生活習慣病の発症と重症化予防の徹底」「社会生活を営むために必要な機能の維持・向上」「健康を支え，守るための社会環境の整備」「生活習慣及び社会環境の改善」が基本的な方向として掲げられた。

　基本的な方向に対応する53項目の目標について，2022（令和4）年10月に公表された最終評価報告書[1]では，「目標達成」または「改善傾向にある」が28項目（52.8％），「変わらない」が14項目（26.4％），「悪化している」が4項目（7.5％）と評価された。特に，生活習慣病（NCDs）の発症予防に向けた生活習慣改善に関する指標の悪化が指摘され，それらを踏まえて次期健康増進対策となる「健康日本21（第三次）」が策定されている。

＊1　厚生労働省「健康日本21（第二次）最終評価報告書」2022

4）健康日本21（第三次）

　健康日本21（第三次）は，2024（令和6）年度から2035（令和17）年度までの12年計画で推進される。そのビジョンに「全ての国民が健やかで心豊かに生活できる持続可能な社会の実現」を掲げており，「誰一人取り残さない健康づくりの展開（Inclusion）と，より実効性をもつ取組の推進（Implementation）を通じて，国民の健康の増進の総合的な推進を図る」としている。

　健康寿命延伸プラン（2019〈令和元〉年）で提唱された「自然に健康になれる環境づくり」や，「ライフコースアプローチを踏まえた健康づくり」に"女性の健康"項目を追加するなどの新しい視点を取り入れて，次の**4つの基本的な方向と51の指標**が策定された[2]（**表5-1**）。

＊2　厚生労働省「健康日本21（第三次）」2023

【国民の健康の増進の推進に関する基本的な方向】

1 健康寿命の延伸と健康格差の縮小

2 個人の行動と健康状態の改善

3 社会環境の質の向上

4 ライフコースアプローチを踏まえた健康づくり

表5‐1　健康日本21（第三次）の基本的な方向と目標
★は新規項目

基本的な方向と目標		指標の対象	指標の内容
1 健康寿命の延伸と健康格差の縮小		健康寿命	平均寿命の増加分を上回る健康寿命の増加
		健康格差	日常生活に制限のない期間について都道府県格差の縮小
2 個人の行動と健康状態の改善	①生活習慣の改善	栄養・食生活	・適正体重を維持している者の増加（肥満、若年女性のやせ，低栄養傾向の高齢者の減少） ・児童・生徒における肥満傾向児の減少 ・バランスの良い食事（主食・主菜・副菜を組み合わせた食事）を摂っている者の増加 ・野菜摂取量の増加 ・果物摂取量の改善 ・食塩摂取量の減少
		身体活動・運動	・日常生活における歩数の増加 ・運動習慣者の増加 ・運動やスポーツを習慣的に行っていないこどもの減少
		休養・睡眠	・睡眠で休養がとれている者の増加 ・睡眠時間が十分に確保できている者の増加★ ・週労働時間60時間以上の雇用者の減少
		飲酒	・生活習慣病（NCDs）のリスクを高める量を飲酒している者の減少 ・20歳未満の者の飲酒をなくす
		喫煙	・喫煙率の減少（喫煙をやめたい者がやめる） ・20歳未満の者の喫煙をなくす ・妊娠中の喫煙をなくす
		歯・口腔の健康	・歯周病を有する者の減少 ・よく噛んで食べることができる者の増加 ・歯科検診の受診者の増加
	②生活習慣病（NCDs）の発症予防・重症化予防	がん	・がんの年齢調整罹患率の減少 ・がんの年齢調整死亡率の減少 ・がん検診の受診率の向上
		循環器疾患	・脳血管疾患・心疾患の年齢調整死亡率の減少 ・高血圧の改善 ・脂質（LDLコレステロール）高値の者の減少 ・メタボリックシンドロームの該当者及び予備群の減少 ・特定健康診査の実施率の向上 ・特定保健指導の実施率の向上
		糖尿病	・糖尿病の合併症（糖尿病腎症）の減少 ・治療継続者の増加 ・血糖コントロール不良者の減少 ・糖尿病有病者の増加の抑制 ・メタボリックシンドロームの該当者及び予備群の減少 ・特定健康診査の実施率の向上（再掲） ・特定保健指導の実施率の向上（再掲）
		COPD	・COPDの死亡率の減少★
	③生活機能の維持・向上		・ロコモティブシンドロームの減少 ・骨粗鬆症検診受診率の向上★ ・心理的苦痛を感じている者の減少

3 社会環境の質の向上	①社会とのつながり・こころの健康の維持及び向上		・地域の人々とのつながりが強いと思う者の増加 ・社会活動を行っている者の増加 ・地域等で共食している者の増加 ・メンタルヘルス対策に取り組む事業場の増加 ・心のサポーター数の増加
	②自然に健康になれる環境づくり		・「健康的で持続可能な食環境づくりのための戦略的イニシアチブ」の推進★ ・「居心地が良く歩きたくなる」まちなかづくりに取り組む市町村数の増加 ・望まない受動喫煙の機会を有する者の減少
	③誰もがアクセスできる健康増進のための基盤の整備		・スマート・ライフ・プロジェクト活動企業・団体の増加 ・健康経営の推進★ ・利用者に応じた食事提供をしている特定給食施設の増加 ・必要な産業保健サービスを提供している事業場の増加
4 ライフコースアプローチを踏まえた健康づくり	こども		・運動やスポーツを習慣的に行っていないこどもの減少（再掲） ・児童・生徒における肥満傾向児の減少（再掲） ・20歳未満の者の飲酒をなくす（再掲） ・20歳未満の者の喫煙をなくす（再掲）
	高齢者		・低栄養傾向の高齢者の減少（一部再掲） ・ロコモティブシンドロームの減少（再掲） ・社会活動を行っている高齢者の増加（一部再掲）
	女性		・若年女性のやせの減少（一部再掲） ・骨粗鬆症検診受診率の向上★（再掲） ・生活習慣病（NCDs）のリスクを高める量を飲酒している女性の減少（一部再掲） ・妊娠中の喫煙をなくす（再掲）

資料）厚生労働省「国民の健康の増進の総合的な推進を図るための基本的な方針の全部を改正する件」2023年5月31日 告示第207号より作成

2. 身体活動・運動

1）身体活動・運動の現状

　健康日本21（第三次）の身体活動・運動分野では，「日常生活における歩数の増加」と，「運動習慣者[*1]の割合の増加」などを目標に設定している。2019（令和元）年の「国民健康・栄養調査」（厚生労働省）によると，1日の平均歩数は20歳以上の男性が6,793歩，女性は5,832歩である。また，運動習慣がある者は，20歳以上の男性は33.4%，女性が25.1%に運動習慣がみられた。

　健康日本21（第三次）では，2032（令和14）年度までの目標を「1日当たりの平均歩数を男性女性とも8,000歩」，また，「運動習慣者の割合は男性女性とも30%」としている[*2]。なお前回の健康日本21（第二次）の最終評価では「歩数」「運動習慣者の割合」の増加目標ともにC（変わらない）と評価された。

　疫学的に身体活動量と死亡率の関連性をみると，歩数について，1日に1万歩の運動が理想といわれている。身体活動のエネルギー消費に相当する，週当たりに2,000kcal（1日に約300kcal）以上が奨励されている。歩行時のエネルギー消費量は，アメリカスポーツ医学協会が提示する式を用いると体重60kgの人が時速4km，歩幅70cmで10分歩くと700mを1,000歩で歩いたことになり，消費エ

*1 **運動習慣者（運動習慣のある者）**：国民健康・栄養調査における基準で，「1回に30分以上の運動を週2日以上実施し，1年以上継続している者」のこと。

*2 1日当たりの平均歩数と，運動習慣者の割合は，20歳〜64歳の値。65歳以上は，男性・女性ともに歩数：6,000歩，運動習慣者の割合：50%とされている。

ネルギーが30kcalとなる。したがって１万歩を歩くと１日当たりに300kcalのエネルギーを消費することができる。

　運動習慣者の割合を性・年齢階級別にみると，**図5‐2**のようになる。男女ともに育児や家事，仕事などに従事する20〜59歳の運動習慣者の割合が低く，とくに男性は40歳代（18.5％），女性は30歳代（9.4％）がもっとも低いため，運動不足による生活習慣病を予防する対策が必要である。また，60〜70歳代は男女ともに運動習慣者の割合が高い傾向にある。

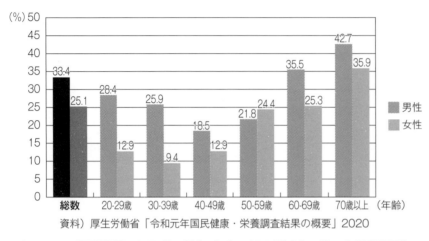

資料）厚生労働省「令和元年国民健康・栄養調査結果の概要」2020

図5‐2　運動習慣のある者の割合（％）（20歳以上，性・年齢階級別）

２）身体活動・運動の健康影響

　体力・運動能力水準の向上は，体力・運動能力の低下問題を解決するだけでなく，生涯における体力・運動能力の維持増進，そして自立した活動的な生活を可能にすることにつながる。日常的に通勤や買い物で歩く，階段を上がるなど身体活動が多い人は，特別に運動をしていなくても，肥満，がん，虚血性心疾患，脳血管疾患，糖尿病，高血圧性疾患，脂質異常症，骨粗しょう症などの生活習慣病の罹患率，あるいは死亡率が低い傾向にあることがわかっている。

　文部科学省では，1964（昭和39）年以来，「体力・運動能力調査」を実施して，国民の体力・運動能力の現状を明らかにし，体育・スポーツ活動の指導と，行政上の基礎資料として広く活用している。

　1999（平成11）年度の調査からは**新体力テスト**が導入され，その目的は国民の体力の状況を把握するとともに，日常生活における運動習慣および基本的な生活習慣などの状況を把握し，その改善を通して，体力・運動能力を向上させることとされる。テストは6〜11歳／12〜19歳／20〜64歳／65〜79歳の４つの年齢区分で実施され，各調査種目は**表5‐2**の通りである。

　運動習慣と生活習慣の改善を通した体力・運動能力向上のための取り組みは，極めて重要な役割を果たすと言える。生活習慣の改善は，健康の三原則である「運動・食事・休養（睡眠）」を中心とした生活習慣を見直すこと。また，運動習慣

表5-2　新体力テストの年齢対象別種目内容

テスト項目	対象年齢			
	6～11歳	12～19歳	20～64歳	65～79歳
握力	○	○	○	○※
上体起こし	○	○	○	○※
長座体前屈	○	○	○	○※
反復横とび	○	○	○	
持久走		○選択		
20m シャトルラン	○		○選択	
急歩				
50m 走	○	○		
立ち幅とび	○	○	○	
ソフトボール投げ	○			
ハンドボール投げ		○		
ADL※1				○
開眼片足立ち				○※
10m 障害物歩行				○※
6分間歩行				○※

※ 筆記テストの結果により実施の可否を検討。

＊1　**ADL**：➡ p.70 参照。

新体力テスト実施要項

の改善は，運動やスポーツを実践することを中心として「運動時間を増大すること」，そして，家庭においても「スポーツをする」「スポーツを見る（観る）」や「スポーツについて話す」ことを生活の中に取り込み，「日常化」を促進することで実現される。

　なお2008（平成20）年度より日本全国の小学5年生，中学2年生全員を対象とした**全国体力・運動能力，運動習慣等調査**が実施されており，その調査種目には「新体力テスト」が活用されている＊2。

　子どもの体力・運動能力の向上を展開する実施計画では，**図5-3**に示す7つの要因から検討することが効果的である。

＊2　**全国体力・運動能力，運動習慣等調査**：➡第17章p.234も参照。

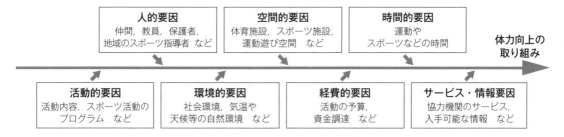

図5-3　子どもの体力・運動能力の向上に向けた7つの要因

3）身体活動基準

　運動習慣の普及を目指した第2次国民健康づくり対策（1988～1999年度）において，身体活動や運動に関する基準である「健康づくりのための運動所要量」（1989〈平成元〉年）と，基準に基づいて効果的な運動を行うツールとなる「健康づくり

のための運動指針」（1993〈平成5〉年）が厚生省（現・厚生労働省）より初め
て示された。その後，基準と指針は新たな研究知見を取り入れて改訂が続けられ，
2013（平成25）年の改訂版「健康づくりのための身体活動基準2013」では，家事・
労働などを含む生活活動と，スポーツを主とする運動の両方を合わせた「身体活
動」の全体が重要という考え方に改められ，その基準が18歳未満／18〜64歳／
65歳以上の3区分で示された。併せて「健康づくりのための身体活動指針（アク
ティブガイド）」も示された。

　一方，先述の通り健康日本21（第二次）の最終評価では，「日常生活における歩
数」「運動習慣者の割合」ともに変わらない（一部の女性年齢層は悪化）とされ，
より一層の取り組みに向けて，新しく「健康づくりのための身体活動・運動ガイド
2023」の検討が進められた。新たなガイドでは，「座位行動」（デスクワークやテレ
ビ等の視聴行為，車・電車による移動時の座位）を項目に加え，成人・こども・高
齢者の区分ごとに身体活動・運動に関する推奨事項が示されている（表5‐3）。

厚生労働省
「身体活動・運動の推進」

表5‐3　健康づくりのための身体活動・運動ガイド2023 推奨事項一覧

対象者※1	身体活動※2（＝生活活動※3＋運動※4）		座位行動※7
高齢者	歩行またはそれと同等以上の（3メッツ以上の強度の）身体活動を1日40分以上（1日約6,000歩以上）（＝週15メッツ・時以上）	**運動** 有酸素運動・筋力トレーニング・バランス運動・柔軟運動など多要素な運動を週3日以上 【筋力トレーニング※5を週2〜3日】	座りっぱなしの時間が長くなりすぎないように注意する（立位困難な人も，じっとしている時間が長くなりすぎないように少しでも身体を動かす）
成人	歩行またはそれと同等以上の（3メッツ以上の強度の）身体活動を1日60分以上（1日約8,000歩以上）（＝週23メッツ・時以上）	**運動** 息が弾み汗をかく程度以上の（3メッツ以上の強度の）運動を週60分以上（＝週4メッツ・時以上） 【筋力トレーニングを週2〜3日】	
こども（※身体を動かす時間が少ないこどもが対象）	（参考） ・中強度以上（3メッツ以上）の身体活動（主に有酸素性身体活動）を1日60分以上行う ・高強度の有酸素性身体活動や筋肉・骨を強化する身体活動を週3日以上行う ・身体を動かす時間の長短にかかわらず，座りっぱなしの時間を減らす。特に余暇のスクリーンタイム※6を減らす。		

※1　生活習慣，生活様式，環境要因等の影響により，身体の状況等の個人差が大きいことから，「高齢者」「成人」「こども」について特定の年齢で区切ることは適当でなく，個人の状況に応じて取組を行うことが重要であると考えられる。
※2　安静にしている状態よりも多くの筋のエネルギーを消費する骨格筋の収縮を伴う全ての活動。
※3　身体活動の一部で，日常生活における家事・労働・通勤・通学などに伴う活動。
※4　身体活動の一部で，スポーツやフィットネスなどの健康・体力の維持・増進を目的として，計画的・定期的に実施する活動。
※5　負荷をかけて筋力を向上させるための運動。筋トレマシンやダンベルなどを使用するウエイトトレーニングだけでなく，自重で行う腕立て伏せやスクワットなどの運動も含まれる。
※6　座位や臥位の状態で行われる，エネルギー消費が1.5メッツ以下の全ての覚醒中の行動で，例えば，デスクワークをすることや，座ったり寝ころんだ状態でテレビやスマートフォンを見ること。
※7　テレビやDVDを観ることや，テレビゲーム，スマートフォンの利用など，スクリーンの前で過ごす時間のこと。
資料）厚生労働省「健康づくりのための身体活動・運動ガイド2023」2023

　表5‐3に示す「メッツ metabolic equivalent；MET」とは身体活動の強さの単
位であり，座って安静にしている状態を1メッツ，普通歩行が3メッツに相当する。
身体活動によるエネルギー消費量は次式で計算する。
　　身体活動によるエネルギー消費量（kcal）＝メッツ×時間（h）×体重（kg）
　　表5‐4に「生活活動・運動のメッツ表」の一部を示した。

表5-4　生活活動・運動のメッツ表　※一部抜粋

メッツ	生活活動の例	メッツ	運動の例
1.8	立位での立ち話・電話・読書, 皿洗い	2.3	ストレッチング
2.0	ゆっくりした歩行（家の中等）, 料理や食材の準備, 洗濯	2.5	ヨガ, ビリヤード
2.3	ガーデニング, 動物の世話, ピアノの演奏	2.8	座位でラジオ体操
2.5	植物への水やり, 子どもの世話	3.0	ボウリング, バレーボール, 社交ダンス（ワルツ, サンバ, タンゴ）
2.8	ゆっくりした歩行（平地, 遅い＝53m/分）, こども・動物と遊ぶ（立位, 軽度）	3.5	自転車エルゴメーター（30～50ワット）, 家での軽い体操
3.0	普通歩行（平地, 67m/分, 犬を連れて）, 電動アシスト付き自転車に乗る, 子どもの世話（立位）	4.0	卓球, ラジオ体操第1
3.3	掃除機かけ, 身体の動きを伴うスポーツ観戦	4.3	やや速歩（平地, やや速めに＝93m/分）
3.5	歩行（平地, 75～85m/分）, モップがけ, 床磨き, 風呂掃除, 庭の草むしり, 車椅子を押す	4.5	水中歩行（中等度）, ラジオ体操第2
4.0	自転車に乗る（≒16km/時未満, 通勤）, 階段をゆっくり上る	5.0	かなり速歩（平地, 速く＝107m/分）
4.5	耕作, 家の修繕	5.5	バドミントン
5.0	かなり速歩（平地, 速く＝107m/分）, 動物と活発に遊ぶ（歩く／走る）	6.0	ゆっくりとしたジョギング, のんびり泳ぐ
5.8	子どもと活発に遊ぶ（歩く／走る）	6.5	山を登る（0～4.1kgの荷物を持って）
6.0	スコップで雪かきをする	7.0	ジョギング, サッカー
7.8	農作業（干し草をまとめる, 納屋の掃除）	8.0	サイクリング（約20km/時）
8.0	運搬（重い荷物）	8.3	ランニング（134m/分）, 水泳（クロール, ふつうの速さ, 46m/分未満）
8.3	荷物を上の階へ運ぶ	10.3	武道・武術（柔道, 柔術, 空手, キックボクシング）
8.8	階段を速く上る	11.0	ランニング（188m/分）, 自転車エルゴメーター（161～200ワット）

資料）厚生労働省「生活活動のメッツ表・運動のメッツ表（e健康づくりネット）」

3.　喫煙行動と健康

1）喫煙の現状

　喫煙は, がんや虚血性心疾患や脳梗塞, くも膜下出血などの循環器疾患の危険因子である。さらに, 喫煙者以外の人がたばこの煙（副流煙など）を吸入する受動喫煙により, 周囲の人々にも健康への悪影響が生じることが指摘されている。

　「令和元年国民健康・栄養調査」によると, 現在習慣的に喫煙している者[*1]（20歳以上でたばこを「毎日吸っている」または「時々吸う日がある」と回答した者）の割合（総数）は16.7％であり, 男女別にみると男性27.1％, 女性7.6％である（図5-4）。この10年間でみると, いずれも有意に減少している。年齢階級別にみると, 男性は30～60歳代で, 女性は40～60歳代でその割合が高い。

　欧米先進国では喫煙規制対策の推進によって, 喫煙による死亡者数が減少している。一方, 日本では喫煙による死亡者数は未だに減少の兆しが見えていない。2012（平成24）年の調査では, すべてのがんのうち, 喫煙によるものと割り当てられる割合は男性で38.6％（喫煙者29.3％, 以前の喫煙者〈禁煙した人〉9.3％）, 女性で5.2％（喫煙者3.8％, 以前の喫煙者〈禁煙した人〉1.4％）と推計されている。

*1 「現在習慣的に喫煙している者」とは, 現在は左記の通りたばこを「毎日吸っている」または「時々吸う日がある」と回答した者。2012（平成24）年までは, これまでたばこを習慣的に吸っていたことがある者のうち, 「この1ヵ月間に毎日又はときどきたばこを吸っている」と回答した者。2006（平成18）～2010（平成22）年は, 合計100本以上または6カ月以上たばこを吸っている（吸っていた）者としている。

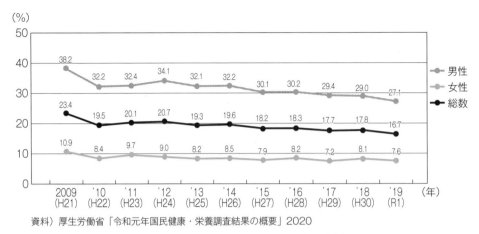

資料）厚生労働省「令和元年国民健康・栄養調査結果の概要」2020

図5-4　現在習慣的に喫煙している者の割合

　青少年の喫煙に関する全国調査では，2014（平成26）年時点での高校3年生の喫煙経験者の割合は男性が13.2%，女性が6.1%となり，男女とも中学生から高校生へと学年があがるにつれて，喫煙経験率も上昇傾向にあることがわかる（図5-5，5-6）。また同調査からは，1996（平成8）年の調査以降，男性・女性ともに全学年喫煙率の低下傾向がみられる。

　喫煙が成長期の青少年に与える影響は深刻であり，国内では1900（明治33）年に20未満の喫煙を禁じた「未成年者喫煙禁止法」が施行された。2022（令和4）年の民法改正による成年年齢の引き下げに際して，同法は**二十歳未満ノ者ノ喫煙ノ禁止ニ関スル法律**と改題され，対象年齢は継続している。主な規定内容は以下となる。

二十歳未満ノ者ノ喫煙ノ禁止ニ関スル法律

・20歳未満の者はたばこを吸うことを禁じ，違反者は行政処分に処する。
・親権者が，未成年者の喫煙を制止しないときは，科料に処する。
・たばこおよび器具（以下たばこ等）を販売する者は，未成年者の喫煙防止のため，年齢確認その他必要な措置を講ずる。
・未成年者が吸うことを知りながらたばこ・喫煙器具を販売した者は，50万円以下の罰金に処する。

　同法を基に，たばこを販売または提供する際の年齢確認の徹底（運転免許証やマイナンバーカードなど年齢確認できる証明書の提示），ポスターの掲示等の方法による20歳未満の者の喫煙防止の注意喚起，ICカード（タスポ：taspo）方式の成人識別たばこ自動販売機の管理が行われている[*1]。

2）喫煙の健康影響および社会的問題

　たばこの煙には，4,000種以上の化学物質が含まれ，人体に有害な物質が200種類以上も含まれている。たとえば，ニコチンは，中枢神経系の興奮を生じ，心拍数の増加，血圧上昇，末梢血管の収縮による心臓や血管系への急性影響を及ぼす。また，一酸化炭素は，赤血球のヘモグロビンと結びつき，血液の酸素運搬能

*1　未成年喫煙防止ステッカーの例

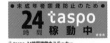

② taspo 24時間稼働中ステッカー

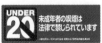

① 未成年者喫煙防止ステッカー

資料）日本たばこ産業株式会社

taspo（タスポ）

資料）一般社団法人日本たばこ協会

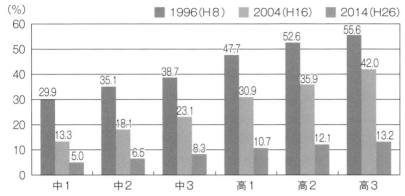

資料）「1996 年度 未成年者の喫煙行動に関する全国調査」「平成 16（2004）年度 未成年者の喫煙実態状況に関する調査研究」「平成 27 年度 未成年者の健康課題および生活習慣に関する実態調査研究」（いずれも厚生科学研究費補助金事業）

図5 - 5　男子学年別喫煙経験率

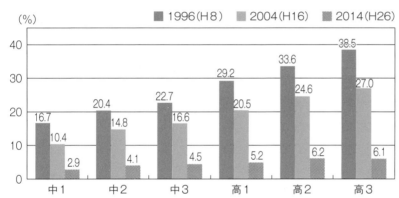

資料）「1996 年度 未成年者の喫煙行動に関する全国調査」「平成 16（2004）年度 未成年者の喫煙実態状況に関する調査研究」「平成 27 年度 未成年者の健康課題および生活習慣に関する実態調査研究」（いずれも厚生科学研究費補助金事業）

図5 - 6　女子学年別喫煙経験率

を阻害し，タールは，発がん物質を含む。

　喫煙による疾患を一般に**タバコ病**と呼んでいる。がん cancer，冠状動脈血栓症 coronary artery disease，脳血管疾患 cerebrovascular disease，慢性閉塞性肺疾患 chronic obstructive pulmonary disease；COPD[*1]の「4C」は，典型的なタバコ病である。

　現在の研究では次の5疾患が喫煙との関係が強いとされている。

　がん：平山らのコホート研究によると，1966（昭和41）年から1982（昭和57）年までの17年間，26万人余の分析で，相対危険率が3倍以上であった。がんとしては喉頭がん（33倍），肺がん（4.5倍），咽頭がん（3.3倍），口腔がん（2.9倍），食道がん（2.2倍）であり，他は2倍以下である。

　循環器疾患：高血圧，虚血性心疾患，脳血管疾患，慢性閉塞性肺疾患（COPD）など

- - - - - - - - - - - - - - -
＊1　**慢性閉塞性肺疾患（COPD）**：➡第6章p.112
参照。
- - - - - - - - - - - - - - -

消化器疾患：胃・十二指腸潰瘍など

代謝性疾患：糖尿病,骨粗しょう症など

歯科疾患：歯周病,口内炎など

「令和4年（2022）人口動態統計」によると，2022（令和4）年の喫煙と関連のある疾患による死亡者数は，気管，気管支および肺の悪性新生物7万6,663人，心疾患（高血圧性を除く）23万2,964人，脳血管疾患10万7,481人，慢性閉塞性肺疾患1万6,676人である。とくに肺がんは近年増加傾向にあり，喫煙者は非喫煙者と比べると，肺がんによる死亡率が4～5倍の高値を示し，他のがんについても死亡率は，非喫煙者の約1.7倍の危険性が高まるといわれている。毎年1万人以上が死亡している食道がんの場合，大量飲酒者が喫煙すると，150倍ものリスクが高まるとされ，他の生活習慣との相乗効果も重要である。現在の喫煙状況を改善しない限り，これらの喫煙に関連する疾患患者数の減少は見込めない。

また，妊婦が喫煙すると母体への悪影響はもちろんのこと，流産，早産，死産，低出生体重児，先天性奇形，また，乳児の場合も乳幼児突然死症候群（SIDS；Sudden Infant Death Syndrome），肺炎，気管支喘息などの危険性が高まる。

人口動態統計

3）禁煙サポートと喫煙防止

喫煙による疾病や死亡の低減を目標として,先述の健康日本21（第三次）では，次の3つが目標に掲げられ，対策が推進されている[*1]。

①喫煙率の減少（喫煙をやめたい者がやめる）

②20歳未満の者の喫煙をなくす

③妊娠中の喫煙をなくす

ニコチンは，精神的にも身体的にも強い依存性があるため，容易に禁煙できない。たばこ渇望，焦燥感，不安，集中力低下などの禁断症状のピークといわれる禁煙後の3日目を乗り切るには，強い忍耐力が必要であるため，1年後に禁煙が成功する割合は5～10％と低い。

喫煙による健康被害を低減させるため，禁煙や節煙志望者に対する禁煙支援プログラムは，多くの市町村の行政サービスのほか，保健事業の場やかかりつけ医，歯科医，薬局など，医療サービスの場を活用した禁煙の取り組みが増えている[*2]。内科や循環器科，心療内科，婦人科など，さまざまな診療科でも禁煙治療を禁煙外来として受診することができる。禁煙を始めて2，3日はニコチン切れのイライラやストレスなどの離脱症状が現れるが，医療用医薬品の禁煙補助薬（飲み薬や貼り薬）を使うことにより，離脱症状を和らげることができる。

禁煙の方法のひとつに**ニコチン置換療法**がある。喫煙により摂取していたニコチンをたばこ以外のニコチンガムや経皮吸収型のニコチン製剤から摂取し，血中のニコチン濃度を維持させながら，喫煙習慣をガムや経皮吸収型のニコチン製剤に置き換える方法である。

禁煙は1回で成功することは少なく，何度も挑戦することが必要であり，喫煙

1 喫煙について，前回の健康日本21（第二次）では左記の目標に「④受動喫煙（家庭・職場・飲食店・行政機関・医療機関）の機会を有する者の割合の減少」が加わっており，2022年10月に公表された最終評価において，いずれもB（目標未達だが改善傾向）もしくはB（達成が危ぶまれる）とされた。

- - - - - - - - - - -

*2 保健医療従事者向けに，厚生労働省から「禁煙支援マニュアル（第二版）増補改訂版」2018が公表されている。喫煙と健康に関する教育活動に必要な知識や実施方法，留意事項等について解説するとともに，成人喫煙率12％（平成34年度）の数値目標を設定して取り組みを進めている。

欲により1本吸ってしまったとしても，喫煙習慣を持たないという強い意志が大切である。1年間禁煙を続けられれば，禁煙は成功したといえる。

4）受動喫煙防止

　受動喫煙が健康に悪影響を及ぼすことは，科学的に明らかであり，心筋梗塞や脳卒中，肺がんに加え，子どもの喘息や乳幼児突然死症候群等のリスクを高める。

　健康増進法の一部を改正する法律が2018（平成30）年7月に成立し，2020（令和2）年4月1日より全面施行されている。本改正は，望まない受動喫煙の防止を目的とし，多数の者が利用する施設等の区分に応じて，一定の場所を除き喫煙を禁止するとともに，当該施設等の管理について権限を有する者が講ずべき措置等について定めたものである。特に健康影響が大きい子ども，患者に配慮し，多くの方が利用する施設の区分に応じ，施設の一定の場所を除き喫煙を禁止するとともに，管理者の方が講ずべき措置等について規定している。

①「望まない受動喫煙」をなくす

　受動喫煙が他人に与える健康影響と，喫煙者が一定程度いる現状を踏まえ，屋内において，受動喫煙にさらされることを望まない者がそのような状況に置かれることのないようにすることを基本に，「望まない受動喫煙」をなくす[*1]。

②受動喫煙による健康影響が大きい子ども，患者等に特に配慮

　子どもなど20歳未満の者，患者等は受動喫煙による健康影響が大きいことを考慮し，こうした方々が主たる利用者となる施設や，屋外について受動喫煙対策を一層徹底する。

③施設の類型・場所ごとに対策を実施

　「望まない受動喫煙」をなくすという観点から，施設の類型・場所ごとに，主たる利用者の違いや，受動喫煙が他人に与える健康影響の程度に応じ，禁煙措置や喫煙場所の特定を行うとともに，掲示の義務付けなどの対策を講ずる。その際，既存の飲食店のうち経営規模が小さい事業者が運営するものについては，事業継続に配慮し必要な措置を講ずる[*2]。

　これらを踏まえ，受動喫煙防止対策の必要性という共有認識を拡大し，受動喫煙のない社会を目指すことに多くの人が賛同でき，社会的気運を向上させるために，「受動喫煙のない社会を目指して」ロゴマークを発表した[*3]。

5）国際的たばこ対策

　1999（平成11）年の第52回世界保健総会（WHO総会）において，たばこの規制に関する条約の起草及び交渉のための政府間交渉会議を設立することが決定され，2005（平成17）年2月27日にたばこの規制に関する世界保健機関枠組条約 framework convention on tobacco control；FCTCが発効し，わが国でも効力が発生している。

　FCTCの目的は「たばこの消費と受動喫煙によってもたらされる健康・社会・

*1 厚生労働省「なくそう！望まない受動喫煙。」

多くの施設において屋内が原則禁煙に

20歳未満の方は喫煙エリアへ立入禁止に

屋内での喫煙には喫煙室の設置が必要に

喫煙室には標識掲示が義務付けに

*2 厚生労働省「なくそう！望まない受動喫煙。」

喫煙専用室

加熱式たばこ専用喫煙室

喫煙可能室

*3「受動喫煙のない社会を目指して」ロゴマーク

環境・経済の崩壊から，現在と未来の世代をまもること」である。主な条文の内容を以下に記す。

> FCTC（たばこ規制枠組条約）主な内容
> ・たばこ製品に対する課税，および価格政策の実施。免税たばこの販売禁止または制限。（**第6条**）
> ・屋内施設（職場，公共スペース等），交通機関における受動喫煙防止。（**第8条**）
> ・たばこの危険性に誤解を与える語句（「マイルド」「低タール」等）の使用禁止。包装およびラベルに健康有害警告の表示を義務付け[*1]（効力発生後3年以内）。（**第11条**）
> ・広告や販促，およびスポンサー行為の禁止または制限（効力発生後5年以内）。（**第13条**）
> ・国レベルでたばこの依存治療と禁煙の支援計画を実施。（**第14条**）
> ・密輸等の防止に向け，全ての包装とパッケージに原産地と販売地域・国を制限することを明記。（**第15条**）
> ・未成年者への販売および未成年者による販売の禁止。（**第16条**）

*1 主たる表示面（たとえば表面と裏面）の少なくとも30％，望ましくは50％以上を覆い，かつ絵あるいは写真を含み，締約国の言語（複数可）で表示しなければならない。

4. 飲酒行動と健康

1）飲酒の現状

「令和元年国民健康・栄養調査」によると，生活習慣病のリスクを高める量（1日当たりの純アルコール摂取量[*2]が男性で40g以上，女性20g以上の者）を飲酒している者の割合は，男性14.9％，女性9.1％である（**図5-7**）。2010（平成22）年からの推移でみると，男性では有意な増減はなく，女性では有意に増加している。年齢階級別にみると，その割合が高いのは，男性では40歳代（21.0％），

*2 **純アルコール量**：以下より計算され，g（グラム）が単位となる。
お酒の量（mL）×アルコール度数×0.8（比重）。
主な酒類のアルコール量20gに相当する飲酒量は以下となる（※アルコール度数は，それぞれの酒の種類や銘柄によって異なる）。
ビール（5％）：500mL
酎ハイ（7％）：350mL
ストロング系（9％）：
　約280mL
日本酒（14％）：180mL
ワイン（14％）：180mL
ウイスキー（42％）：60mL

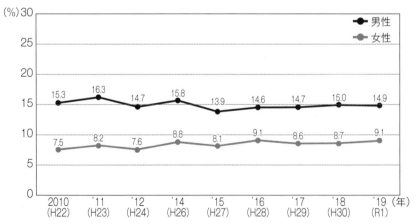

資料）厚生労働省「令和元年国民健康・栄養調査結果の概要」2020　※2013年は調査未実施

図5-7　生活習慣病のリスクを高める量を飲酒している者の割合の年次比較（20歳以上，男女別）

女性では50歳代（16.8％）である。（図5‐8）。

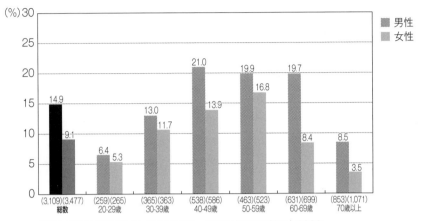

資料）厚生労働省「令和元年国民健康・栄養調査結果の概要」2020

**図5‐8　生活習慣病のリスクを高める量を飲酒している者の割合
（20歳以上，性・年齢階級別）**

2）飲酒の健康影響および社会的問題

　酒は嗜好品であるが，主成分のエチルアルコールが中枢神経を抑制して，"飲むと酔う"という点が他の食品とは違う。飲酒による健康への影響は，"急性効果"と"慢性効果"に分けることができる。酒に含まれるアルコールのほとんどは小腸から吸収され，血液を通じて全身を巡り，肝臓で分解される。だが短時間に多量の飲酒を行うと，肝臓でのアルコールの解毒が遅れ**急性アルコール中毒**を起こし，泥酔や昏睡など，生命の危機にさらされることがある（**表5‐5**）。一方，飲酒の慢性的な健康障害として，肝臓やすい臓の臓器障害，脳卒中，がん，高血圧，脂質異常症，うつ病などの病態が報告されている。さらに多量飲酒は，腸管でのカルシウム吸収抑制作用と尿中への排泄促進作用により骨密度を減少させ骨粗鬆症や骨折の原因となる。

　妊娠中の飲酒による問題として**胎児性アルコール症候群** fetal alcohol syndrome；FASが知られており，出生後に発育障害，行動障害，知能障害をおこす危険因

表5‐5　飲酒量による血中アルコール濃度と酩酊症状

酔　い	血中アルコール濃度（mg/mL）	症　状	飲酒量	
			日本酒（1合：180mL）	ビール（大瓶：633mL）
ほろ酔い	0.1～0.5	爽やかな気分	1合	1本
軽度酩酊	0.5～1.0	陽気，緊張や不安の減少	2合	2本
中程度酩酊	1.0～2.0	多弁，大胆，人格正常	3～4合	3～4本
強度酩酊	2.0～3.0	千鳥足，言語不明瞭，吐き気	5～6合	5～7本
泥酔	3.0～4.0	歩行不能，意識混濁	7～8合	8～9本
昏睡	4.0以上	昏睡，呼吸麻痺，死	1升	1ダース

資料）厚生労働省「e－ヘルスネット［情報提供］」より作成

子である。

　未成年者の飲酒は，身体的影響（急性アルコール中毒，肝臓障害，すい臓障害など），精神的影響（学習意欲の低下，未来志向・未来展望の喪失，精神的成長や心理的発達の停止,性格の変化,若年のアルコール依存症発症),社会的影響（交通事故，学校問題：怠学・成績不振・中退，職業問題：作業能率の低下・無断欠勤），金銭問題（浪費，借金），非行問題（暴力行為，性的非行）などさまざまな影響を及ぼす[*1]。

　一般に酒をたくさん飲める人,たくさん飲んでも顔に出ない人ほど“酒に強い”と言われるが，実際には酒に酔いにくく，アルコールによる感受性が低い人ほど**アルコール依存症** alcoholismになりやすい。アルコール依存症とは，アルコールを繰り返し多量に摂取した結果，アルコールに対して依存が形成され，生体の精神的および身体的機能が持続的あるいは慢性的に障害されている状態をいう[*2]。老若男女を問わず，長期間多量に飲酒をすれば誰でもアルコール依存症になる可能性があり，アルコール依存症はWHOの策定した国際疾病分類第10版（ICD-10[*3]）では，精神および行動の障害の中に分類され，単に個人の性格や意志の問題ではなく，精神疾患と考えられている。

　厚生労働省の精神保健福祉資料によると2020（令和2）年度のアルコール依存症の患者数は外来が10万1,614人，入院が2万7,510人であった（**図5‐9**）。また，厚生労働科学研究「WHO世界戦略を踏まえたアルコールの有害使用対策に関する総合的研究 2013（平成25）〜2015（平成27）年によると，アルコール依存症の推計値（潜在数）はアルコール依存症の推計値（時点経験）が約57万人，（生涯経験）約107万人であった。

　なお健康日本21（第二次）では，飲酒に関して3つの目標が掲げられ，2022

＊1 未成年者の飲酒を規制していた「未成年者飲酒禁止法」(大正11年法律第20号)は，2022（令和4）年4月の成年年齢引き下げに際して，**二十歳未満ノ者ノ飲酒ノ禁止ニ関スル法律**と改題され，規定する年齢は引き継がれている。

＊2 国内では，アルコール依存症の度合いを測るスクリーニングテストとして**新久里浜式アルコール症スクリーニングテスト**が活用されている。

＊3 ICD-10： ➡p.42参照。

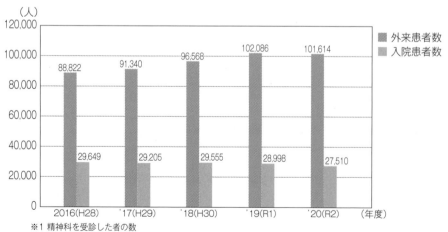

※1 精神科を受診した者の数
※2 レセプト情報・特定健診等情報データベース（NDB）を基に算出しているため，保険診療の患者に限られ，生活保護受給者は含まれない。
資料）厚生労働行政推進調査事業費補助金「良質な精神保健医療福祉の提供体制構築を目指したモニタリング研究」（精神保健福祉資料）

図5‐9　アルコール依存症の患者数の推移

年公表の最終評価はそれぞれ以下とされた。

①生活習慣病のリスクを高める量を飲酒している者の割合の減少：評価D（悪化）

②未成年者の飲酒をなくす：評価B（目標未達だが改善傾向）

③妊娠中の飲酒をなくす：評価B

3）アルコール対策

（1）アルコール健康障害対策基本法

アルコール健康障害対策基本法

不適切な飲酒は当人の心と体に健康障害を及ぼすだけでなく，飲酒運転や暴力，虐待，自殺など，その家族への深刻な影響や社会問題を引き起こす危険性を高める。そのため，国では対策を総合的かつ計画的に推進する目的で，基本理念や国・地方公共団体などの責務，施策，啓発活動などを**アルコール健康障害対策基本法**で定め，2014（平成26）年6月から施行している。

基本法では，アルコール依存症その他の多量の飲酒，未成年者の飲酒，妊婦の飲酒等の不適切な飲酒の影響による心身の健康障害を**アルコール健康障害**，アルコール健康障害および，これに関連して生じる飲酒運転，暴力，虐待，自殺等の問題を**アルコール関連問題**と定義している（第5条，7条）。

また国に対しては，アルコール健康障害対策推進基本計画を策定し，各施策の具体的な目標と達成の時期を定めなくてはならないとしている（第12条）。

（2）アルコール健康障害対策推進基本計画

アルコール健康障害対策推進基本計画（第2期）

2016（平成28）に，国がアルコール健康障害対策の総合的かつ計画的な推進を図る目的で策定したのが**アルコール健康障害対策推進基本計画**である。おおむね5年を期限とし，2016（平成28）年度から2020（令和2）年度までの第1期を終えて，現在は2021（令和3）年度から2025（令和7）年度までの第2期が推進されている。

第2期基本計画の重点課題は以下となる。

①アルコール健康障害の発生予防

・飲酒に伴うリスクに関する知識の普及

・不適切な飲酒を防止する社会づくり

②アルコール健康障害の進行・重症化予防，再発予防・回復支援

・本人と家族が，より円滑に支援に結びつくように，切れ目のない支援体制（相談→治療→回復支援）の整備

多飲は数々の問題点も多いことを留意すべきである。依存症の相談は，各都道府県や政令指定都市の精神保健福祉センター（こころの健康センター），保健所，医療機関，自助グループなどがある。

4）適正飲酒

上記の第2期基本計画では，飲酒のリスクに関する知識を普及させる目的で，それぞれの状況に応じた適切な飲酒量や飲酒行動の判断に役立つ「**飲酒ガイドラ**

イン」を作成することが基本的施策で定められている。これに基づき，厚生労働省において「健康に配慮した飲酒に関するガイドライン」の検討が進められ，2024（令和6）年度より適用される。

　基礎疾患のない20歳以上の成人を対象として，飲酒による身体等への影響について，年齢や性別，体質などによる違いや，飲酒がもたらす疾病・行動のリスクを解説するとともに，考慮すべき飲酒量（純アルコール量）などが示される予定である（2023年12月21日時点）。

　2023（令和5）年の検討会で示されたガイドライン（案）では，研究結果に基づいて，疾病ごとの発症リスクを高める飲酒量（純アルコール量）が参考資料とされた（表5-6）。

　さらにガイドライン以外にも，厚生労働省では飲酒のさまざまなリスクについてホームページなどから喚起している。

厚生労働省
「アルコール健康障害対策」

表5-6　疾病別リスクと飲酒量（純アルコール量）

疾病名	飲酒量（純アルコール量）	
	男性	女性
脳卒中（出血性）	150 g/週	0g＜大
脳卒中（脳梗塞）	300 g/週	75 g/週
虚血性心疾患・心筋梗塞	＊	＊
高血圧	0g＜大	0g＜大
胃がん	0g＜大	150 g/週
肺がん（喫煙者）	300 g/週	データなし
肺がん（非喫煙者）	関連なし	データなし
大腸がん	150 g/週	150 g/週
食道がん	0g＜大	データなし
肝がん	450 g/週	150 g/週
前立腺がん（進行がん）	150 g/週	データなし
乳がん	データなし	100 g/週

※ 飲酒量の数値は，それ以上の飲酒をすると発症等のリスクが上がると考えられるもの。
　「0g＜大」は少しでも飲酒をするとリスクが上がるもの。関連なしは飲酒量とは関連が無いと考えられるもの。＊は飲酒量と負の関連傾向があり研究中のもの。
資料）厚生労働省「健康に配慮した飲酒に関するガイドライン（案）」2023

5. 睡眠・休養・ストレスと健康

1）睡眠習慣と生活リズム

　睡眠は生活習慣の一部であり，私たちは，人生の3分の1を眠って過ごしている。睡眠は脳や体の疲労を回復し，神経系，免疫系，内分泌系などの機能と深く関わり，健康の保持や増進などQOL[*1]にとって欠かせないものである。

　人間は"日中に行動して夜に眠る"ことが本来の姿ではあるが，社会が豊かになるにつれて，生産性やサービスの向上を追求した結果，24時間社会となり，

*1 **QOL**（Quality Of Life）：生活の質。個人が自分自身について，身体的，情緒的および社会的に機能することができると感じる生活の程度を指す。

　朝と夜が逆転した生活により，人間本来の生活リズムとは反する仕事の従事者が増加し，日常生活に支障がでるようなっている。加えて，生活スタイルの夜型化などにより，日本人の平均睡眠時間は年々減少している。睡眠不足や睡眠障害などは，疲労感，情緒不安定，適切な判断を鈍らせるなど，生活の質を低下させる。生活の質を下げないためにも快適な睡眠には眠りの質が重要である。

　睡眠には，「レム睡眠」と「ノンレム睡眠」がある。**レム睡眠** rapid eye movement；REMは，“体の睡眠”ともいわれ，からだは休んでいても，脳は起きているときに近い活動状態で，閉じたまぶた裏で眼球が動いたり，夢を見るのもこのレム睡眠のときが多い。一方，**ノンレム睡眠** non rapid eye movement；NREMは，“脳の睡眠”ともいわれ，脳は休んでいても，筋肉の緊張はある程度保たれる。また，ノンレム睡眠には浅いまどろみ状態から，深い熟睡まで4段階がある。ぐっすり眠るとわれわれが感じるのは，ノンレム睡眠の3，4段階を指している（**図5‐10**）。

　健康なヒトの場合，床に入るとノンレム睡眠が現れ，第1段階から第4段階へ達し，その後，徐々に浅くなり，レム睡眠が現れる。このようにノンレム睡眠とレム睡眠が交互に，約90～120分の周期で一晩に4～5回現れる。ただし“ぐっすり眠る”状態の深いノンレム睡眠は，一晩中続くわけではなく，寝入りの3時間ほどの間にまとまって現れる。その後は，浅いノンレム睡眠とレム睡眠となるので，“ぐっすりよく眠った”という熟眠感を得るためには，寝入りの深いノンレム睡眠が大切である。また，良い睡眠とは，熟睡感だけではなく，気持ちよく目覚めることも含まれており，寝ついてから4時間半後，6時間後，7時間半後の，脳が目覚める準備をしているレム睡眠のときに起きることが好ましい。睡眠時間は季節により異なり，冬は夏と比べ睡眠時間が長い人が多いが，これは夜の長さに応じて睡眠時間が決まることと関係がある。

　睡眠は免疫と関係があり，風邪をひき熱が出ると眠くなるのは，からだが睡眠によって免疫機能を高めて，ウイルスを排除するためである。生活が不規則で睡眠不足の多い人は，免疫力が低くなる傾向があり，感染症やがんなどで死亡する人が多い。

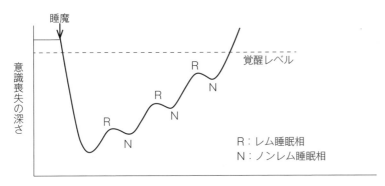

資料）中村信也作成

図5‐10　ヒトの睡眠周期（睡眠相）

2）睡眠障害と睡眠不足の現状，睡眠指針

「健康日本21（第二次）」では，2023（令和5）年度までに睡眠による休養を十分にとれていない人の割合を15%減少という目標をかかげた[*1]。睡眠に悩む人の大部分は不眠症（入眠障害，中間覚醒，早朝覚醒，熟眠障害）であり，次に多いのは**睡眠時無呼吸症候群** Sleep Apnea Syndrome；**SAS**で，睡眠時に10秒以上呼吸が止まる「無呼吸」や，呼吸が弱くなる「低呼吸」が，1時間あたり5回以上繰り返される状態になり，体が低酸素濃度になり動脈硬化が進み，心筋梗塞や脳梗塞のリスクが高まる。一方，低酸素状態になると脳が防衛的に目覚め，呼吸が再開する。この状態が繰り返し続くと熟睡できず睡眠不足となり，「日中の強い眠気」や「倦怠感」「起床時の頭重感」「気分の落ち込み」などがあらわれ，作業能率の低下や，性格上の変化をきたすこともある。中年の睡眠障害の20%，高齢者では30%以上を占めている。3番目に多いのは睡眠・覚醒リズム障害であり，体内時計が大きくずれて，極端な夜型や，昼と夜の生活が逆転してしまう障害である。

国民健康・栄養調査による「睡眠の質の状況」を**表5-7**に示す。

国の睡眠対策としては，2003（平成15）年に「健康づくりのための睡眠指針」が策定され，その後，新たな知見を取り入れて改定された「健康づくりのための睡眠指針2014」が2014（平成26）年に公表されている。さらに2024（令和6）年度から適用となる新たな睡眠指針では，「健康日本21（第三次）」の目標にあげられた「年代別の適切な睡眠時間」と「睡眠休養感（睡眠で休養がとれている感覚）」を確保するために，睡眠の環境や生活習慣，嗜好品の摂取状況などを明確にして，年代（成人，こども，高齢者）別に目標を示すなど，内容の検討が進められている（2023年12月21日現在）。

*1 厚生労働省による「最終評価報告書」（2022）では，評価D（悪化している）の結果となった。

表5-7　睡眠の質の状況（20歳以上，性・年齢階級別）

質問項目	総数 人数	総数 %	20〜29歳 人数	20〜29歳 %	30〜39歳 人数	30〜39歳 %	40〜49歳 人数	40〜49歳 %	50〜59歳 人数	50〜59歳 %	60〜69歳 人数	60〜69歳 %	70歳以上 人数	70歳以上 %
（総数）	5,702	－	445	－	552	－	895	－	893	－	1,170	－	1,747	－
寝付き（布団に入ってから眠るまでに要する時間）に，いつもより時間がかかった	792	13.9	85	19.1	77	13.9	87	9.7	91	10.2	156	13.3	296	16.9
夜間，睡眠途中に目が覚めて困った	1,463	25.7	65	14.6	119	21.6	188	21.0	209	23.4	312	26.7	570	32.6
起きようとする時刻よりも早く目が覚め，それ以上眠れなかった	927	16.3	29	6.5	59	10.7	97	10.8	147	16.5	225	19.2	370	21.2
睡眠時間が足りなかった	1,063	18.6	152	34.2	152	27.5	234	26.1	218	24.4	157	13.4	150	8.6
睡眠全体の質に満足できなかった	1,243	21.8	129	29.0	161	29.2	239	26.7	233	26.1	229	19.6	252	14.4
日中，眠気を感じた	1,982	34.8	194	43.6	223	40.4	336	37.5	319	35.7	366	31.3	544	31.1
上記のようなことはなかった	1,761	30.9	120	27.0	161	29.2	268	29.9	263	29.5	388	33.2	561	32.1

※複数回答。質問項目の状態が週3回以上あったと回答した者を計上している。
資料）厚生労働省「令和元年国民健康・栄養調査報告」2020

＜健康づくりのための睡眠指針 2014　〜睡眠 12 箇条〜＞

1. 良い睡眠で，からだもこころも健康に。
2. 適度な運動，しっかり朝食，ねむりとめざめのメリハリを。
3. 良い睡眠は，生活習慣病予防につながります。
4. 睡眠による休養感は，こころの健康に重要です。
5. 年齢や季節に応じて，ひるまの眠気で困らない程度の睡眠を。
6. 良い睡眠のためには，環境づくりも重要です。
7. 若年世代は夜更かし避けて，体内時計のリズムを保つ。
8. 勤労世代の疲労回復・能率アップに，毎日十分な睡眠を。
9. 熟年世代は朝晩メリハリ，ひるまに適度な運動で良い睡眠。
10. 眠くなってから寝床に入り，起きる時刻は遅らせない。
11. いつもと違う睡眠には，要注意。
12. 眠れない，その苦しみをかかえずに，専門家に相談を。

資料）厚生労働省ホームページ

厚生労働省「睡眠対策」

3）休養の概念と休養指針

　「休養」は疲労やストレスと関連があり，「休む」と「養う」という言葉からできている。「休む」ことは，日々の仕事や活動から生じる心や体の疲労を回復し，元の活力ある状態に戻すという意味がある。また，睡眠と同じように安静にするという意味もあり，これらは静的な休養，あるいは消極的休養であるが，寝て過ごしたり，テレビをぼーっと見ているだけでは本来の「休養」とはいえない。

　また，「養う」とは，明日に向かっての鋭気を養い，身体的，精神的，社会的な健康能力を高めることをいう。これらは，運動，旅行，読書，音楽演奏や鑑賞，家族や知人との会話などを通じて，精神的なゆとりを持つことで，人間性の育成や，自己表現の発展を図る意味があり，活動性の高い休養，あるいは積極的休養である。消極的休養や積極的休養により，自分自身さらには家族の明日への健康を考え将来への準備をすることが，真の「休養」であるといえる。

　一方，休養の反対の概念としてストレスがあり，休養はストレスを軽減することが目的といえよう。

　厚生労働省が1994（平成6）年に発表した「健康づくりのための休養指針」では，①生活リズムからみた休養，②時間的要素からみた休養，③空間的要素からみた休養，④社会的要素からみた休養の4つが挙げられている。これらの中から，自分に生かせそうなものを取り入れて実践していくべきである。

<健康づくりのための休養指針の内容>
①生活にリズムを
・早めに気付こう，自分のストレスに
・睡眠は気持ちよい目覚めがバロメーター
・入浴で，からだもこころもリフレッシュ
・旅に出かけて，こころの切り換えを
・休養と仕事のバランスで能率アップと過労防止
②ゆとりの時間でみのりある休養を
・１日30分，自分の時間をみつけよう
・活かそう休暇を，真の休養に
・ゆとりの中に，楽しみや生きがいを
③生活の中にオアシスを
・身近な中にもいこいの大切さ
・食事空間にもバラエティを
・自然とのふれあいで感じよう，健康の息ぶきを
④出会いときずなで豊かな人生を
・見出そう，楽しく無理のない社会参加
・きずなの中ではぐくむ，クリエイティブ・ライフ

4）ストレスの概念とストレスマネジメント

　個人を取り巻く環境が変化すると，それまでとは異なった方法で新たに対応する必要があり，このような環境の変化をストレスと呼ぶ。

　ストレスという言葉を生理学の分野に持ち込んだのは，カナダのハンス・セリエ[*1]で，「ストレスとは，生体の中に起きる生理的，心理的な歪みであり，このストレスを生み出すものがストレッサーである」と述べている。つまり，ストレスとはストレッサーにより生じたいろいろな歪みのことで，ゴムまりに例えると"ゴムまりを指で押すと凹むが，指を離すと元に戻る"，この指で外部から与えられた力がストレッサーで，元に戻ろうとするゴムマリの反発力がストレスである。

　さまざまな面で変化の多い現代は，ストレスの多い時代であるといえる。ストレスの種類には，物理的（暑さ，寒さ，騒音など），化学的（環境ホルモン，たばこ），生物的（細菌，ウイルス），生理的（疲労），心理社会的（職場や学校などの人間関係の怒りや悲しみ）など多数あり，これら環境の変化に適応しようとして，内部にストレス反応という緊張状態が誘起される。ストレスの影響を強く受けるか，あるいは弱く受けるかは個人差があるものの，過度のストレスが続くと，精神的な健康や身体的な健康に影響を及ぼす。

　現在ではとくに，精神的，心理的なストレスの要素が，抑うつや自死など精神的な問題を引き起こし，生活習慣病発症の原因ともなり，大きな問題となってい

*1 **セリエ，ハンス**：Hans Selye（1907-1982）。ウィーン出身，カナダ人の生理学者。

る。しかし，セリエによると"ストレスは人生のスパイスであり，ストレスのない人生などありえない"としている。ストレスは昔から存在し，今後もなくなることはありえない。そこで，自分のストレスを見極め分析し，解決できるものなら解決し，自分の力では解決できないものであれば，いったん受けとめてからうまく発散させる方法を見つけなくてはならない。

　2022（令和4）年国民生活基礎調査（厚生労働省）における"日常生活での悩みやストレスの有無"をみると，「ある」が46.1%，「ない」が52.6%となっている。悩みやストレスがある者の割合を性別でみると，男性41.1%，女性50.6%で女性の方が高くなっている。「健康日本21（第二次）」では，気分障害・不安障害に相当する心理的苦痛を感じている者の割合を，10.4%（2010〈平成22〉年）から2023（令和5）年度には9.4%にすることを目標とした[*1]。

*1 厚生労働省による「最終評価報告書」(2022)では，評価C（変わらない）の結果となった。

　ストレスマネジメントとして，個人の能力を高める方法があり，ストレスに関する知識を深め，自分自身のストレスの状態を正確に把握し，食事，運動，休養など，健全な日常生活により心身の健康を維持する。

　また，「病は気から」といわれるように，①くよくよ考えずにリラックスする，②物事を柔軟に考える，③自分の感情や考えを上手に表現する，④趣味などで気分転換するなど対処が好ましい。

　個人の受ける有害なストレスは職場や地域社会，家庭などのサポートにより軽減される。個人が協力を求め，その求めに応じられる社会を作ることも重要である。また，ストレス解消や発散のために過度な飲酒や，食事をする人がみられる。適度な量や程度であればリラックスできるが，行き過ぎは病気につながる。

6. 歯科口腔保健

1）歯・口腔の健康と食生活

　食生活は，生涯にわたって健康な心と体を保ち，豊かな人間性を育むために大きな影響を与える。楽しい食生活から，食に関する知識や生活習慣，家族や友人との団らんを広げることが重要であり，規則正しく3度の食事を中心とした食生活を送ること，そして食後に適切な歯磨きをする習慣を持つことなどが重要である。

　第4次食育推進基本計画（2021〈令和3〉年度～2025〈令和7〉年度）では，「健康寿命の延伸には，健全な食生活が大切であり，よく噛んでおいしく食べるためには口腔機能が十分に発達し維持されることが重要である」とされている。

　噛んで食べるときの状態と歯の保有状況について，「何でもかんで食べることができる」者の割合と20歯以上歯を有する者の割合は，60歳代から大きく減少することがあきらかになっている（図5-11）。また65歳以上の高齢者のうち，「何でもかんで食べることができる」者における低栄養傾向の者（BMI[*2]≦20kg/m²）

*2 BMI (Body Mass Index)：ボディマス指数や体格指数とも呼ばれ，成人の肥満度を表す国際的な体格指数。BMI＝体重（kg）÷（身長〈m〉）²の式で算出。

の割合は，男性10.2％，女性18.0％であり，「何でもかんで食べることができる」者と「何でもかんで食べることができる」以外の者における低栄養傾向の者の割合の差は，女性より男性の方が大きい。

　高齢化社会における歯の健康と食生活の対策として，80歳になっても自分の歯を20本以上保つことを目的とした「8020（ハチマル・ニイマル）運動」や，ひとくち30回以上噛むことを目標とした「噛ミング30（カミングサンマル）」等が推進されている。

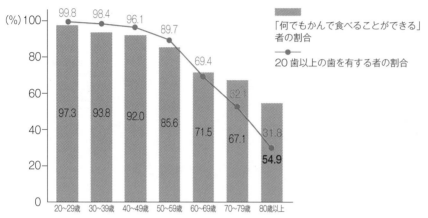

資料）厚生労働省「令和元年国民健康・栄養調査報告」2020より作成

図5-11 「何でもかんで食べることができる」者と歯の保有状況
（20歳以上，男女計・年齢階級別）

2）歯・口腔と全身の健康

　口腔は食物と同時に細菌を始めとする微生物の入口となっている。ここに定着している口腔細菌の一部は，口腔内のみならず全身に対しても影響を与えていることが明らかである。

　う蝕（虫歯）dental cariesは歯の硬組織のエナメル質やセメント質が，細菌の酸産生により溶かされ，歯の内部へと侵される代表的な歯根尖炎である[*1]。また歯周病 periodontal diseaseは，歯と歯肉の歯周ポケットから侵入した細菌が歯肉に炎症を引き起こす歯根膜炎で，歯を支える歯槽骨を溶かしてグラグラにし，最終的には抜け落ちる事もある[*2]。患者調査によると，う蝕は微増加傾向で歯周廟は明らかな増加傾向にある（**表5-8**）。

　歯周病は糖尿病や循環器疾患，呼吸器疾患などの病状に悪影響を与えることから，単に口腔内だけではなく，全身の健康を脅かす病気である。気道や血管を介して肺や心臓に入り込んだ歯周病原細菌が肺炎や心疾患の原因なり，歯周病によって誘導された**TNF-α**[*3]などの炎症性サイトカインが，糖尿病を誘発するといわれている。

- - - - - - - - - - - - -
＊1　う蝕の発生に関与する因子
1. **細菌叢**：S.ミュータンス等のう蝕病原菌
2. **食事性基質**：糖分の摂取法，キャラメルやチョコレートなど粘着性食品の摂取頻度，間食の回数等
3. **宿主および歯**：歯歯質，歯並び，唾液，健康状態，生活習慣等
- - - - - - - - - - - - -
＊2　歯周病に関与する因子
1. **局所因子**：細菌，歯や歯列，う蝕，口腔清掃状態，唾液分泌量低下等
2. **全身的因子**：内分泌の変化（妊娠，生理等），栄養状態（ビタミンの欠乏等），血液疾患（白血病等），代謝障害（糖尿病等），服用薬剤の影響（抗てんかん剤，免疫抑制剤等）
3. **生活習慣因子**：食習慣，アルコール，タバコ等
4. **社会心理因子**：さまざまなストレス因子等
- - - - - - - - - - - - -
＊3　**TNF-α**：Tumor Necrosis Factor-α サイトカイン（細胞から分泌される生理活性タンパク質）の一種。
- - - - - - - - - - - - -

表5‐8　う蝕と歯周病の推計患者数の推移

各年10月（単位：千人）

	'02 (H14)	'05 (H17)	'08 (H20)	'11 (H23)	'14 (H26)	'17 (H29)	'20 (R2)
う蝕	266.8	315.3	280.7	314.4	283.6	277.1	291.3
歯肉炎・歯周疾患	266.7	318.1	366.8	400.6	444.9	469.2	505.5
計	533.5	633.4	647.5	715.0	728.5	746.3	796.8

資料）厚生労働省「令和2年（2020）患者調査」2022

（1）歯周病と動脈硬化

　歯周病の原因となる歯周病原細菌の刺激により，動脈硬化を誘導する物質が出て，血管内に粥状の脂肪性沈着物であるプラークができ血管が細くなる。また，プラークが剥がれて血の塊ができると，血管が詰まる事がある。

（2）歯周病と脳梗塞

　脳梗塞は脳の血管のプラークが詰まったり，頸動脈や心臓から血の塊やプラークが飛んで来て脳血管が詰まったりする病気であり，歯周病の罹患者は脳梗塞を発症しやすいといわれている。

（3）歯周病と糖尿病

　糖尿病患者は同年代の非糖尿病者に比べ歯周炎がより重度であるとされている。糖尿病患者の口腔内の特徴として，易感染性や唾液の減少により歯周病やう蝕が発生進行しやすい。歯周炎症はインスリン抵抗性を引き起こし，**ヘモグロビンA1c**[※1]の悪化に関与するといわれている。

（4）歯周病と誤嚥性肺炎

　誤嚥性肺炎とは，食物や水分が嚥下時に口腔から咽頭に送られ，食道に至る過程が嚥下障害により，本来気管に入ってはいけない物が気管へ送られ，気管支などで発症する肺炎であり，高齢者や認知症，脳外傷，脳血管疾患障害の後遺症などが発症要因としてあげられ，高齢者の肺炎による死亡率第1位を占めている。

　誤嚥性肺炎を防止するには，口腔内を清潔に保ち，歯周病や他の菌の増殖を防止することなどがあげられ，本人の自己管理の意志さえあれば発症を抑制することができる。しかし，高齢者や認知症，脳血管障害がある場合は，麻痺や障害のため口腔ケアが不十分である点がある。

　口腔ケアの目的は，障がい者に限らず高齢者や介護療養者は日常生活動作（ADL）や自立度の低下から口腔衛生状態が悪化している。状況を改善する方法として口腔機能の維持・改善が求められている。

（5）歯周病と認知症

　歯周病菌が体内に侵入し，認知症の原因物質であるアミロイドβ[※2]などが脳に蓄積すると脳血管性認知症を発症しやすくなるといわれている。

（6）歯周病と早産・低体重児

　歯周病に罹患した妊婦は，炎症により歯周組織中および血中での炎症性サイト

※1　**ヘモグロビンA1c (HbA1c)**：糖化ヘモグロビンともよばれ，血液中のブドウ糖が赤血球のヘモグロビンと結合したものである。赤血球の寿命は約120日で，HbA1cを測定すると1〜2カ月間の平均的な血糖値の状態から糖尿病のリスクを知ることができる。

※2　**アミロイドβ**：アルツハイマー病患者の脳に見られるアミロイド斑の主成分として，アルツハイマー病に重大な関与のあるアミノ酸のペプチド。

カイン濃度が上昇し，早産や低体重児出産のリスクが増加するといわれている。

（7）歯周病と骨粗鬆症

　歯周病は歯槽骨の吸収を伴うため，骨粗しょう症と同様に骨が侵されやすい。加齢やホルモンの影響などで全身の骨密度が低下する骨粗鬆症と，歯周病を起因とする歯槽骨吸収が起こる歯周病とは関連が見られる。

3）歯科口腔保健行動

　歯科保健行動は，三大疾患であるう蝕，歯周疾患，不正咬合を予防し，口腔機能を十分に発揮させるための運動であり，生活の質の向上に寄与するものである。とくに，う蝕や歯周疾患は有病率が高く，毎日きちんと口腔を清潔にしていれば予防できると自覚していながら，「忙しいから」「面倒くさいから」といって歯を磨かないで過ごし，痛み始めてからう蝕を自覚する場合がほとんどである。

　このように，日常的に口腔に関する意識は低い。う蝕によって穴が空いてしまった歯は，体の治癒力では元の状態には戻すことができないため，予防と早期治療が何よりも重要である。

　高齢化社会を迎え，最後まで自分の歯で噛みしめるということは，食事を楽しむと同時に，咀嚼が多機能な生命維持機能に関係しているので，ヒトとしての生活の質を確保し，健康寿命を延伸するために重要な問題として認識するべきである。

　1928（昭和3）年には全国的な歯科口腔保健行動の皮切りとして，日本歯科医師会が6月4日を「むし歯予防デー」と定め，ポスターによる歯科口腔保健行動の啓発や歯磨き大会などを開始している。現在は**歯と口の健康週間**と名称を変え，歯と口の健康に関する正しい知識の普及啓発，歯科疾患の予防に関する適切なセルフケアの習慣定着，早期発見・早期治療の徹底を目的として，毎年6月4日からの1週間にさまざまなキャンペーン活動が行われている。

　これ以外に先述の8020運動は，厚生省（現・厚生労働省）と日本歯科医師会が1989（平成元）年から協働で行っているオーラルケアプロモーションであり，歯磨きやデンタルフロス，歯間ブラシなどを適切に用いたセルフケアと，定期的な歯科検診を勧めるプロフェッショナルケアの啓発等を中心として進められている。「歯科疾患実態調査」によると，運動開始直前の1988（昭和63）年に8020達成者[*1]が全体に占める割合はわずか7.0％だったが，2022（令和4）年の同調査では51.6％に上ると推計されている。

歯科疾患実態調査

- - - - - - - - - - - - - - -
＊1　80歳で歯が20本以上残っている人。
- - - - - - - - - - - - - - -

4）歯科口腔保健対策
（1）歯科口腔保健の推進に関する法律

　行政による歯科保健対策は，1997（平成9）年施行の地域保健法[*2]や2003（平成15）年施行の健康増進法[*3]などに「歯科保健」「歯の健康の保持」などの規定が示されるが，歯科保健従事者等からは具体的な施策の基盤となる単独の法整備が求められていた。それを受け，2011（平成23）年に**歯科口腔保健の推進に関**

- - - - - - - - - - - - - - -
＊2　**地域保健法**：詳細は第12章p.177参照。
- - - - - - - - - - - - - - -

- - - - - - - - - - - - - - -
＊3　**健康増進法**：詳細は第9章p.149参照。
- - - - - - - - - - - - - - -

する**法律**が施行され，次の３本柱を基本理念とする。

> **歯科口腔保健の推進に関する法律　基本理念**（第2条）
>
> 1　国民が，生涯にわたって日常生活において歯科疾患の予防に向けた取組を行うとともに，歯科疾患を早期に発見し，早期に治療を受けることを促進すること。
>
> 2　乳幼児期から高齢期までのそれぞれの時期における口腔とその機能の状態及び歯科疾患の特性に応じて，適切かつ効果的に歯科口腔保健を推進すること。
>
> 3　保健，医療，社会福祉，労働衛生，教育その他の関連施策の有機的な連携を図りつつ，その関係者の協力を得て，総合的に歯科口腔保健を推進すること。

　第12条では，国と地方公共団体が歯科口腔保健の各施策を進めるうえでの方針・目標・計画その他の基本的事項を定めることを厚生労働大臣に義務付け，2012（平成24）年に**歯科口腔保健の推進に関する基本的事項**[*1]が告示された。その基本的な方針は，次の５つである。

①口腔の健康の保持・増進に関する健康格差の縮小

②歯科疾患の予防

③生活の質の向上に向けた口腔機能の維持・向上

④定期的に歯科検診又は歯科医療を受けることが困難な者に対する歯科口腔保健

⑤歯科口腔保健を推進するために必要な社会環境の整備

　これらの方針に基づいて全19項目の目標と目標値が定められ，2022（令和４）年10月に最終評価報告書が出されている。それによると，目標到達は２項目（10.5%），目標未達もしくは改善傾向が６項目（31.6%），変わらない１項目（5.3%），悪化１項目（5.3%）とされた（コロナ禍等の影響による評価困難は９項目）。特に③生活の質の向上に向けた口腔機能の維持・向上は，目標全体の総合評価が悪化となり，ほかに健康格差，国・地方公共団体におけるPDCAサイクルの推進が不十分等といった課題が指摘された。

（2）歯科口腔保健の推進に関する基本的事項（第2次）

　上記の課題を受け，歯科口腔保健の推進に関する基本的事項（第２次）が策定されている[*1]。期間は健康日本21（第三次）と同じく2024（令和６）年度から2035（令和17）年度までとなる。

　基本的事項（第２次）では目指す方向性の明確化を図るため，その社会的存在意義・目的・意図を示す歯科口腔保健パーパスと取り組みとして以下を掲げる。

・全ての国民にとって健康で質の高い生活を営む基盤となる歯科口腔保健の実現

（取り組み）

①個人のライフコースに沿った歯・口腔の健康づくりを展開できる社会環境の整備

＊1　厚生労働省「歯科口腔保健の推進に関する基本的事項の全部改正について（令和５年10月５日付け医政発1005第２号）」2023

②より実効性をもつ取組を推進するために適切なPDCAサイクルの実施

今回設定された基本的方針（①～⑤）と，それぞれに基づいた目標の概要を表
表5‐9に示した。

表5‐9　歯科口腔保健の推進に関する基本的事項（第2次）の基本的方針と目標

基本的な方針	目標
①歯・口腔に関する健康格差の縮小	**目標**：歯・口腔に関する健康格差の縮小によるすべての国民の生涯を通じた歯科口腔保健の達成 ・歯・口腔に関する健康格差の縮小
②歯科疾患の予防	**目標**：う蝕の予防による健全な歯・口腔の育成・保持の達成 ・う蝕を有する乳幼児の減少 ・う蝕を有する児童生徒の減少 ・治療していないう蝕を有する者の減少 ・根面う蝕[*1]を有する者の減少 **目標**：歯周病の予防による健全な歯・口腔の保持の達成 ・歯肉に炎症所見を有する者の減少 ・歯周病を有する者の減少 **目標**：歯の喪失防止による健全な歯・口腔の育成・保持の達成 ・歯の喪失の防止 ・より多くの自分の歯を有する高齢者の増加
③生活の質の向上に向けた口腔機能の獲得・維持・向上	**目標**：生涯を通じた口腔機能の獲得・維持・向上の達成 ・よく噛んで食べることができる者の増加 ・より多くの自分の歯を有する者の増加
④定期的な歯科検診又は歯科医療を受けることが困難な者に対する歯科口腔保健	**目標**：定期的な歯科検診又は歯科医療を受けることが困難な者に対する歯科口腔保健の推進 ・障害者・障害児の歯科口腔保健の推進 ・要介護高齢者の歯科口腔保健の推進
⑤歯科口腔保健を推進するために必要な社会環境の整備	**目標**：地方公共団体における歯科口腔保健の推進体制の整備 ・歯科口腔保健の推進に関する条例の制定 ・PDCAサイクルに沿った歯科口腔保健に関する取組の実施 **目標**：歯科検診の受診の機会及び歯科検診の実施体制等の整備 ・歯科検診の受診者の増加 ・歯科検診の実施体制の整備 **目標**：歯科口腔保健の推進等のために必要な地方公共団体の取組の推進 ・う蝕予防の推進体制の整備

＊1 歯周病による歯茎下がりなどで露出した歯の根元にできるむし歯。高齢者に多くみられる。
資料）厚生労働省「歯科口腔保健の推進に関する基本的事項の全部改正について」2023

第 6 章

主要疾患

1. がん

1）がん死亡率

　がん cancer は悪性腫瘍，または悪性新生物 malignant neoplasms ともいう。がんは1981（昭和56）年以来，日本人の死因の第1位となっており，国立がん研究センターがん対策情報センターの推計値によれば，日本人の2人に1人（男性66%，女性51%）が生涯でがんに罹患する。がんの統計は人口動態統計による死亡率と，国立がん研究センターの「全国がん登録」による死亡率に関するものがある。過去のデータからの年次推移をみるには人口動態調査のデータによらねばならないが，種々の因子による死亡率比較は全国がん登録制度からのデータによるものとなる。

　がんの粗死亡率は，現在のがん死亡者数を反映するが，がんは免疫反応が弱まる高齢者に発生しやすい典型的な年齢依存性疾患であるので，高齢社会の進展

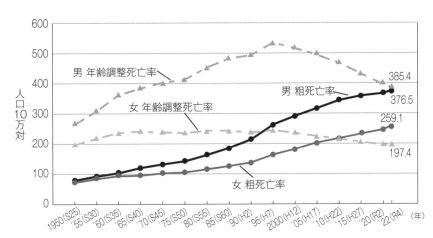

資料）厚生労働省「人口動態統計」より作成

図6-1　がんの男女別 粗・年齢調整死亡率の推移

人口動態統計

表6‐1 部位別がん粗死亡率・年齢調整死亡率年次推移(人口10万対)

男性粗死亡率	1950 (S25)	1960 (S35)	1970 (S45)	1980 (S55)	1990 (H2)	2000 (H12)	2010 (H22)	2020 (R2)	2022 (R4)	
食道	4.8	5.4	7.3	7.8	10.0	14.2	16.2	15.0	14.8	
胃	46.6	57.3	58.6	53.9	49.6	53.3	53.5	46.3	44.6	③
結腸	1.5	2.0	3.5	6.7	12.9	19.7	24.3	29.9	30.7	⑤
S状結腸移行部及び直腸	2.9	3.2	5.0	6.8	9.1	12.6	14.6	16.3	16.7	
肝及び肝内胆管	8.8	11.3	11.6	17.0	29.5	38.4	34.9	27.1	26.5	
胆のう及びその他の胆道	…	1.2	2.6	4.9	8.4	11.2	13.7	15.6	16.0	
膵	0.8	2.5	5.0	7.8	12.1	16.9	23.7	31.5	33.1	④
気管，気管支及び肺	1.9	7.9	14.8	27.0	44.6	63.5	81.8	88.7	90.6	①
前立腺	0.2	1.0	1.7	3.0	5.7	12.2	17.4	21.3	22.7	
白血病	1.8	3.2	4.0	4.6	5.4	6.5	7.9	9.1	10.1	
大腸（再掲）	4.5	5.2	8.5	13.5	22.1	32.3	38.9	46.2	47.4	②

女性粗死亡率	1950 (S25)	1960 (S35)	1970 (S45)	1980 (S55)	1990 (H2)	2000 (H12)	2010 (H22)	2020 (R2)	2022 (R4)	
食道	1.9	2.1	2.2	2.1	2.0	2.4	2.9	3.2	3.4	
胃	28.8	34.6	36.5	33.2	28.1	27.8	26.5	22.9	22.7	
結腸	2.0	2.4	3.9	6.9	12.4	17.9	23.3	28.8	30.3	④
S状結腸移行部及び直腸	2.5	3.2	4.1	4.9	5.8	7.1	8.1	9.2	9.5	
肝及び肝内胆管	6.1	7.6	6.8	7.1	10.3	16.2	17.4	13.5	12.6	
胆のう及びその他の胆道	…	1.2	3.4	6.4	10.9	12.8	14.1	13.3	13.2	
膵	0.5	1.7	3.5	5.7	9.6	13.6	20.7	29.7	31.7	③
気管，気管支及び肺	0.8	3.2	5.7	9.9	15.4	22.9	30.0	35.2	36.5	②
乳房	3.3	3.5	4.7	7.0	9.4	14.3	19.2	23.1	25.4	⑤
子宮	19.7	14.9	12.1	9.2	7.4	8.1	9.1	10.7	11.4	
卵巣	0.8	1.4	2.1	3.5	5.2	6.2	7.2	7.7	8.3	
白血病	1.2	2.4	3.0	3.3	3.9	4.4	5.0	5.5	6.0	
大腸（再掲）	4.5	5.6	8.0	11.9	18.2	25.1	31.3	38.0	39.8	①

男性年齢調整死亡率	1950 (S25)	1960 (S35)	1970 (S45)	1980 (S55)	1990 (H2)	2000 (H12)	2010 (H22)	2020 (R2)	2022 (R4)	
食道	18.4	19.3	24.7	23.3	21.0	22.1	20.2	15.6	14.9	
胃	154.4	187.1	177.7	151.0	115.5	96.9	73.8	49.6	45.6	③
結腸	5.5	8.3	10.5	19.2	31.0	36.9	34.1	32.4	31.6	
S状結腸移行部及び直腸	10.3	12.6	16.5	20.4	20.6	20.9	18.6	17.0	16.9	
肝及び肝内胆管	30.0	37.4	35.4	40.5	55.0	59.0	44.6	28.9	27.1	⑤
胆のう及びその他の胆道	…	4.1	8.2	14.7	21.4	22.1	19.9	17.0	16.5	
膵	2.0	6.8	13.9	20.3	27.8	28.8	30.6	33.0	33.4	④
気管，気管支及び肺	6.8	26.4	45.2	79.3	107.9	116.6	112.2	94.3	92.0	①
前立腺	2.1	5.7	9.4	13.0	19.1	29.4	28.8	24.2	24.2	
白血病	1.7	3.8	5.1	7.6	9.1	9.8	10.0	9.6	10.2	
大腸（再掲）	15.8	20.9	27.0	39.6	51.6	57.8	52.7	49.4	48.6	②

女性年齢調整死亡率	1950 (S25)	1960 (S35)	1970 (S45)	1980 (S55)	1990 (H2)	2000 (H12)	2010 (H22)	2020 (R2)	2022 (R4)	
食道	6.2	7.3	6.4	5.3	3.8	3.2	2.9	2.6	2.7	
胃	84.1	98.3	90.6	71.5	49.0	36.9	26.0	17.5	16.5	
結腸	6.2	7.2	10.4	15.7	22.0	24.1	22.8	21.7	21.9	④
S状結腸移行部及び直腸	7.3	9.6	10.7	11.1	10.0	9.2	8.0	7.5	7.4	
肝及び肝内胆管	18.8	23.3	18.4	16.2	18.0	21.3	17.1	10.1	9.0	
胆のう及びその他の胆道	…	3.6	8.5	14.4	20.2	17.7	13.8	9.7	9.2	
膵	1.1	4.2	8.2	12.1	17.5	18.1	20.5	23.5	24.1	③
気管，気管支及び肺	2.1	8.8	14.1	21.9	27.5	30.3	29.5	27.3	27.2	②
乳房	8.3	8.3	9.1	10.8	12.0	16.1	19.4	20.6	21.9	④
子宮	42.4	32.8	25.5	17.6	11.9	9.9	9.1	9.6	10.1	
卵巣	1.5	2.3	3.5	5.5	7.3	7.3	7.2	7.0	7.3	
白血病	1.0	2.4	3.3	4.4	5.2	5.3	4.9	4.5	4.7	
大腸（再掲）	13.5	16.8	21.2	26.8	32.0	33.3	30.8	29.2	29.3	①

注1）太文字は各部位における表中の最高値。右端の丸囲み数字は2022年の上位5位の部位を示している。
注2）前立腺は男性10万対，子宮，卵巣は女性10万対の死亡率である。
注3）大腸がんは結腸と直腸S状結腸移行部及び直腸のがん合計である。
注4）年齢調整死亡率の算出に用いるモデル人口は平成27年モデル人口を使用。
資料）厚生労働省「人口動態調査」より作成

とともに粗死亡率は年々上昇していく。そのため，真にがんが発生しやすくなったかについては，年齢調整して年次比較，国際または地域比較をしなければならない。

　まず，がん全体についての粗死亡率・年齢調整死亡率の推移を図示した（**図6‐1**）。粗死亡率は男女ともに，高齢化の進展のため上昇傾向にあるが，男性が著しい。年齢調整死亡率は男女共に減少傾向が見られる。

　次にがんの部位別がん死亡率（**表6‐1**）を表示した。2022（令和4）年の粗死亡率は，男性では肺がん，大腸がん，胃がんの順で，女性では大腸がん，肺がん，膵がんの順で高い。粗死亡率の推移では男女とも一貫した増加傾向にある。男女とも，胃がんは減少傾向にある。

　年齢調整死亡率は，男性では肺がん，大腸がん，胃がん，女性では大腸がん，肺がん，膵臓がんの順位で高い。年齢調整死亡率の推移をみると，男女とも減少傾向にある。男性では膵がん，女性では膵がんと乳がんが増加傾向である。

2）がん罹患率

　がんの罹患統計については，これまで，がんと診断された人のデータを都道府県が収集する「地域がん登録」制度があったが，隣の県の病院に受診や入院する人たちの情報が集められないなど，全国一貫した正確な情報として活用ができなかった。2013（平成25）年に「がん登録等の推進に関する法律」が成立し，**全国がん登録**制度が2016（平成28）年1月からスタートした（**図6‐2**）。この制度では，全病院と一部の診療所はがん患者の情報を都道府県に報告する義務が課せられており，日本でがんと診断されたすべての人のデータを，国で1

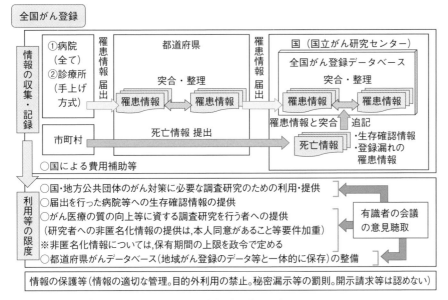

資料）厚生労働省「がん登録等の推進に関する法律の概要」2013

図6‐2　全国がん登録の概要

つにまとめて集計・分析・管理する新しい仕組みである。その統計は国立がん研究センターの全国がん登録データベースで一元管理されている[*1]。がんの罹患，診療，転帰等に関する情報を登録・把握できるので，がんの患者数や罹患率，生存率，治療効果がより正確に明らかになる。

全国がん登録により収集された2019（令和元）年のがん罹患率の上位を表6-2に示す。

*1 2019（令和元）年の統計では，1年間に新たに登録された患者数は99.9万人。

国立がん研究センター HP

表6-2　がん罹患率の順位
（2019〈令和元〉年）

	1位	2位	3位	4位	5位
男性	前立腺	大腸	胃	肺	肝臓
女性	乳房	大腸	肺	胃	子宮
全体	大腸	肺	胃	乳房	前立腺

資料）国立がん研究センターがん情報サービス「がん統計」（全国がん登録）

罹患率と死亡率の関係をみると，男性では前立腺がんの罹患率が最多であるが，死亡率はランク外である。女性では罹患率・死亡率ともに乳房，大腸がんが高い。注意すべきは，膵臓がんは罹患率はランク外であるが，死亡率では男性で第4位，女性では第3位であり，死亡率の高いがんであることである。

3）がん対策基本法と就労支援

がん対策を一層推進するため，がん対策の基本的施策を定めた**がん対策基本法**が2006（平成18）年に制定された。2016（平成28）年には改正法が成立し，がん患者の就労支援やがんに関する教育の推進が追加され，がん対策の一層の環境整備が図られた。

国が「**がん対策推進基本計画**」，都道府県が「都道府県がん対策推進計画」を策定することにより，がん対策を総合的かつ計画的に推進することとされている。

基本的施策として以下が挙げられている。
①がんの予防及び早期発見の推進
②がん医療の均てん化[*2]の促進等
③研究の推進等
④がん患者の就労等
⑤がんに関する教育の推進
2023（令和5）年3月に策定された第4期基本計画では，全体目標を「誰一人

がん対策基本法

厚生労働省
「がん対策基本計画」

*2 地域による医療サービスの格差を解消して，全国のどこでも均しい高度レベルの医療をうけられるようにすること。

---

column　日本人と胃がん

胃がんは日本人に多いがんであり，かつてはがん死因の1位であった。近年は減少傾向にあるといわれ，特に若年層では減少しているが，高齢化の影響を反映し罹患数や死亡数は少なくない。先進国の中では日本は今なお胃がんが多い。

胃がんが減少してきた背景としては，衛生環境の改善，冷蔵庫の普及，食生活の変化（塩分過剰摂取の減少など），ヘリコバクター・ピロリの除菌，がん検診の普及などが挙げられている。早期発見・早期治療により良好な経過が期待できるがんである。

取り残さないがん対策を推進し，全ての国民とがんの克服を目指す」とした上で，第3期基本計画で掲げられていた「がん予防」，「がん医療」，「がんとの共生」の3つの柱と「これらを支える基盤」をあわせた4分野について，現状・課題，施策，目標を見直している。具体的には，「がん予防」では，がん検診受診率の目標を60%に引き上げ，「これらを支える基盤」では，患者・市民参画の推進，デジタル化の推進の追加等を行った。また各分野内・間で一部項目を分離，移動することにより，がん対策のより一層の推進を図っている。

　国内では毎年約100万人が新たにがんと診断され，その約3分の1が就労世代である。がん対策基本法の改正により，事業者の努力義務として，がん患者の雇用継続に配慮するとともに，国や地方自治体のがん対策に協力するよう定められた。最近は労働環境の変化や医療技術の進歩などを背景として，治療を受けながら仕事を続けるニーズが高まり，特にがん患者の就労継続の問題については注目が集まっている。

　治療と就労の両立が社会的にも課題となり，「事業場における治療と仕事の両立支援のためのガイドライン※1」が公表され，がんなどの患者の両立支援の環境整備や個別の両立支援の進め方などの具体的な取り組み方法が示されている。

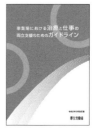

※1 厚生労働省「事業場における治療と仕事の両立支援のためのガイドライン（令和5年3月改訂版）」

4）がん検診

　がん検診はがんの二次予防（早期発見，早期治療）として有効な方法である。がん検診は，健康増進法（平成14年法律第103号）第19条の2に基づく健康増進事業として市町村が実施している。厚生労働省では，「がん予防重点健康教育及びがん検診実施のための指針」（平成20年4月1日付け健発第0331058号厚生労働省健康局長通知）を定め，市町村による科学的根拠に基づくがん検診を推進しており，内容は表6-3の通りである。ほとんどの市町村では，がん検診の費用の多くを公費で負担しており，一部の自己負担でがん検診を受けることが出来る。また職場や，健康保険組合等でもがん検診を実施している場合がある。人間ドックで個人的にがん検診を受ける場合もある。

　日本のがん検診受診率は，がん検診の実施形式を問わず全体としての受診率は「国民生活基礎調査」にて自己申告により調査されている。2020（令和4）年に

表6-3　指針で定めるがん検診の内容

種類	検査項目	対象者	受診間隔
胃がん検診	問診に加え，胃部エックス線検査又は胃内視鏡検査のいずれか	50歳以上 ※当分の間，胃部エックス線検査については，40歳以上に対し実施可	2年に1回 ※当分の間，胃部エックス線検査については，年1回実施可
子宮頸がん検診	問診，視診，子宮頸部の細胞診及び内診	20歳以上	2年に1回
肺がん検診	質問（問診），胸部エックス線検査及び喀痰細胞診	40歳以上	年1回
乳がん検診	質問（問診）及び乳房エックス線検査（マンモグラフィ）　※視診，触診は推奨しない	40歳以上	2年に1回
大腸がん検診	問診及び便潜血検査	40歳以上	年1回

資料）厚生労働省「がん予防重点健康教育及びがん検診実施のための指針（最終改正：2023年6月）」

実施された結果によると，男性では，胃がん，肺がん，大腸がん検診の受診率は50％前後であり，女性では，乳がん，子宮頸がん検診を含めた5つのがん検診の受診率はいずれも50％に達していない（**図6-3**）。がん検診の受診率を向上させるため，毎年10月に「がん検診受診率向上に向けた集中キャンペーン」を実施し，がん検診の重要性の理解を広めている。

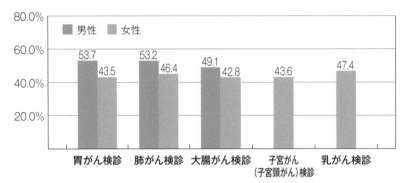

※胃がんは50歳から69歳，肺がん，乳がん，大腸がんは40歳から69歳，子宮がん
　（子宮頸がん）は20歳から69歳が算定対象。
※肺がん，大腸がんは過去1年間，胃がん，子宮がん（子宮頸がん），乳がんは過去
　2年間の受診率を算定。
資料）厚生労働省「2022年国民生活基礎調査」2023[*1]

図6-3　がん検診の受診率

＊1 国民生活基礎調査では，健康に関する調査は3年に1度の大規模調査年のみ実施。

> **column　がんの一次予防**
>
> 　がんの一次予防とは，がん発症を未然に防ぐことである。がんの原因への対策はがん罹患低減につながる。国立がん研究センターがん情報サービスによると，日本人の男性のがんの53％，女性のがんの28％は生活習慣や感染が原因と推計されており，原因として男性で2番目，女性で1番多いのが感染性因子である。
>
> 　感染性因子とがん発症との関連の主なものには，B型およびC型肝炎ウイルスによる肝がん，ヒトパピローマウイルスによる子宮頸がん，ヒトTリンパ球ウイルスによる成人T細胞白血病，ヘリコバクター・ピロリ（細菌）による胃がんがある。
>
> 　また，男性で最もリスクが高いのは喫煙である。この他，飲酒，食事要因，過体重や肥満などの影響がみられる。
>
> 資料）国立がん研究センターがん情報サービス

2．循環器疾患

　循環器疾患 circulatory disease とは，心臓病と血管（動脈と静脈）疾患の総称である。WHOの国際疾病分類第10改訂版（ICD-10）[*2]によると，循環器疾患はⅠ00-Ⅰ99として基本分類コードとなっており，大分類では高血圧性疾患，虚血性心疾患，脳血管疾患，その他の心疾患となっている。2020（令和2）年の患者調査によれば，外来受療率（人口10万対）では，循環器系疾患は消化器系疾患等に次いで第4位であり，入院では精神及び行動の障害に次いで第2位で

＊2 2018年6月に世界保健機関（WHO）が，国際疾病分類の第11回改訂版（ICD-11）を公表し，2022年1月に発効された。現在，日本では国内適用に向けた作業が進められている。➡第3章 p.42参照。

ある。傷病名でみると，外来受療率では循環器系の高血圧性疾患が第1位であり，入院受療率では精神及び行動の障害の統合失調症に次いで循環器疾患系の脳血管疾患が第2位である。2018（平成30）年には，循環病予防や患者受け入れなどの充実を図るために**循環病対策基本法**[*1]が制定され，本法律に基づく循環器病対策推進基本計画[*2]において，国や都道府県が推進する諸施策が示されている。

1）高血圧

　高血圧には，**本態性高血圧**（原因がはっきりしないもの）と，**二次性高血圧**（原因が特定できるもの）がある。発症者の約9割が本態性高血圧であり，生活習慣などの環境因子や遺伝因子により生じる。一方，二次性高血圧は，腎臓，心臓，血管の病気や，血圧を上昇させるホルモンの異常などにより生じ，若年発症者に多くみられる。

　高血圧は，脳血管疾患，虚血性心疾患，慢性心不全など多くの重大な循環器疾患のリスクを高めるため，血圧のコントロールが重要となる。WHO/ISH（国際高血圧学会）1999の基準によると，高血圧は収縮期血圧140mmHg，拡張期90mmHg（140/90）のいずれかを超えた血圧としている。わが国の血圧値の分類は，日本高血圧学会により示されている（**表6-4**）。2019年に高血圧治療ガイドラインが改訂され，高血圧の基準140/90mmHg以上には変更はないが，**正常**

＊1　正式名称は「健康寿命の延伸等を図るための脳卒中、心臓病その他の循環器病に係る対策に関する基本法」

＊2　**循環器病対策推進基本計画**：計画は6年ごとに更新すると法で定められ、2023（令和5）年3月に以下の第2期循環器病対策推進計画が閣議決定された。
【全体目標】
2040年までに3年以上の健康寿命の延伸及び循環器病の年齢調整死亡率の減少
【個別施策】
1. 循環器病の予防や正しい知識の普及啓発
2. 保健、医療及び福祉に係るサービスの提供体制の充実
3. 循環器病の研究推進

厚生労働省
「循環器病対策推進基本計画」

表6-4　成人における血圧値の分類

分類	診察室血圧（mmHg）			家庭血圧（mmHg）		
	収縮期血圧		拡張期血圧	収縮期血圧		拡張期血圧
正常血圧	<120	かつ	<80	<115	かつ	<75
正常高値血圧	120−129	かつ	<80	115−124	かつ	<75
高値血圧	130−139	かつ/または	80−89	125−134	かつ/または	75−84
Ⅰ度高血圧	140−159	かつ/または	90−99	135−144	かつ/または	85−89
Ⅱ度高血圧	160−179	かつ/または	100−109	145−159	かつ/または	90−99
Ⅲ度高血圧	≧180	かつ/または	≧110	≧160	かつ/または	≧100
（孤立性）収縮期高血圧	≧140	かつ	<90	≧135	かつ	<85

資料）日本高血圧学会高血圧治療ガイドライン作成委員会編：「高血圧治療ガイドライン2019」ライフサイエンス出版，p.18，表2-5より転載

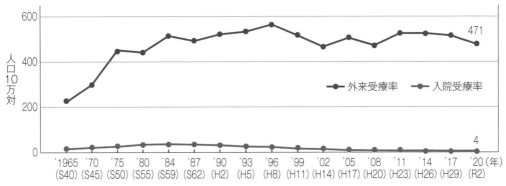

資料）厚生労働省「患者調査」，厚生労働統計協会『国民衛生の動向 2023/2024』2023より作成

図6-4　高血圧の受療率の推移

高値血圧(120 ～ 129/80mmHg未満)以上のすべての者は，生活習慣の改善が必要であるとした。また，脳血管疾患の合併症を低下させるために，成人と高齢者の降圧目標が引き下げられた。

高血圧の統計について，2020（令和2）年の患者調査による受療率では，入院受療率は低いものの，外来受療率はICD－10の中分類（病名）では第1位である。受療率は1960〜1980年代にかけて大幅に増加した（図6‐4）。この頃，脳血管疾患の死亡率が急激に低下しており，戦後の循環器疾患対策において高血圧対策が役割を果たしたことが示唆される。高血圧の受療率は40歳代後半より急増し，加齢に伴う上昇がみられるが，若年期からの生活習慣の影響がこの時期に現れているともいえる。

高血圧の予防としては，減塩，肥満の是正が重要である。その他，運動不足，過剰飲酒を控えることなどが挙げられる[*1]。

＊1 生活習慣病とその対策：
➡第5章を参照。

2）脳血管疾患

脳血管疾患 cerebrovascular diseasesは脳の血管による循環障害であり，脳内出血，脳梗塞，くも膜下出血の3種がある。

脳血管疾患の粗死亡率は，1980（昭和55）年までの30年間，日本人の死亡原因の第1位を占めていたが，その後1981（昭和56）年に第2位，1985（昭和60）年に第3位となり，2018（平成30）年からは第4位となっている。

脳血管疾患の死亡の内訳は，以前は**脳内出血**の割合が高かったが，1960（昭和35）年以降，脳内出血が急激に減少して，**脳梗塞**の割合が高くなっている。2022（令和4）年の死亡率（人口10万対）は脳梗塞が48.6，次いで脳内出血が27.4，くも膜下出血9.4となっている。1951（昭和26）年以降のそれぞれの推移を図6‐5に示す。また，患者調査での受療率は減少傾向である（図6‐6）。

脳血管疾患の危険因子としては，メタボリックシンドロームや高血圧，糖尿病，脂質異常症などの基礎疾患があり，特に高血圧は最大の原因と考えられる。そのため予防としては，減塩，適正エネルギーの摂取，野菜・果物の摂取，飲酒，喫煙を控えることなどが挙げられる。

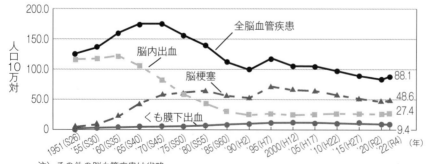

注）その他の脳血管疾患は省略
資料）厚生労働省「人口動態統計」より作成

図6‐5 脳血管疾患の死亡率（人口10万対）の推移

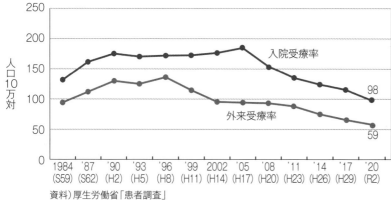

資料）厚生労働省「患者調査」

図6‐6　脳血管疾患の受療率の推移

3）心疾患

　疾病統計において「心疾患 heart diseases」は心臓病を指している。近年，生活習慣病の冠動脈性心疾患 Coronary Artery Disease；CADが心疾患の主要疾患となっている。

　心疾患の死亡率は1997（平成9）年以来，死因の第2位を占めている。年次推移をみると1993（平成5）年までは年々上昇傾向であったが，1995（平成7）年のICD-10導入に伴い，死亡診断書での心不全の死因の記載方法の変更により，一時期死亡率減少がみられた。2002（平成14）年より再び増加に転じ，以後，漸増傾向にある。2022（令和4）年の粗死亡率（人口10万対）は190.9であった。心疾患と，その一部である虚血性心疾患とに分けて死亡率の推移をみると，生活習慣病である虚血性心疾患の死亡率はほぼ横ばいから近年はやや低下し，虚血性心疾患の占める割合は，2022（令和4）年では31.0%であり，漸減傾向にある（**図6‐7**）。

　次に患者調査での受療率でみると，外来と入院を合わせた受療率は心疾患全体では近年はほぼ横ばいであるが，心疾患を虚血性疾患とその他の疾患に分けてみ

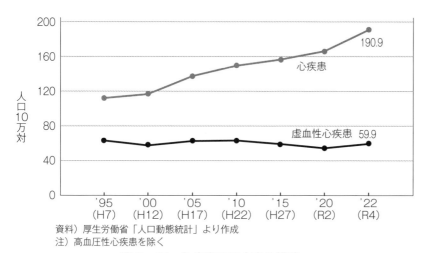

資料）厚生労働省「人口動態統計」より作成
注）高血圧性心疾患を除く

図6‐7　心疾患の死亡率の推移

ると，虚血性心疾患は減少傾向，その他の心疾患は増加傾向である（図6‐8）。

虚血性心疾患の危険因子としては，**喫煙，LDLコレステロール高値，高血圧，**メタボリックシンドロームなどが挙げられる。喫煙や飽和脂肪酸，酒，食塩の摂りすぎ，運動不足，ストレスなどの因子を除去することが予防につながる。

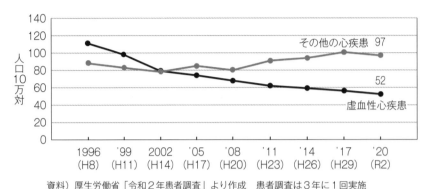

資料）厚生労働省「令和2年患者調査」より作成　患者調査は3年に1回実施

図6‐8　心疾患の受療率の推移

3．代謝疾患

1）肥満・メタボリックシンドローム

肥満（fatness, obese）とは体内に脂肪が過剰に蓄積した状態をいう。肥満の指標には**BMI**[*1]が用いられている。日本肥満学会は2000（平成12）年，BMI18.5以上25未満を普通体重，BMI25以上を肥満と定義した。また，高度な肥満は高度でない肥満と比して，病態や合併する健康障害が異なる特徴をもつことから，同学会は2016（平成28）年，BMI≧35を**高度肥満**と定義している。

脂肪細胞は単なる脂肪蓄積機能だけでなく，糖や脂肪代謝をつかさどる**アディポサイトカイン** adipocytokineを放出している。腹腔内脂肪蓄積はこのアディポサイトカインの分泌異常が生じて動脈硬化を促進し，糖代謝異常，脂質異常症，高血圧などを引き起こしたり悪化させる。このように，内臓肥満に高血圧，高血糖，脂質異常症が組み合わさることにより，心疾患や脳血管疾患になりやすい病態のことを**メタボリックシンドローム** metabolic syndromeと呼ぶ。日本におけるメタボリックシンドロームの診断基準を，**表6‐5**に示した。日本の基準では内臓脂肪蓄積の存在が必須項目となっている。

肥満の統計は，健康増進法でなされる「国民健康・栄養調査」で出される[*2]。成人男女の肥満者の割合の推移をみると図6‐9となる。全体として男性では過去40年で増加傾向にあるが，女性では変化がみられない。また，年齢階級別の割合を2019（令和元）年の調査結果からみると，男性は40～50代が高く，3分の1強である。一方，女性の肥満率は年齢依存性がある（図6‐10）。

図6‐11ではメタボリックシンドロームの統計を年齢別に示している。男性で

*1 **BMI (Body Mass Index)**：ボディマス指数や体格指数とも呼ばれ，成人の肥満度を表す国際的な体格指数。以下の式で算出。
体重（kg）÷（身長〈m〉)^2

*2 調査ではBMI25kg/m^{2}以上を肥満と判定。

割合が高く，男女ともおおむね年齢が上がるほどメタボリックシンドロームが疑われる者[1]の割合が高くなっている。2008（平成20）年より，メタボリックシンドローム対策を主な目的の一つとする，特定健康診査・特定保健指導が行われている[2]。

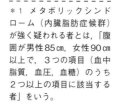

＊1　メタボリックシンドローム（内臓脂肪症候群）が強く疑われる者とは，「腹囲が男性85cm，女性90cm以上で，3つの項目（血中脂質，血圧，血糖）のうち2つ以上の項目に該当する者」をいう。

＊2　特定健康診査・特定保健指導：➡第14章p.197を参照。

＊3　空腹時血糖の基準値は110mg/dLとしているが，特定保健指導における保健指導対象者の選定では国際基準を採用し，100mg/dLを基準としている。

表6-5　メタボリックシンドローム診断基準
（日本内科学会，日本動脈硬化学会など8学会による合同基準）

必須項目		（内臓脂肪蓄積）ウエスト周囲径	男性 ≧ 85cm 女性 ≧ 90cm
選択項目 3項目のうち 2項目以上	1.	高トリグリセリド血症 かつ／または 低HDLコレステロール血症	≧ 150mg/dL < 40mg/dL
	2.	収縮期（最大）血圧 かつ／または 拡張期（最小）血圧	≧ 130mmHg ≧ 85mmHg
	3.	空腹時高血糖[3]	≧ 110mg/dL

＊内臓脂肪面積　男女ともに≧100cm²に相当
＊CTスキャンなどで内臓脂肪量測定を行うことが望ましい。
＊ウエスト径は立位・軽呼気時・臍レベルで測定する。脂肪蓄積が著明で臍が下方に偏位している場合は肋骨下縁と前上腸骨棘の中点の高さで測定する。
＊メタボリックシンドロームと診断された場合，糖負荷試験が薦められるが診断には必須ではない。
＊高TG血症・低HDL-C血症・高血圧・糖尿病に対する薬剤治療をうけている場合は，それぞれの項目に含める。
＊糖尿病，高コレステロール血症の存在はメタボリックシンドロームの診断から除外されない。
資料）厚生労働省「e−ヘルスネット」サイトより

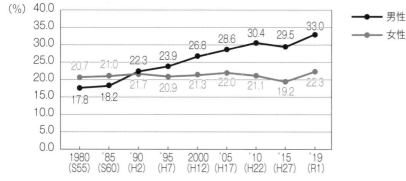

※妊婦は除外
資料）厚生労働省「平成29年国民健康・栄養調査報告」，「国民健康・栄養調査の概要」より作成

図6-9　肥満者（BMI≧25kg/㎡）の割合の年次推移（20歳以上，男女別）

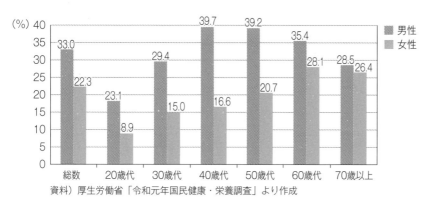

資料）厚生労働省「令和元年国民健康・栄養調査」より作成

図6-10　肥満者の割合（20歳以上，性・年齢階級別）

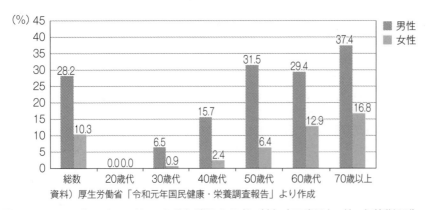

資料）厚生労働省「令和元年国民健康・栄養調査報告」より作成

図6‐11　メタボリックシンドロームが強く疑われる者の割合（20歳以上，性・年齢階級別）

２）糖尿病

　糖尿病 diabetesとは，すい臓からのインスリン分泌異常による糖代謝異常性疾患をいう。１型糖尿病（インスリン依存型）と２型糖尿病（インスリン非依存型）がある。多くは２型であり２型は遺伝的要因に生活習慣が加わって発症する。

　慢性的な高血糖は微小血管の障害を引き起こし，**網膜症**，**腎症**，**末梢神経障害**などの合併症（三大合併症）を伴うことがある。

　糖尿病の統計を患者調査の受療率でみると，戦後経済成長とともに上昇傾向だが，1996（平成８）年以降は増減している（**図6‐12**）。また，糖尿病が強く疑われる者[1]は約1,000万人と推定される。その割合を年齢層別にみると，男女とも年齢依存性がある（**図6‐13**）。糖尿病が強く疑われる者の割合は男性でやや高く，年齢が上がるほど増加する傾向がみられる。また，糖尿病合併症に関して，日本透析医学会の調査では，2021（令和３）年の新規透析導入患者のうち透析導入の原因疾患が糖尿病性腎症である人は１万5,271人で第１位（40％）であった。さらに，同年度中に糖尿病を主原因として新規に視覚障害と認定された人は1,302人にのぼる[2]。

　肥満を予防するとともに，適切な食習慣，運動習慣が重要である。

＊１　糖尿病が強く疑われる者とは，「ヘモグロビンA1cの測定値があり，身体状況調査票（7）（c）及び（8）に回答した者のうち，ヘモグロビンA1c（NGSP）の値が6.5％以上，または，身体状況調査票の（8－1）『現在，糖尿病治療の有無』に『1 有』と回答した者」をいう。

＊２　厚生労働省「令和３年度福祉行政報告例」2023

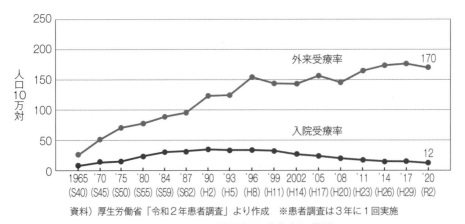

資料）厚生労働省「令和２年患者調査」より作成　※患者調査は３年に１回実施

図6‐12　糖尿病の受療率の推移

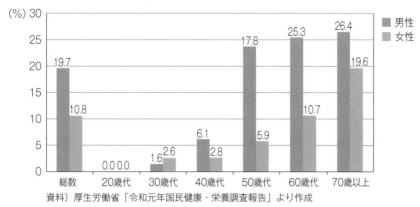

資料）厚生労働省「令和元年国民健康・栄養調査報告」より作成

図6‐13　糖尿病が強く疑われる者の割合（20歳以上，性・年齢階級別）

3）脂質異常症

　脂質異常症 dyslipidemia とは，血中のコレステロールや中性脂肪などの脂質（lipids）が異常値を示す状態をいう。動脈硬化の危険因子として重要である。

　脂質異常症の統計を示した（**図6‐14**）。脂質異常症が疑われる者[*2]は，全体の24.0％に達していた。これを年代別で見ると，男女とも70歳代以上が最多となっていた。

　予防には，体重を適切にし，バランスのよい食事，飽和脂肪酸やコレステロール摂取を抑えること，運動習慣をもつことなどが挙げられる。

＊2　脂質異常症が疑われる者とは，「HDL コレステロールが40mg／dL未満，もしくはコレステロールを下げる薬または中性脂肪（トリグリセライド）を下げる薬を服用している者」をいう。

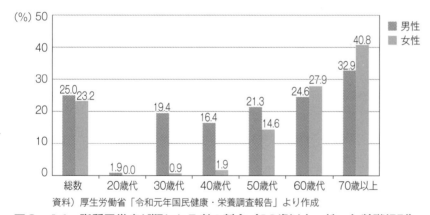

資料）厚生労働省「令和元年国民健康・栄養調査報告」より作成

図6‐14　脂質異常症が疑われる者の割合（20歳以上，性・年齢階級別）

column　女性の脂質異常症・骨粗しょう症

　女性ホルモン（エストロゲン）は，月経をコントロールする働きの他に，脂質代謝に影響して脂質異常症，動脈硬化などの発症を抑える働きもある。しかし，女性は50歳前後で閉経を迎えるとエストロゲンが低下するため，脂質異常症の割合が急増して生活習慣病のリスクが高まる。

　さらに，エストロゲンは骨量にも影響する。閉経や加齢によりエストロゲンが低下すると骨量が減少し骨粗しょう症が増加する。

　食生活の見直しや運動習慣の実践などによる健康管理も重要である。

4. 骨・関節疾患

1）骨粗しょう症，骨折

　骨粗しょう症 osteoporosis とは，骨量（骨密度）が減じ，骨が脆弱になった状態をいう。骨の成分に異常はなく，骨組織が減少するものである。

　骨粗しょう症の統計として，最大の特徴は女性の患者が多いことで，第二の特徴は高齢者に多いことである。骨量は20歳代で最高に達し，40歳代まで維持し，その後減少する。女性の骨量は閉経後にやや減少し（閉経後骨粗しょう症），高齢期に急減する（老人性骨粗しょう症）。年齢分布を国民生活基礎調査による通院者率で見ると，女性では50歳代より増加し，急増は60歳代である（**図6‐15**）。

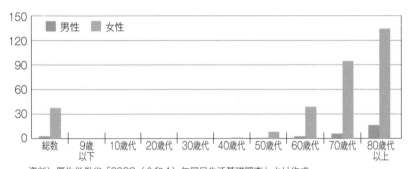

資料）厚生労働省「2022（令和4）年国民生活基礎調査」より作成

図6‐15　骨粗しょう症の通院者率（人口千対）

　骨粗しょう症が進行すると**骨折**が起こりやすくなる。骨折が生じやすい部位は背骨（椎体），手首の骨（橈骨遠位端），太もものつけ根の骨（大腿部近位部）などである。骨粗しょう症で最も多くみられるのが脊椎（椎体）圧迫骨折であり，次に多いのが大腿骨近位部骨折である。大腿骨の骨折は，骨折後回復までに時間を要すること，骨折後1年以内の死亡率は10％前後と報告されている。

　骨粗しょう症を発症しやすい要因としては，加齢，性別（女性）の他，食事の偏り，運動不足などがある。カルシウム，ビタミンD，ビタミンKなどの不足に注意し，日光を浴び，運動することは骨粗しょう症の予防につながる。

> **column　骨粗しょう症の診断**
>
> 　骨粗しょう症は，脆弱性骨折（軽微な外力によって発生した非外傷性骨折）がない場合，骨密度が，YAM（Young Adult Mean；若年成人平均値）の70％以下，または-2.5SD（Standard Deviation＝標準偏差）以下である場合に診断され，骨折の危険があると考えられる。YAMとは，腰椎では20～44歳，大腿骨近位部では20～29歳の骨密度の値の平均値である。骨密度を測定すると，若年成人の骨密度を100％として何％であるかを算出した数値が示される。

2）変形性関節症

変形性関節症 osteoarthritis は関節軟骨が加齢により磨耗，変性し，痛みや腫れをきたす疾患である。診断はX線で行う。**関節裂隙**の狭小化，**骨棘**形成（関節外に骨が棘のように新生される），関節面骨硬化がみられる。変形性関節症は全関節にみられるが，ひざ関節，股関節，脊椎での関節症が知られる。下肢，とくに膝関節が多い。2008（平成20）年の「介護予防の推進に向けた運動器疾患対策について報告書」によると[1]，変形性膝関節症の患者について，自覚症状を有する者は約1,000万人，潜在的な患者は約3,000万人，変形性腰椎症については，自覚症状を有する者は約1,000万人，潜在的な患者は約3,300万人と推定されている。また，2022（令和4）年の国民生活基礎調査では，介護が必要になった主な原因として要支援者では「関節疾患」が最多（19.3％）であった。

変形性膝関節症では日本人ではO脚を基因とし，膝関節の内側部が多い。また，変形性股関節症も比較的罹患者数の多い疾患である。日本人では先天性股関節脱臼による二次性のものがほとんどであり，女性が圧倒的に多い。変形性関節症を発症しやすい要因として，加齢，肥満，性別（女性）などが関係していると考えられる。

＊1　厚生労働省「介護予防の推進に向けた運動器疾患対策について報告書」2008

5. その他の疾患

1）慢性腎臓病 CKD

慢性腎臓病 Chronic Kidney Disease；**CKD**は，さまざまな原因により，腎障害や腎機能の低下が持続する病態をいう。CKDでは末期腎不全になり，人工透析や腎移植による治療が必要となったり，心血管疾患を発症する危険が高いことが知られている。日本人のCKD患者は約1,300万人と推計され，患者は増加している。

人工透析導入患者の原疾患は糖尿病性腎症が最多であり，次いで慢性糸球体腎炎，腎硬化症である。腎硬化症は高血圧や動脈硬化などで腎血流が低下し腎機能低下をきたす状態である。人工透析患者は日本透析医学会の調査によると2021（令和3）年末において34万9,700人となっている。

CKDの定義は以下の①，②のいずれか，または両方が3カ月以上持続することで診断する。

①尿異常，画像診断，血液，病理で腎障害の存在が明らかで，特に0.15 g/gCr以上の蛋白尿（30 mg/gCr以上のアルブミン尿）の存在が重要。

②糸球体の濾過能力（GFR）＜60 mL/分/1.73 m²

日本人のGFR推算式を用いて算出する。

eGFRcreat（mL/分/1.73 m²）＝194×血清Cr（mg/dL）$^{-1.094}$×年齢（歳）$^{-0.287}$

女性の場合には ×0.739

CKDは進行すると生命やQOLに重大な影響を及ぼし得るが，早期発見・早期治療により，重症化予防が可能となる。CKDは初期には自覚症状に乏しく，末期になるまで自分では気がつくことが少ないことから，定期的に健診を受診することが重要である。

CKDの背景因子として，高血圧，糖尿病などの生活習慣病がある。減塩や運動習慣による高血圧の予防や糖尿病の予防はCKD対策につながる。

2）慢性閉塞性肺疾患 COPD

慢性閉塞性肺疾患 Chronic Obstructive Pulmonary Disease；**COPD**は，気道の閉塞が生じ，気道抵抗が高まり，肺への酸素吸入と二酸化炭素排気の不都合が生じている状態である。従来，慢性気管支炎や肺気腫と呼ばれてきた疾患の総称である。

症状は肺の炎症のための咳や痰であるが，進行するに従い血中の酸素量が減じていき，呼吸困難を生じていく。初期のころは階段や運動時に息切れが起こっていくが，次第に平地歩行でも息切れするようになる。さらに進行すると，安静時でも息苦しくなり，酸素療法が必要となる。

COPDによる死亡数は近年約2万人である。患者数は2020（令和2）年の患者調査では38万人と推計されている。しかし2001（平成13）年に日米で実施された大規模疫学研究（NICE Study[*1]）では530万人の患者が存在すると推計されており，わずかな割合の人しか診断や治療を受けていない可能性もある。

COPDの最大の原因は喫煙であり，生活習慣を背景とする生活習慣病といえる。喫煙者の15〜20％がCOPDを発症し，COPD患者の90％に喫煙歴があるといわれている。

生活での注意として，喫煙者は咳，痰の症状が続く場合COPDの疑いがあり，階段での息切れがある場合はCOPDの進行した状態といえるので，即禁煙が必要である。毎日の軽い運動は有効であるとされている。

＊1 **NICE Study**：Nippon COPD Epidemiology。日本では40歳以上の男女2,666名を対象として，2001年にCOPDの有病率や患者数等の調査が行われた。

3）肝疾患

肝疾患 liver disease は病気の進行の程度によって，急性肝炎，慢性肝炎，肝硬変に分類される。肝臓は沈黙の臓器とも呼ばれ，病気がある程度進行しないと自覚症状が現れないため，症状が出現した時には病状が進んでいる可能性がある。肝疾患の主な原因は，肝炎ウイルス，アルコール，肥満である。

肝炎ウイルスには，A型，B型，C型，D型，E型があるが，慢性肝炎，肝硬変の原因となるのはB型肝炎ウイルス（HBV）とC型肝炎ウイルス（HCV）であり（**図6‐16**），これらは肝がんの原因ともなる。肝炎ウイルスの持続感染者はHBVが110万〜140万人，HCVが190万〜230万人と推計されている。HBVとHCVは血液や体液を介して感染する。HBVは母子感染，性行為感染が問題となる。

アルコールの多量飲酒を長期間続けていると，肝臓は徐々に障害を受け，アルコール性脂肪肝となり肝機能が低下する。さらに多量飲酒を継続すると，**アルコール**

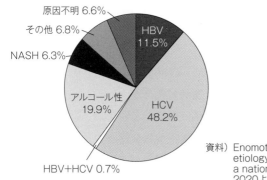

図6‐16　肝硬変の成因 ：2018年全国調査（n=48,621）

性肝炎，そしてアルコール性肝硬変に進行する場合がある。

　近年，生活習慣の欧米化が進み，過栄養によって肥満が増加し，**脂肪肝**の割合が増加している。多量飲酒をしない人でも，肥満や糖尿病等が原因で脂肪肝から肝炎を発症し，肝硬変に移行するケースが知られている。このような非アルコール性の脂肪肝から発症する肝炎は**非アルコール性脂肪肝炎** nonalcoholic steatohepatitis；NASHと呼ばれ，メタボリックシンドロームの肝臓における表現型とも考えられている。肥満，糖尿病，脂質異常症への対策とともに，適切な食習慣，運動習慣の実践が重要である。

　総合的な肝炎対策を推進するため，2009（平成21）年に**肝炎対策基本法**が成立し，同法に基づいて**肝炎対策の推進に関する基本的な指針**が策定されている。指針の2022年の改正では，肝硬変，または肝がんへの移行者を減らすことを目標として，肝炎医療，肝炎ウイルス検査を推進すること等が挙げられている。

肝炎対策の推進に関する
基本的な指針

4）アレルギー疾患

　アレルギー疾患 allergic diseasesとは，アレルゲン（アレルギーの原因物質）に起因する免疫反応により人体に生じる有害な局所的，または全身的な反応による疾患である。アレルギー疾患には，気管支喘息，アトピー性皮膚炎，アレルギー性鼻炎，アレルギー性結膜炎，花粉症，食物アレルギー等がある。アレルギー疾患は生活環境の変化等により増加しており，乳幼児から高齢者まで，国民の約2人に1人が何らかのアレルギー疾患を有していると言われている。アレルギー疾患には，急激な症状の変化の繰り返しや重症化をして日常生活へ大きな影響を及ぼすものがある。アナフィラキシーショック等，命に関わる症状が出現する場合もある。

　アレルギー疾患に関する正しい情報に基づいて，治療，予防，対応をしていくことが重要であることから，2015（平成27）年に**アレルギー疾患対策基本法**が施行された。基本理念として，生活環境の改善，適切な医療提供体制の確保，情報入手や生活の質の維持向上の支援，研究の推進が掲げられている。2017（平成29）年には同法に基づいて**アレルギー疾患対策の推進に関する基本的な指針**が厚生労働

アレルギー疾患対策の推進
に関する基本的な指針

省によって策定され(2022年改正),総合的なアレルギー疾患対策が推進されている。

5) 難病法と難病対策

　わが国の難病対策は昭和40年代のスモン病が契機となり，1972（昭和47）年に包括的な対策として難病対策要綱が策定されたことに始まる。難病対策の進め方は，調査研究の推進，医療施設の整備，医療費の自己負担の解消，の3つが挙げられ，難病の病因・病態の解明研究及び診療整備，難病に対する医療費の公費負担が目指された。その後，難病研究が進み，助成対象疾患や患者数が増えたことから，2015（平成27）年1月に**難病の患者に対する医療等に関する法律（難病法）**が施行された。

難病法

　難病とは，発症の機構が明らかでなく，治療方法が確立していない希少な疾病であって，長期の療養を必要とするものである。難病のうち，さらに，「患者数が本邦において一定の人数（人口の約0.1％程度）に達しないこと」「客観的な診断基準（またはそれに準ずるもの）が確立していること」の要件をすべて満たすものを指定難病として医療費助成の対象としている。指定難病は2021（令和3）年11月現在338疾患である。指定難病の新規診断は難病指定医のみが行う。

　難病研究は，難治性疾患政策研究事業と難治性疾患実用化研究事業の二つが行われている。また難病の普及・啓発活動を行っている組織には，難病情報センターや難病相談支援センターなどがある。難病法では，施行後5年以内を目途に施行状況を勘案して必要があれば見直しに向けた検討を行うことが規定されているため，見直しに向けた検討が進められている。

【参考文献】

・細胞検査士会ホームページ　http://www.ctjsc.com/ct/whatCT.htm
・花房規男他「わが国の慢性透析療法の現況（2021年12月31日現在）」日本透析医学会雑誌，55, 12：665-723, 2022
・公益社団法人 日本整形外科学会 ホームページ　https://www.joa.or.jp
・日本腎臓学会編『エビデンスに基づく CKD 診療ガイドライン 2018』東京医学社，2018
・日本肥満学会編『肥満症診療ガイドライン2022』ライフサイエンス出版, 2022
・日本消化器学会, 日本肝臓学会編「肝硬変診療ガイドライン2020」(改訂第3版) 南江堂，2020
・厚生労働省「令和4年版厚生労働白書」2022
・Enomoto H, Ueno Y, Hiasa Y, et al: Transition in the Etiology of Liver Cirrhosis in Japan: A Nationwide Survey. J Gastroenterol 55; 353-362: 2020
・難病情報センター ホームページ　https://www.nanbyou.or.jp/entry/4141

第 7 章

感染症とその予防

1. 主要な感染症

1）感染の成立と感染症の発生動向

　感染 infection とは宿主である人や動物の体内に微生物が侵入し，増殖することをいい，その感染を受けた人や動物が健康障害をおこした状態を発症という。なお，微生物に感染してから発症までの期間を**潜伏期** latent phase と呼ぶが，感染を受けても発症しない場合があり，これを**不顕性感染** inapparent infection という。一方，感染して発症した場合を**顕性感染** apparent infection という。感染には，数種の病原体の関与が見られる**混合感染** mixed infection，発症者から人へ感染する**二次感染** secondary infection，入院治療などで免疫が劣った時などに感染する**日和見感染** opportunistic infection 等がある。なお，後天性免疫不全症候群や梅毒などのように性接触や性行為を介して感染のみられる感染症を**性感染症** sexually transmitted infection,STI という。また，WHO は 1975（昭和 50）年に，「脊椎動物と人間の間で通常の状態で伝搬しうる疾病」を**人獣共通感染症** zoonosis と定義し，約 150 種をあげている。日本には炭疽，結核，サルモネラ症など約 50 種の存在が知られる[*1]。

　2019（令和元）年 12 月に中国湖北省武漢市において病原体不明の肺炎患者が発生した。これは後に，新型コロナウイルス（COVID-19）による感染症と判明した。この**新型コロナウイルス感染症**は，その後，世界各国で発生し，2020（令和 2）年 3 月 11 日に WHO は**パンデミック** pandemic（世界的大流行）を宣言した。2023（令和 5）年 6 月 21 日現在，世界の感染者数は 7 億 6,800 万人を超え，死亡者も約 690 万人にのぼる[*2]。なお同年 5 月 5 日に WHO は緊急事態の終了を宣言した。

　また WHO は 2020 年 8 月 25 日，ナイジェリアで野生株のポリオウイルス感染が終息し，アフリカ大陸の根絶を宣言した。現在，感染が続くのはアフガニスタンとパキスタンの 2 カ国である。

＊1　参考）厚生労働省「動物由来感染症」

＊2　新型コロナウイルス感染症 WHO 特設ページ：
https://extranet.who.int/kobe_centre/ja/covid

わが国における主な感染症の2021（令和3）年の患者数は以下のとおりである。1類および2類の感染症は，後述する結核を除いて届出はない。3類の患者数は，腸管出血性大腸菌感染症3,243人，コレラ0人，細菌性赤痢7人，腸チフス4人，パラチフス0人であった（**表7‐1**）。

表7‐1　感染症患者報告数・全報告数

2021（令和3）年1月～12月

感染症	総数(人)	感染症	総数(人)
細菌性赤痢	7	マラリア	30
腸チフス	4	ライム病	23
パラチフス	0	レジオネラ症	2,133
腸管出血性大腸菌感染症	3,243	レプトスピラ症	34
E型肝炎	460	アメーバ赤痢	537
A型肝炎	71	ウイルス性肝炎	203
エキノコックス症	35	急性脳炎	338
オウム病	9	クリプトスポリジウム症	5
回帰熱	10	クロイツフェルト・ヤコブ病	179
重症熱性血小板減少症候群	110	劇症型溶血性レンサ球菌感染症	622
つつが虫病	544	後天性免疫不全症候群（AIDS）	1,053
デング熱	8	ジアルジア症	32
日本紅斑熱	490	梅毒	7,978
日本脳炎	3	破傷風	93
ブルセラ症	1	バンコマイシン耐性腸球菌感染症	124

資料）厚生労働省「感染症発生動向調査」（厚生労働統計協会『国民衛生の動向2023/2024』より作成）

　なお**エムポックス**[1]（4類感染症）の患者は，2023（令和5）年11月6日時点で218例が国内確認されている。本感染症は1970（昭和45）年にザイール（現コンゴ民主共和国）で人への感染が初確認され，中央アフリカから西アフリカにかけて流行していた。2022年5月以降，欧州や米国等で市中感染が確認され，WHOは同年7月に本感染症について「国際的に懸念される公衆衛生上の緊急事態」を宣言した。世界では，2022年5月以降の流行で，2023年5月23日までに8万7千人以上の患者が報告されている。

　国際的にみると，エボラ出血熱の流行地域はアフリカ中央地域[2]であるが，2014（平成26）年に，リベリア，シエラレオネ，ギニアでの流行が確認された。西アフリカでの流行はこれが初めてである。ペスト流行は2017（平成29）年8月からマダガスカルで肺ペスト感染者数（確定と疑いを含む）の報告が増加し，同年10月31日までに1,838名の累積患者と64名の死亡が報告されている。わが国では1929（昭和4）年の患者発生を最後に報告はされていない[3]。

2）結核 tuberculosis

　日本では明治時代以降急速に蔓延し，かつては，死亡原因の第1位となり「国民病」と呼ばれた。1951（昭和26）年には「結核予防法」が制定された。しかし，ストレプトマイシンなどの特効薬の開発，BCG接種などにより，死亡者数が著しく減少し，2021（令和3）年の死亡数は1,844人となっている。また，既述の「結核予防法」は，2007（平成19）年に廃止され，結核は感染症法の**2類感染症**

*1　2022（令和4）年11月，WHOはサル痘の名称（旧英語名：monkeypox）が差別や誤解を招くとの意見を受け，英語名「mpox」に段階的に変更することを公表。2023（令和5）年5月26日付けでわが国の感染症法上の名称もエムポックスに改称された。

*2　2018年8月～2019年4月現在，コンゴ民主共和国にて流行した。2019年4月までの発症者数1,089人，死者679人。

*3　北海道大学・日本医療研究開発機構・科学技術振興機構ホームページ（平成29年11月17日）
https://www.jst.go.jp/pr/announce/20171117/index.html。

に分類された。2021（令和3）年の新登録患者数は，1万1,519人で，罹患率（人口10万対の新登録結核患者数）は9.2である（**表7‐2**）。

表7‐2　日本の新登録結核登録患者数，同罹患率

区　　分	1995(H7)	2000(H12)	'05(H17)	'10(H22)	'15(H27)	'20(R2)	'21(R3)
新登録結核患者数（人）	43,078	39,384	28,319	23,261	18,280	12,739	11,519
罹患率（人口10万対）	34.3	31.0	22.2	18.2	14.4	10.1	9.2
喀痰塗抹陽性肺結核*（人）	15,103	13,220	11,318	9,019	7,131	4,615	4,127
新登録結核患者数に占める割合	35.1%	33.6%	40.0%	38.8%	39.0%	36.2%	35.8%

※1995年は旧分類（塗抹陽性肺結核）
資料）厚生労働省「結核登録者情報調査年報集計結果」

　2021（令和3）年の傾向としては，患者の高齢化はさらに進行し，とくに新登録結核患者のうち80歳以上の結核患者数は44.1%となっている。80～89歳から罹患率も高くなっており，70歳代と比較して約2.5倍となっている。また，罹患率を地域別にみると首都圏，中京，近畿地域等の大都市において高い傾向が続いている。新登録結核患者罹患率（人口10万対）は，大阪市18.6，北九州市15.2，堺市14.5，神戸市13.2，名古屋市11.3，東京都特別区11.1であった。

　国際的にみると，2021年の罹患率（人口10万対）は，アメリカ合衆国2.6，スウェーデン3.8，カナダ5.3，オーストラリア6.5であり，日本の9.2という罹患率は先進諸国の中では高い[1]。

　2021（令和3）年末現在の結核登録患者数は2万7,554人，活動性全結核患者数は7,744人である（**表7‐3**）。

　厚生労働省によると，2012（平成24）年には，世界で860万人が罹患し，130万人が結核で死亡している。また，その99%が開発途上国に集中している。このようなことから，WHOは1997（平成9）年の世界保健総会においてドイツの細菌学者ロベルト・コッホが結核菌を発見した3月24日[2]を世界結核デーと定め，結核対策の重要性を呼びかけている。わが国では，感染症法に則って，医療機関で結核患者を発見した場合，最寄りの保健所に直ちに報告しなければならない。保健所は，感染症診査協議会に諮問して結核かどうかの判定をしてもらう。結核であるとの答申が出されたら，結核登録票を作成し，患者の管理を行う。なお，患者は公費負担申請を経て，結核医療公費を得ることができる。また，予防接種については，現在は予防接種法により，生後1歳までの間にBCGを直接接

*1 WHO Tuberculosis profile https://worldhealthorg. shinyapps.io/tb_profiles/

＊2 結核菌の発見は1882年。

表7‐3　日本の結核登録患者数（各年末時）

区　　分	1995(H7)	2000(H12)	'05(H17)	'10(H22)	'15(H27)	'20(R2)	'21(R3)
結核登録患者数（人）	168,581	99,481	68,508	55,573	44,888	31,551	27,754
活動性全結核患者数*（人）	65,167	41,971	23,969	17,927	12,534	8,640	7,744
有病率（人口10万対）	51.9	33.1	18.8	14.0	9.9	6.8	6.2

※活動性結核は体内で結核菌が増殖して症状を呈する段階で，「喀痰塗抹陽性」「菌陰性」「肺外結核活動性」などに分類される。
　1995年のデータは改正前の旧分類による
資料）厚生労働省「結核登録者情報調査年報集計結果」

種することになっている。

3）インフルエンザ influenza

流行が短期間に世界的に拡大し，多数の人々が年齢を問わず感染する。インフルエンザウイルスは抗原性の違いにより，A型，B型，C型，D型に分類されるが，パンデミックを起こすのはA型である。A型ウイルスはさらに，表面抗原の違いによりHA（H1〜H15），NA（N1〜N9）の亜型に分類され，パンデミックを起こすのはH1〜H3の3種，N1〜2の2種である。

パンデミックはウイルスの表面抗原，とくにHAが不連続変異を起こして新しい型になったため，この新型ウイルスに免疫を持たない多くのヒトに感染が拡大したと考えられている。かつては「はやり風邪」と呼ばれ，「お駒風」「琉球風」などと流行によって世相を反映したさまざまな名がつけられた。感染症法による分類は**表7‐4**を参照。なお，予防接種法ではB類疾病として指定され，原則65歳以上を対象としている。

表7‐4　感染症法によるインフルエンザの分類

2020（令和2）年3月現在

		感染症名
感染症類型	2類感染症	・鳥インフルエンザ（H5N1） ・鳥インフルエンザ（H7N9）
	4類感染症	・鳥インフルエンザ （鳥インフルエンザ（H5N1,H7N9）を除く）
	5類感染症	・インフルエンザ （鳥インフルエンザおよび新型インフルエンザ等感染症を除く）
新型インフルエンザ等感染症		・新型インフルエンザ ・再興型インフルエンザ

資料）厚生労働統計協会『国民衛生の動向2023/2024』2023をもとに作成

4）コロナウイルス coronavirus

人に感染を起こすコロナウイルスは，HCOV-229 E，HCOV-OC43，HCOV-NL63，HCOV-HKU1，SARS-COV，MERS-COV，および新型コロナウイルスCOVID-19の7種類が知られている。はじめの4種類は軽症の上気道疾患に関連するウイルスで風邪の症状を引き起こす。後の3種は動物に感染していたコロナウイルスが変異を起こして人に感染するようになったものである。

（1）重症急性呼吸器症候群
SARS-COV：Severe Acute　Respiratory Syndrome

2002（平成14）年11月に中国広東省で最初の感染者が報告された。これはSARSコロナウイルスによる全身性の感染症である。WHOは2003（平成15）年7月に終息を宣言した。世界32の国と地域から報告され，感染者は8,089人，死亡者は774人であった。なお，わが国では感染患者は確認されなかった。飛沫および接触感染が主体であり，感染動物はハクビシン，コウモリ等と言われるが確定的な結論は出ていない。

（2）中東呼吸器症候群
MERS-COV：Middle East Respiratory Syndrome

2012（平成24）年以降，サウジアラビア，アラブ首長国連邦等の中東地域で発生している重症呼吸器感染症である。基礎疾患のある人や高齢者が重症化しやすいとされる。感染動物はヒトコブラクダである。MERS発生地域でラクダに触れたり，ラクダの未加熱肉や未殺菌乳の摂取は感染のリスクを高める。感染は飛沫および接触感染とされる。診断確定患者数は，WHOによると，2012年9月～2019（令和元）年11月末までに感染者2,494名，死亡者858名とされる。

（3）新型コロナウイルス感染症 COVID - 19

わが国では2020（令和2）年1月15日に初めて感染者が確認され，同年2月1日，感染症法の指定感染症に指定した。同時に，検疫法の検疫感染症に指定された。指定感染症は通常1年間有効で，その後必要があれば1類から5類のいずれかに指定される。2021（令和3）年2月3日に感染症法や新型インフルエンザ等特別措置法が改正され，同2月13日より施行された。その要点は新型コロナウイルス感染症及び再興型コロナウイルス感染症が，新型インフルエンザ等感染症の一類型として追加された。

わが国における新型コロナウイルス感染症検査陽性者数の増加等への対策として，2020（令和2）年4月7日に，7都府県を対象として緊急事態宣言が発出された。以後，同宣言は期間延長や地域の追加，及び解除と発出を繰り返したが，2021（令和3）年9月30日の時点で19都道府県に発出されていた緊急事態宣言は解除された。一方，現在流行している新型コロナウイルス感染症の発生動向等を踏まえ，2023（令和5）年5月8日から感染症法上の位置づけを「新型インフルエンザ等感染症（いわゆる2類相当）」から，「5類感染症」に改められた。

2023（令和5）年5月8日現在，わが国の検査陽性者数（累積）は空港検疫等を除いて約3,380万人，死亡者数は約7万5千人である。図7‐1に2020年1月から2023年5月7日までの検査陽性者数（新規）の推移を示す。

2020年11月に予防接種法が改正され，ワクチン接種の実施主体は市町村だが，

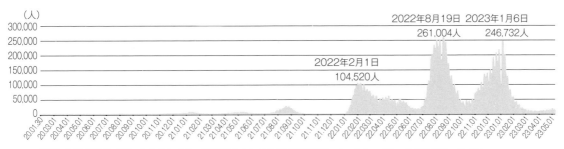

資料）厚生労働省「データからわかる－新型コロナウイルス感染症情報－」　https://covid19.mhlw.go.jp/

図7‐1　国内の新型コロナウイルス感染症検査陽性者数の推移（2020年1月16日～2023年5月7日）

国が市町村に接種実施を指示できること，費用は国が全額負担すること等となっている。ワクチン接種は2021年2月から医療従事者，4月からは高齢者向けの接種が始まり，その後も2回〜4回の追加接種が行われ，2023年春は65歳以上の高齢者と5〜64歳のハイリスク者を対象に追加接種が実施されている。

5）腸管出血性大腸菌感染症 Enterohemorrhagic E. coli；EHEC

腸管出血性大腸菌はベロ毒素を産生する大腸菌を原因とし，ヒトからヒトへの二次感染が報告されている。本菌は酸抵抗性を有し，胃酸では死滅しない。わが国では，1996（平成8）年5月に岡山県での集団発生から始まり，その後拡大し全国に広まった集団発生事件があった。その原因は学校給食であった。以後毎年，1,000人以上の患者発生がみられる。潜伏期は3〜5日，腹痛と水様便の後に，血便となる。下痢などの後に，溶血性尿毒症症候群（HUS）などの合併症を併発する場合がある。

また，脳症などを発症する場合がある。予防としては，食品を十分加熱することが必要である。高齢者および子供が罹患しやすい。家庭内での二次感染を防止するため，吐寫物や便による汚染に注意が必要である。手洗いの徹底励行が重要である。

6）ノロウイルス感染症 norovirus infection

ノロウイルスは1968（昭和43）年にアメリカ合衆国オハイオ州ノウオークで発見され，当初ノウオークウイルスと呼ばれたが，その後小型球形ウイルスの一種であることが判明した。わが国では1997（平成9）年から小型球形ウイルス食中毒として集計してきたが，2003（平成15）年の食品衛生法施行規則改正により，ノロウイルス食中毒として集計されている。

わが国におけるノロウイルス食中毒患者数は，2022（令和4）年は2,175人で，同年の食中毒患者総数の31.7％を占め，主要な食中毒原因微生物となっている。時期的な患者数は12月から3月にかけて増加する。症状は嘔吐，胃痛，非血性下痢であるが，発熱や頭痛も発生することがある。患者の吐物等から人の手を介しての二次感染，ノロウイルスによって汚染された二枚貝を生または不十分な加熱で食べた場合，感染している調理従事者を介して感染する場合などで，ほとんどが経口感染である。

7）HIV／エイズ Human Immunodeficiency Virus；HIV

ヒト免疫不全ウイルスの感染によるウイルス感染症で，発症していない（キャリアー）状態をHIV感染といい，免疫不全や日和見感染，悪性腫瘍などを発症した状態をエイズ Aquired Immunodeflciency Syndrome；AIDSという。HIVには，HIV-1型とHIV-2型があり，世界で蔓延しているのはHIV-1型である。HIV感染症は，HIV感染からエイズ発病まで平均13年といわれている慢性疾患であり，病期により急性期，無症候性キャリアー，エイズに分けられる。感染経路は，性

行為，汚染された血液および血液製剤の注射，注射針の共用，母子感染などである。HIV感染者ははじめ，口腔カンジダ症が多く，不明熱，体重減少，寝汗，全身倦怠感などがあり，多くの場合，これらの前ぶれの症状の後にエイズが発症する。わが国では，カリニ肺炎が多いため，発熱，咳，痰（たん），息切れなどの呼吸症状がもっとも多くみられる。

　2022（令和4）年12月31日現在のわが国のHIV感染者数（累積）は2万3,863人，エイズ患者数は1万558人である（外国国籍を含む）[*1]。

*1 エイズ予防情報ネット「エイズ発生動向」

8）新興感染症と再興感染症

　WHOやアメリカのCDC[*2]は，1990（平成2）年に「この20年間に新しく人に感染を生じた感染症で局地的に，あるいは国際的に公衆衛生上の問題となる感染症」を新興感染症 emerging infectious disease とし，また，「既知の感染症ですでに公衆衛生上の問題にならない程度までに患者数が減少していた感染症のうち，この20年間に再び流行し始め，患者数が増加したもの」を再興感染症 re-emerging infectious disease と，それぞれ定義した。

　新興感染症には新型コロナウイルス感染症，鳥インフルエンザ（H5N1，H7N9），重症急性呼吸器症候群（SARS），中東呼吸器症候群（MERS），腸管出血性大腸菌感染症等が，再興感染症にはペスト，マラリア，コレラなどがある。

*2 CDC（Centers for Disease Control and Prevention）：保健社会福祉省の下部機関としてアメリカ合衆国アトランタにある研究所。日本語では疾病予防対策センター等と訳され，人々の健康と安全の保護を主導する立場にある連邦機関である。（https://www.cdc.gov/about/）。

2．感染症の予防及び感染症の患者に対する法律

1）感染症の分類

　明治維新の開国に伴い，わが国には外国由来のさまざまな感染症が持ち込まれた。とくに1880年代以降にはコレラのほか，チフス，赤痢などが多発し，その予防対策として1897（明治30）年に伝染病予防法が公布された。さらに，その後，寄生虫予防法，性病予防法，結核予防法，らい予防法，エイズ予防法が公布[*3]され，個々の感染症に対する対策などが積極的にとられることとなった。しかし，隔離拘束主義を主とする対策が現実にそぐわなくなり，1999（平成11）年に**感染症の予防及び感染症の患者に対する医療に関する法律（感染症法）**が公布された。本法律には性病予防法，エイズ予防法そして伝染病予防法で対処されていた疾病を盛りこんだものである。なお，寄生虫予防法，らい予防法はそれぞれ，1994（平成6）年，1995（平成7）年に廃止されている。さらに，本法律は類型の見直し，生物テロや事故による感染症の発生・蔓延防止のため病原体等の管理体制の確立など，また，結核予防法の廃止に伴う結核の統合などにより，2008（平成20）年5月12日より，現在の感染症法が施行された。その後，数度の改正により，現在の感染症法の分類となっている（**表7-5**）。

　本法律では，感染症を感染症類型，新型インフルエンザ等感染症，指定感染症，

*3 各施行年は以下の通り。
寄生虫予防法—1932(昭和7)年
性病予防法—1948(昭和23)年
結核予防法—1951(昭和26)年
らい予防法—1953(昭和28)年
エイズ予防法—1981(昭和56)年

感染症法

	感染症名等	性格	届出，入院勧告，就業制限通知等
感染症類型	**［1類感染症］** ・エボラ出血熱　　　・クリミア・コンゴ出血熱 ・痘そう　　　　　　・南米出血熱　　・ペスト ・マールブルグ病　　・ラッサ熱	感染力，罹患した場合の重篤性等に基づく総合的な観点からみた危険性が極めて高い感染症。	届出：ただちに必要 入院勧告：有り 就業制限通知：有り
	［2類感染症］ ・急性灰白髄炎　　　・結核　　・ジフテリア ・重症急性呼吸器症候群（SARS） ・中東呼吸器症候群（MERS） ・鳥インフルエンザ（H5N1，H7N9）	感染力，罹患した場合の重篤性等に基づく総合的な観点からみた危険性が高い感染症。	届出：ただちに必要 入院勧告：有り 就業制限通知：有り
	［3類感染症］ ・コレラ　　　　・細菌性赤痢 ・腸管出血性大腸菌感染症 ・腸チフス　　　・パラチフス	感染力，罹患した場合の重篤性等に基づく総合的な観点からみた危険性は高くないが，特定の職業への就業によって感染症の集団発生を起こし得る感染症。	届出：ただちに必要 入院勧告：なし 就業制限通知：有り
	［4類感染症］ ・E型肝炎　　　　・A型肝炎　　・黄熱 ・Q熱　　　　　　・狂犬病　　　・炭疽 ・鳥インフルエンザ 　（鳥インフルエンザ（H5N1，H7N9）を除く） ・ボツリヌス症　　・マラリア　　・野兎病 ・その他の感染症（政令で規定）	動物，飲食物等の物件を介して人に感染し，国民の健康に影響を与えるおそれのある感染症（人から人への伝染はない）。	届出：ただちに必要 入院勧告：なし 就業制限通知：なし
	［5類感染症］ ・インフルエンザ 　（鳥インフルエンザ及び新型インフルエンザ等感染症を除く） ・ウイルス性肝炎（E型肝炎およびA型肝炎を除く） ・クリプトスポリジウム症 ・後天性免疫不全症候群 ・性器クラミジア感染症　　・梅毒　　・麻しん ・メチシリン耐性黄色ブドウ球菌感染症 ・その他の感染症（省令で規定） ・新型コロナウイルス感染症*1	国が感染症発生動向調査を行い，その結果等に基づいて必要な情報を一般国民や医療関係者に提供・公開していくことによって，発生・拡大を防止すべき感染症。	届出：侵襲性髄膜炎菌感染症，風しん，麻しんはただちに必要。その他の感染症は7日以内に届出必要。 入院勧告：なし 就業制限通知：なし
新型インフルエンザ等感染症	・新型インフルエンザ ・再興型インフルエンザ ・新型コロナウイルス感染症 ・再興型コロナウイルス感染症	新たに人から人に伝染する能力を有することとなったウイルスを病原体とするインフルエンザ。 かつて，世界的規模で流行したインフルエンザであって，その後流行することなく長期間が経過しているものが再興したもの。 両型ともに，全国的かつ急速なまん延により国民の生命・健康に重大な影響を与えるおそれがあると認められるもの。	届出：ただちに必要 入院勧告：有り 就業制限通知：有り
指定感染症	政令で1年間に限定して指定される感染症	既知の感染症の中で上記1〜3類，新型インフルエンザ等感染症に分類されない感染症で1〜3類に準じた対応の必要が生じた感染症。	届出：ただちに必要 入院勧告：有り 就業制限通知：有り
新感染症	**［当初］** 　都道府県知事が厚生労働大臣の技術的指導・助言を得て個別に応急対応する感染症 **［要件指定後］** 　政令で症状等の要件指定をした後に1類感染症と同様の扱いをする感染症	人から人に伝染すると認められる疾病であって，既知の感染症と症状等が明らかに異なり，その伝染力，罹患した場合の重篤度から判断した危険性が極めて高い感染症。	

*1 病原体がベータコロナウイルス属のコロナウイルス（令和2年1月に，中華人民共和国から世界保健機関に対して，人に伝染する能力を有することが新たに報告されたものに限る。）であるものに限る。（感染症の予防及び感染症の患者に対する医療に関する法律施行規則　第1条の15）

新感染症に分けていて，それぞれ医師の患者発見時の届出と，患者対応が大きく異なっている。

2）感染症類型

（1）1類感染症

感染力，罹患した場合の重篤性に基づく総合的な観点から見た危険性が極めて

高い感染症である。エボラ出血熱，クリミア・コンゴ出血熱，痘そう，ペスト，マールブルグ病，ラッサ熱，南米出血熱の7種が分類されている。

（2）2類感染症

感染力，罹患した場合の重篤性に基づく総合的な観点から見た危険性が高い感染症である。急性灰白髄炎，ジフテリア，重症急性呼吸器症候群（SARS），中東呼吸器症候群（MERS），結核，鳥インフルエンザ（H5N1），鳥インフルエンザ（H7N9）の7種が分類されている。

（3）3類感染症

感染力，罹患した場合の重篤性に基づく総合的な観点から見た危険性が高くないが，特定の職業への就業によって感染症の集団発生を起こしうる感染症。腸管出血性大腸菌感染症，コレラ，細菌性赤痢，腸チフス，パラチフスの5種が分類されている。

（4）4類感染症

動物，飲食物などの物件を介して人に感染し，国民の健康に影響を与える恐れのある感染症（ヒトからヒトへの伝染はない）。E型肝炎[1]，A型肝炎，エムポックス，黄熱，Q熱，狂犬病，鳥インフルエンザ（H5N1及びH7N9を除く），マラリアなど44の感染症が分類されている。なお，中南米で流行が広がりをみせているジカウイルス感染症について2016（平成28）年2月に厚生労働省は，4類感染症に指定した。

（5）5類感染症

国が感染症発生動向調査を行い，その結果に基づいて必要な情報を一般国民や医療関係者に提供・公開していくことによって，発生・拡大を防止すべき感染症。

インフルエンザ（鳥インフルエンザ及び新型インフルエンザ等感染症を除く），アメーバー赤痢，ウイルス性肝炎（E型肝炎，A型肝炎を除く），クリプトスポリジウム症，後天性免疫不全症候群，カルバペネム耐性腸内細菌科細菌感染症，梅毒，麻しん，急性脳炎など48（うち，全数把握対象は24）が分類されている。なお，新型コロナウイルス感染症は2023（令和5）年5月8日から5類感染症に指定した。

（6）指定感染症

既知の感染症で1〜3類に分類されない感染症において1〜3類に準じた対応の必要が生じた感染症。政令で一年間に限定して指定された感染症が該当する。

（7）新感染症

ヒトからヒトに伝染すると認められる疾病であって，既に知られている感染性の疾病とその病状または治療の結果が明らかに異なるもので，当該疾病にかかった場合の病状の程度が重篤であり，かつ，当該疾病のまん延により国民の生命及び健康に重大な影響を与えるおそれがあると判断されたものである。

（8）新型インフルエンザ等感染症 （表7-5参照）

* 1 最近，加熱不十分なジビエを食べてE型肝炎を発症した報告がある。ジビエとは，イノシシやシカなどの野生鳥獣肉のこと。

3）感染症対策

　感染症は病原体が存在する感染源，それを伝播する感染経路，そして人などの感受性宿主の三要因が満たされて成立する。

　感染源は，病原体を含む感染者の排泄物・分泌物，病原体保有者，野生動物・家畜・家禽などの病原体保有動物，病原体運搬の蚊，ハエ，ゴキブリなどの節足動物，病原体によって汚染された食器，医療器具などがある。

　感染経路は，感染者の咳やくしゃみによる飛沫感染，呼気から感染する空気感染，飲食物から感染する経口感染，蚊などに吸血されて感染する昆虫媒介感染，動物に嚙まれたりした時などの動物媒介感染，感染者と直接接触した場合などの接触感染などがある。

　感受性宿主とは，病原微生物によって感染症を発症するこという。ヒトや動物の体内に病原体が入った場合，発病するか否かは宿主の感受性の強さに関係する。この感受性は，性，年齢，人種，遺伝的要因，栄養状態などの影響を受ける。ヒトは病原体に対して防御するための先天性抵抗力と出生後に獲得した後天性抵抗力があり，これらを免疫という。この免疫には，自然免疫と獲得免疫の二つがある（表7‐6）。

表7‐6　免疫の種類と働き

種類	働き
自然免疫	生体自身が持つ自然に備わった免疫。 微生物の侵入と微生物の体内での増殖を抑制。
獲得免疫	**体液性免疫**：抗体[*1]が誘導される免疫。 **細胞性免疫**：抗原[*1]が生体を刺激した時に感作リンパ球[*2]が誘導される免疫。

　感染症の予防対策としては，予防接種などにより体の抵抗力を高めることである。

　なお，病原体に対して免疫を持つ人が人口の一定割合以上になると，感染者が出ても他の人に感染しにくくなることが知られている。その結果，感染症の流行が抑制され，免疫を持たない人も間接的に感染から守られることとなる。この状態を**集団免疫**といい，この仕組みにより社会全体が感染症から守られ，年齢やアレルギーなどの問題から予防接種を受けられない人も感染しないで済む。

　一方，集団免疫を得るために必要な免疫を持つ人の割合は感染症の種類によって異なっている。ワクチンによっては，重症化を防ぐ効果があっても感染を防ぐ効果が乏しいため，多くの人が摂取しても集団免疫の効果が得られない場合もある。現在の新型コロナウイルス感染症では，ワクチン接種によって集団免疫の効果があるかどうかは判明していない。

3．検疫と予防接種

1）検疫

　国内に常在しない感染症の病原体が船舶または航空機を介して国内に侵入するのを防止することを**検疫**といい，それを実施する厚生労働省の機関が**検疫所**である。

検疫法

　検疫の対象疾患は，**検疫法**により以下の通り定められている（第2条）

①感染症法に規定する1類感染症（表7-5参照）

②感染症法に規定する新型インフルエンザ等感染症

③国内に常在しない感染症のうちその病原体が国内に侵入することを防止するためその病原体の有無に関する検査が必要なものとして政令で定めるもの（ジカウイルス感染症，チクングニア熱，中東呼吸器症候群，デング熱，鳥インフルエンザ(H5N1，H7N9)，マラリア）

　検疫所は，全国の港，空港に本所13，支所14，出張所83の計110か所設けられており，質問票や検査などによる検疫感染症の発見，隔離・停留などの措置，健康相談，予防接種などを行っている。

2）予防接種

　予防接種とは，ある特定の感染症にかからないように，あらかじめその感染症の原因微生物，または一部を体内にいれ，免疫をつけておくことをいう。体内に入れる病原微生物が生きている（生ワクチン）場合は弱毒化して注入する。生ワクチンは免疫を獲得しやすいが，まれに体内で活性化し，その感染症の症状を起こすことがある（「先祖返り」という）。生ワクチンに含まれるものは，BCG，麻疹，風疹，水痘などがある。

　微生物の一部の組織を注入する場合を不活化ワクチンと呼ぶ。不活化ワクチンは副作用も少ないが，免疫を獲得しにくく数回接種する必要がある。これに含まれるものに，ポリオ，ジフテリア，破傷風，百日咳，日本脳炎，インフルエンザ，肺炎球菌，Hib，ヒトパピローマウイルス（HPV）がある。なお，ポリオ，ジフテリア，破傷風，百日咳の4種は混合して同時に接種される（4種混合）。**予防接種法**における予防接種の類型を**表7-7**に示した。

予防接種法

　予防接種は個人防衛であるとともに社会蔓延させない社会防衛でもある。したがって接種することが望ましいが，ときに副作用を生じる。政府は予防接種法で接種すべき疾患を定め，接種によって生じた副作用に「予防接種健康被害救済制度」を設けている。なお，かつて予防接種は国民に義務づけられていたが，現在の定期接種（A類疾病）と臨時接種は表7-7にある「努力義務（＝受けるよう努めなければならない）」とされている（予防接種法第9条）。

　指定疾病の予防接種は厚生労働大臣が都道府県知事に実施するよう指示し，知事は市町村長または保健所長に命令する。各市町村長は医師に委託して実施する。

副作用で被害が生じた場合は市町村長より都道府県知事へ，知事から厚生労働大臣に伝達され給付が実行される。

表7‐7　予防接種法における予防接種の類型

2023（令和5）年5月現在

	定期接種	臨時接種		
根拠法	予防接種法 第5条第1稿	予防接種法 第6条第1稿	予防接種法 第6条第2項	予防接種法 第6条第3校
趣旨等	平時のまん延予防 ・A類：集団予防 ・B類：個人予防	疾病のまん延予防上緊急の必要		A類疾患のうち全国的かつ急速なまん延により国民の生命・健康に重大な影響を与える疾病のまん延予防上緊急の必要（新型インフルエンザ等感染症等を想定）
主体	市町村長	市町村長または都道府県知事（都道府県知事が市町村長に指示）	市町村長または都道府県知事（厚生労働大臣が市町村長に指示）	市町村長または都道府県知事（厚生労働大臣が市町村長に指示）
対象者の決定	政令	都道府県知事	厚生労働大臣	厚生労働大臣
費用負担	○市町村実施 　A類：地方交付税9割 　B類：地方交付税3割	○都道府県実施 　国 1/2　都道府県 1/2 ○市町村実施 　国 1/2　都道府県 1/3 　市町村 1/3	○都道府県実施 　国 1/2　都道府県 1/2 ○市町村実施 　国 1/2　都道府県 1/4 　市町村 1/4	国が全額
自己負担	実費徴収可	自己負担なし*1	自己負担なし*1	自己負担なし
公的関与	A類：勧奨○／努力義務○ B類：勧奨×／努力義務○	A類：勧奨○*2／努力義務○*2 B類：勧奨○*2／努力義務○*3	A類：勧奨○*2／努力義務○*2 B類：勧奨○*2／努力義務○*3	勧奨○*2／努力義務○*2

A類疾病：ジフテリア，百日せき，破傷風，急性灰白髄炎（ポリオ），B型肝炎，Hib感染症，小児の肺炎球菌感染症，結核（BCG），麻しん・風しん　等
B類疾病：インフルエンザ，新型インフルエンザ等感染症、指定感染症又は新感染症であって政令で定める疾病　等

※1　B型疾病のうち当該疾病にかかった場合の症状の程度を考慮して厚生労働大臣がさだめるものについては実費徴収可能。
※2　政令で定めるものは除く。
※3　B型疾病のうち当該疾病にかかった場合の症状の程度を考慮して厚生労働大臣が定めるものについては努力義務なし／左記以外のB型疾病については，政令で定めるものは除く。
資料）厚生労働統計協会『国民衛生の動向 2023/2024』2023に一部追加

第 **8** 章

精神疾患

1. 主要な精神疾患

　わが国では精神疾患についても，保健統計や自立支援医療の診断書などで世界保健機関が制定している国際疾病分類 international statistical classification of diseases and related health problems；**ICD**を使用している[*1]。一方で，米国精神医学会が作成し世界的に使用されている diagnostic and statistical manual of mental disorders；**DSM**が，わが国でも臨床現場などにおいて用いられている。それぞれの現行版であるICD-10とDSM-5では精神疾患の分類や病名が異なるが，診断名は患者の治療に必要な情報の一つであり，その個々の患者を適切に評価し必要な支援につなぐ必要がある。

*1 **ICD**：➡第3章p.42も参照。

1）うつ病 depression，双極性障害 bipolar disorder

　うつ病と**双極性障害**はICD-10では「気分［感情］障害 mood [affective] disorders」として一括されているが，DSM-5では両者は別個に分類された。双極性障害では，躁病状態と抑うつ状態を繰り返す。抑うつ状態の主な症状には，抑うつ気分，興味・関心や喜びの喪失，疲労感，思考力や集中力の減退があり，不眠を訴える頻度が高い。さらに，自分自身や自身の状態を過度に否定的に考える微小妄想（罪業妄想，心気妄想，貧困妄想）がみられる。躁病状態の主な症状には，過度の自尊心，誇大的思考，睡眠欲求の減少，多弁，話す内容が次々に変化し関連性が乏しい話題に移っていく観念奔逸，注意散漫などがある。

　わが国のうつ病の生涯有病率[*2]は5.7％，双極性障害は0.4％である[*3]。うつ病の生涯有病率は女性が男性の約2倍と高いが，双極性障害に性差はない。また，わが国では若年者だけでなく中高年層でもうつ病の頻度が高いという特徴がある。両疾患ともに遺伝要因と環境要因が発症に関与するが，うつ病では環境要因，双極性障害では遺伝要因の影響が大きい。しかし，うつ病でも遺伝的要因をもつ者ほど，環境要因によって発症しやすい遺伝環境相互作用がある。

　うつ病を発症するリスクとしては，日常生活などで経験するストレスになる事

*2 **生涯有病率**：一生のうちに一度は罹患する人の割合。

*3 川上憲人ほか「精神疾患の有病率等に関する大規模疫学調査研究：世界精神保健日本調査セカンド 総合研究報告書」2016

象，母子関係が希薄な養育環境，周囲からの支援の乏しさなどがある。また，両疾患は再発率が高く，再発予防が重要である。

うつ病は不安症，強迫症，パーソナリティ障害などの精神疾患との合併が多い。双極性障害では，これらに加えてアルコール使用障害などの物質使用障害を合併する頻度が高い。さらに，糖尿病，心血管系疾患，がんなどの身体疾患患者にうつ病の合併が高く，その合併が身体疾患の予後を悪化させる。また，妊産婦ではうつ病や双極性障害の発症頻度が高く，産後うつ病には双極性障害が混在することが多い点は診療だけでなく支援にあたる者が注意すべき点である。

治療には抗うつ薬，気分安定薬，抗精神病薬を用いる薬物療法と認知行動療法，対人関係療法が行われる。これらの治療の大前提として，患者がおかれた状況を理解し，個別化した対応が必要である。さらに，うつ病と双極性障害では，自殺の可能性に関する評価が極めて重要である。

2）統合失調症 schizophrenia

統合失調症の発症率は約0.8%であり，精神科以外の日常診療や公衆衛生活動で患者と遭遇する機会が少なくない。発症率の明確な性差はなく，発症年齢は15〜35歳が大半を占める。近年では，患者の約半数は完全に回復，あるいは軽度の障害を残すのみに回復することが可能である。しかし，症状や社会的機能の障害は発症から初期に悪化することから，早期に十分な治療や支援につなぐことが重要である。

多因子疾患である統合失調症の発症には遺伝的要因が重要ではあるが，環境要因の関与も大きい。実際に，一卵性双生児を対象とした研究では，統合失調症の発症一致率は50%であり，100%に達しない。統合失調症の発症機構としていくつかのモデルが提唱されているが，その一つとして，発症脆弱性に様々なストレスが加わることでドパミン伝達の過剰が生じるとする「脆弱性ーストレスモデル」がある[*1]。発症脆弱性には，遺伝，脳構造変化などの生物学的要因，出生環境などの社会的要因などが挙げられている。ストレスには，仕事や人間関係などの日常生活におけるイベントが含まれる。

統合失調症はいくつかの病型に分類されてきたが，実際には鑑別不能な事例が多く，経過の中で該当する病型が変遷することもある。このため，ICD-10では病型分類がされているが，DSM-5では病型分類が廃止された。

統合失調症の症状は幻覚や妄想などの陽性症状と，喜怒哀楽の感情表出が減少する感情鈍麻や意欲低下から社会的引きこもりに至る陰性症状に大別される。さらに，これらの症状に加えて，広範囲の認知機能に軽度の障害を示す。経過は様々であるが，陽性症状が顕著にみられる急性期のエピソードを繰り返して，陰性症状が多くみられる慢性期に移行する。しかし，多くの患者では，発症時の陽性症状が顕著になる前に前駆期があり，非特異的な症状が出現する。統合失調症で認められる幻覚では幻聴が多く，複数の声による対話形式で患者の噂話が聞こえる，

*1 ドパミンは気持ちを緊張させたり興奮させる働きをもつ神経伝達物質。ドパミンが働く主な神経経路のうち，中脳辺縁系路と中脳皮質路が統合失調症の発症と関連するとされる。

自分の行動を批判される，自分の考えが声になって聞こえることが多い。妄想では，周囲の出来事や他人の行動を自分に関連づける関係妄想が特徴的である。また，思考過程の障害として，会話の文脈がまとまらない連合弛緩も基本症状としてみられる。

　治療は薬物療法と心理社会的療法を組み合わせて行うが，近年は社会的機能の回復を目的とした支援が重視されている。抗精神病薬を用いた薬物療法は陽性症状に対する効果が高く，服薬を継続することが必要である。しかし，抗精神病薬には糖脂質代謝に対する影響が強く，糖尿病患者に対する使用が禁忌となる薬剤がある。また，抗精神病薬の副作用である食欲増進は，長期投与による肥満のリスクを高める。統合失調症患者には糖尿病の合併率が高く，この原因には抗精神病薬の副作用だけでなく，疾患自体の病態，偏食や運動不足といったライフスタイルも関与している。わが国では，外来患者で肥満やメタボリックシンドロームの合併率が高い一方で，入院患者では長期入院による痩身の割合が高いという課題がある。さらに，海外のコホート研究では，統合失調症患者の平均余命が短い要因として，心血管疾患の影響が大きいことが示されている。従って，統合失調症患者の長期予後や生活の質を高めるためには，管理栄養士を含む多職種連携による食事指導や運動療法が必要となる。

3）神経症性障害 neurotic disorders

　神経症性障害とは，その人の性格や環境からのストレスなどの心理的要因によって発症する精神疾患のすべてを意味する総称である。この病名は，ICD-10で初めて用いられたが，そこに含まれる疾患群のDSM-5における名称は不安症群 anxiety disorders，強迫症および関連症群 obsessive-compulsive and related disorders，心的外傷およびストレス因関連障害群 trauma-and stressor related disorders，解離症群 dissociative disorders，身体症状症および関連症群 somatic symptom and related disorders が相当する。神経症性障害の治療は，主に抗うつ薬などによる薬物療法や認知行動療法が行われる。

　不安症群には，分離不安症，選択性緘黙，限局性恐怖症，社交不安症，広場恐怖症，パニック症，全般不安症が含まれる。分離不安症は子どもが保護者などの愛着の対象から分離する際に，発達レベルに相応しない不安症状を示すものである。選択性緘黙では，特定の状況で自発発語が困難になる。限局性恐怖症とは，動物，高所などの自然環境，血液や注射，閉所などの状況などの特定の対象や状況に対する著しい不安を示す疾患である。社交不安症では，人前で話をするといった社会状況に対する不安を示す。強迫症では，特定の持続的な思考が反復する強迫観念や，強迫観念による苦痛や不安を緩和するために反復する強迫行為がみられる。身体症状症では，身体症状のために苦痛や日常生活の障害があり，それに関連する過剰な不安が存在する。

4）自閉スペクトラム症 autism spectrum disorder, 注意欠如・多動症 attention-deficit/hyperactivity disorder

　自閉症や広汎性発達障害と呼ばれていた病態は，DSM-5で定義などが見直され**自閉スペクトラム症**（**自閉症スペクトラム障害**）とされた。その症状は「社会的コミュニケーションおよび社会的相互関係の持続的障害」と「固定された反復する様式の行動，興味，活動」である。スペクトラムという名称が示すように症状の濃淡に連続性があり，自閉スペクトラム症以外の人にも症状に該当する事象がみられることは少なくない。なお，「空気が読めない発言」などのコミュニケーションの問題だけが症状として認められるものは，DSM-5では社会的コミュニケーション症としている。

　「社会的コミュニケーションおよび社会的相互関係の持続的障害」の例では，乳幼児期に人見知りがないあるいは強い，自分の手で玩具を取らずに母親の手を使って取る（クレーン現象），バイバイなど大人の真似をしない，視線が合いにくい，発達段階として指差しの時期が遅れるなどがある。学童期になると，集団行動がとれない，冗談が分からない，相手の表情や気持ちを汲むことができない，独特の話し方や言い回しを用いるなどがある。「固定された反復する様式の行動，興味，活動」の例では，散歩などで決まった順序ではないと癇癪を起こす，抱っこや泥遊びを嫌がる，オウム返しをする，突然のイベントに対応できないなどがある。触覚や聴覚などに感覚過敏がみられることもある。食生活では，手づかみ食べをしない，揚げ物を食べられない（揚げ物の衣が口腔内で針のように感じる），米やヨーグルトといった白色の食材しか食べないといったケースもあり，個々の特性に合わせた支援が必要である。

　注意欠陥多動性障害と呼ばれていた疾患は，DSM-5では**注意欠如・多動症**という名称が用いられている。症状は不注意（活動に集中できない，物をなくしやすい，優先順位をつけて活動できないなど）と多動-衝動性（静かに遊べない，待つことができないなど）であり，不注意優勢型，多動-衝動性優勢型，混合型に分類される。注意欠如・多動症では，これらの症状のいくつかが12歳以前より認められ，2つ以上の状況（家庭，学校など）で障害となっている。自閉スペクトラム症と同様に，注意欠如・多動症以外の人にも症状はみられることがあるため，症状の頻度や程度が同年齢の発達水準に比べて高い状態と考える。食事に集中できない場合は，机上を整理して視覚情報を管理するなどの工夫が必要である。

　一般的には，自閉スペクトラム症や注意欠如・多動症は小児期に診断される。患児は日常生活で困難に直面することが多いため，自己肯定感の低下やうつ病等の二次障害を合併するケースがある。一方で，その人が成長過程で症状の対処方法を学習できた場合は，能力を超える社会的な要求があるまでは症状が目立たないことがあり，成人期まで発見が遅れる場合もある。また，自閉スペクトラム症や注意欠如・多動症は保護者の気づきから早期診断に至ることがあるが，保護者は育児困難を抱えていることが多く，診断やその疑いを受容することが困難な

ケースも見られる。管理栄養士がこのような保護者に保健指導等で遭遇した場合は，まず共感的な姿勢で不安を傾聴し，得られた情報を医師や保健師等と共有し多職種で連携して支援することが望ましい。

5）認知症 dementia

　認知症は，ICD-10では「通常，慢性あるいは進行性の脳疾患によって生じ，記憶，思考，見当識，理解，計算，学習，言語，判断など多数の高次脳機能障害からなる症候群」と定義されている。DSM-5では神経認知障害群 neurocognitive disorders が認知症を含む新たな分類として示され，dementiaの代わりにmajor neurocognitive disorderが用いられている。DSM-5の診断基準では，認知機能として複雑性注意，遂行機能，学習および記憶，言語，知覚-運動，社会的認知の6領域を挙げており，これらのうち1つ以上が以前の水準から低下していることが定義の一つとされている。さらに，これらの認知の欠損により，日常生活が阻害される場合に認知症と診断される。

　認知症の症状は，上記の認知機能の障害である中核症状と周辺症状に分けられる。周辺症状は，近年ではBehavior and Psychological Symptoms of Dementia（BPSD）とよび，せん妄，妄想，興奮，抑うつ，徘徊，睡眠障害などがある。BPSDは認知機能障害を基盤として，身体要因，環境要因，心理要因などの影響を受けて出現する。また，認知症の進行過程では，特定のBPSDが出現しやすい時期が認められる。例えば，抑うつや不安は初期に出現しやすいため，認知症と抑うつを示す他疾患との鑑別が早期介入のために重要である[1]。

　DSM-5の神経認知障害群の下位分類には，アルツハイマー病 alzheimer's disease，Lewy小体病，血管性疾患などが挙げられている。アルツハイマー病は，アミロイドβの斑状蓄積（老人斑）と神経原線維変化の多発を病理学的特徴としている。Lewy小体型認知症ではLewy小体が形成される病理学的特徴があるが，老人斑や神経原線維変化も認められる。また，疾患の進行とともにLewy小体が広がる過程は，パーキンソン病の経過中にLewy小体型認知症と判別しにくい症状が合併する病態と類似することが知られている。血管性認知症は，虚血性脳疾患によるものが多い。わが国での病型の構成はアルツハイマー型認知症が約7割と最多であり，次いで血管性認知症，Lewy小体型認知症を伴うパーキンソン病の順である。

- - - - - - - - - -
＊1　認知症との共生社会を目指すための諸施策と対策は第15章p.202参照。
- - - - - - - - - -

2．精神保健対策

1）精神保健の法的対応

　わが国で精神保健が公衆衛生活動として位置づけられるようになったのは，精神衛生法（1950〈昭和25〉年）が制定されてからである。精神衛生法では都道府県に精神病院の設置が義務づけられ，精神衛生相談所が設置された。また，私

宅監置が禁止されて精神疾患をもつ患者は医療機関で治療を受けることになった。さらに，精神衛生鑑定医制度が導入された。精神衛生法は1987（昭和62）年に精神保健法となり，任意入院制度の設定，入院患者の通信や面会等の権利擁護，精神保健指定医制度の導入，精神障害者社会復帰施設の法定化がされた。精神障害者は障害者基本法のなかで障害者として位置づけられ，福祉施策の充実が必要とされたことから，精神保健法は，「国民の精神保健の向上を図るとともに，精神障害者等の人権に配慮しつつその適正な医療および保護を確保し，精神障害者等の社会復帰を図る」ことを趣旨として，「**精神保健及び精神障害者福祉に関する法律**（略：**精神保健福祉法**，1995〈平成7〉年）」に改定された。この改定において，精神障害者保健福祉手帳制度や通院患者リハビリテーション事業の法定化がされた。2013（平成25）年の精神保健福祉法の改正では，精神科病院の管理者に退院を促進するための体制整備を義務づけることを含む医療保護入院の見直しが規定された。さらに2014（平成26）年には，「**良質かつ適切な精神障害者に対する医療の提供を確保するための指針**」が告示された。

精神保健福祉法

良質かつ適切な精神障害者に対する医療の提供を確保するための指針

2）精神障害者の受療状況

ICD‐10による精神障害は，①精神および行動の障害（血管性・詳細不明の痴呆，アルコール飲用による精神及び行動の障害，その他の精神作用物質による精神及び行動の異常，統合失調症・統合失調症型障害・妄想性障害，うつ病等の気分（感情）障害，神経症性障害等，精神遅滞，その他）と，②神経系の疾患（アルツハイマー病と癲癇）である。これらの疾患のうち精神遅滞は精神障害者から除かれている。

患者調査（2020〈令和2〉年）によると，精神障害の内訳は**表8‐1**に示したように，うつ病がもっとも多い。「精神及び行動の障害」による入院受療率は，人口10万対188であり，循環器系疾患157，新生物〈腫瘍〉100，呼吸器系疾患の59をはるかにしのいでいる。**表8‐2**に示したように，「精神及び行動の障害」の年齢階級別受療率は，入院では年齢とともに高くなっており，とくに50歳代後半では人口10万対250を超え，70歳以上で370となっている。また，外来も年齢が高くなるに従って高くなっているが，30歳代後半から40歳代に1つピークがみられ，70歳代になると漸増している。これらの入院・外来における年齢層の違いは，これまでのわが国の精神医療の特徴と高齢化社会を反映している。すなわち，入院患者数の推移では，統合失調症は徐々に減少しているが，疾患別では約50％を占めている。これは，統合失調症患者を福祉の視点から治療や支援につなぐ体制整備が遅れ，不要な社会的入院が続けられてきたことを反映している。また，社会の高齢化による影響で，アルツハイマー病が15年前と比べ約2.6倍に増加している。一方，外来患者数の内訳をみると，うつ病が含まれる気分［感情］障害が約30％と疾患別で最も多くなっている。また，近年では，アルツハイマー病，気分［感情］障害，神経症性障害の増加が顕著になっている。

表8-1　精神障害者数の推移

（単位千人）

	2008 (H20)	2011 (H23)	2014 (H26)	2017 (H29)	2020 (R2)
精神障害者数	3,233	3,201	3,924	4,193	6,148
精神及び行動の障害					
血管性及び詳紬不明の認知症	143	146	144	142	211
アルコール使用〈飲酒〉による精神及び行動の障害	50	43	60	54	60
その他の精神作用物質使用 による精神及び行動の障害	16	35	27	22	29
統合失調症，統合失調症型障害及び妄想性障害	795	713	773	792	880
気分［感情］障害（躁うつ病を含む）	1,041	958	1,116	1,276	1,721
神経症性障害，ストレス関連障害及び身体表現性障害	589	571	724	833	1,243
その他の精神及び行動の障害	164	176	335	330	805
神経系の疾患					
アルツハイマー病	240	366	534	562	794
てんかん	219	216	252	218	420

注）　1　精神障害者数は，「精神及び行動の障害」から「精神遅滞」を除外し，「神経系の疾患」の「アルツハイマー病」と「てんかん」
　　　　を加えた数である。
　　　2　平成23年は，東日本大震災の影響により，宮城県の一部と福島県を除いた数値である。
　　　3　令和2年から総患者数の推計に用いる平均診療間隔の算出において，前回診療日から調査日までの算定対象の上限を変更。
　　　　平成29年までは31日以上であったが，令和2年からは99日以上を除外して算出。
資料）厚生労働省「令和2（2020）年患者調査」（総患者数）

表8-2　精神障害者の受療率（人口10万対）

		総数	年齢階級							
			0歳	1～4歳	5～9歳	10～14歳	15～19歳	20～24歳	25～29歳	30～34歳
精神及び行動の障害	入院	188	3	2	4	25	30	35	49	64
	外来	211	15	123	185	119	121	170	238	259
神経系の疾患	入院	100	19	12	11	16	18	18	19	22
	外来	131	19	27	34	42	37	35	50	58

		年齢階級								
		35～39歳	40～44歳	45～49歳	50～54歳	55～59歳	60～64歳	65～69歳	70～74歳	75歳以上
精神及び行動の障害	入院	84	109	141	194	255	313	371	360	375
	外来	252	263	276	276	277	204	188	159	192
神経系の疾患	入院	25	27	32	42	54	70	95	138	418
	外来	75	82	91	104	115	119	137	177	391

資料）厚生労働省「令和2（2020）年患者調査」

3）精神障害者の医療

（1）入院医療

　「医療施設調査」「病院報告」（厚生労働省）によると，2021（令和3）年の医療法上の精神病床は32万3,502床，病床利用率は83.6％，平均在院日数は年々短縮し275.1日である。

医療施設調査・病院報告

　入院医療の目的は，次のような者に対し必要な医療および保護を確保することにある。

　①精神障害のために生活の維持あるいは財産の保全能力を欠いた者。

　②医療をうける必要があるにも拘らず医療を受けたがらない精神障害者。

　精神保健福祉法では，精神障害者は精神病院または他の法律により精神障害者を収容できる施設以外の場所に収容してはならないとしており，また精神保健指定医は5年以上の診療経験と3年以上の精神科診療経験を有する医師から厚生労働大臣が指定し，非自発的な入院の要否や入院患者の行動制限要否の役割等を

担っている。精神保健福祉法に定められた入院は，自発的入院（任意入院）と非自発的入院（医療保護入院，応急入院，措置入院，緊急措置入院）とに分けられる。

①**任意入院**：精神障害者自身の同意に基づく自発的入院である。

②**医療保護入院**：1名の精神保健指定医により精神障害者であると診断され，入院の必要があると認められた者で，保護義務者の同意がある場合，精神科病院管理者が本人の同意の有無にかかわらず，精神科病院に入院させることができる。

③**応急入院**：緊急を要し，保護義務者の同意を得ることができない場合，1名の精神保健指定医の診察により精神障害のために入院が必要とされる場合に72時間を限度に入院させることができる。

④**措置入院**：その者が精神障害者でありかつ入院させなければ，自傷・他害のおそれがあると2名以上の精神保健指定医の診察が一致した場合，都道府県知事が国あるいは都道府県立の精神科病院あるいは指定病院に入院させることができる。

⑤**緊急措置入院**：緊急を要する場合に，1名の精神保健指定医の診断により精神障害のため自傷他害等のおそれが著しいと認められたときに，72時間を限度として知事職権により入院させることができる。

入院形態別患者数（2021〈令和3〉年）をみると，入院患者（26.3万人）のうち医療保護入院者がもっとも多く49.8％を占め，次いで任意入院者の49.1％である。近年は高齢化社会に伴うアルツハイマー病患者の増加により，医療保護入院が増加傾向にある。措置入院者は0.6％であり，措置率は1970（昭和45）年以降年々減少傾向にある[*1]。

＊1 厚生労働科学研究「精神保健福祉資料」

（2）通院医療

入院期間の短期化や精神科デイケア等の整備により統合失調症の通院患者が増加したことに加え，公費負担制度により通院患者数は増加している。アルツハイマー病や，ストレスと関係の深いうつ病，神経症性障害の外来患者も増えている。

（3）精神障害医療費公費負担制度

措置入院患者に対しては保険優先であるが，自己負担分の全額が精神保健福祉法により給付される。通院医療については，**障害者総合支援法**[*2]（障害者自立支援法が2012〈平成24〉年改正）により，自立支援医療のひとつ，精神通院医療が給付され，自己負担は原則1割となっており，所得や疾患の種類によって上限限度額が設定されている。

＊2 **障害者総合支援法**：正式名称は「障害者の日常生活及び社会生活を総合的に支援するための法律」。➡第11章p.172も参照。

4）地域における精神保健サービス

地域における精神保健サービスの第一線機関は保健所であり，これを技術面から指導・援助する専門機関として，すべての都道府県に精神保健福祉センターが置かれている。

（1）保健所

保健所には精神科嘱託医を含む医師，精神保健福祉相談員，保健師等の職員が

配され，次のような精神保健福祉事業を行っている。

①管内の精神保健福祉に関する実態把握

②精神保健福祉相談：面接相談，および診断・医学的指導，ケースワークなど

③訪問指導

④患者家族会等の活動に対する援助・指導

⑤教育・広報活動および協力組織の育成

⑥関係諸機関との連携活動

⑦医療と保護に関する事務

⑧その他：回復途上にある障害者の社会復帰援助のための社会復帰相談指導，認知症をはじめとする老人精神障害に対する老人精神保健福祉相談および，性に関する心の悩み相談の実施

保健所業務のうち，精神保健福祉業務の比重は年々大きくなる傾向にある。**表8-3**に保健所と次項に述べる精神保健福祉センターにおける精神保健福祉相談状況を示した。

表8-3　保健所と精神保健福祉センターにおける相談の実績（延べ相談人員）2021（令和3）年（単位　人）

	保健所	精神保健福祉センター
総　数	1,270,696	582,853
来所相談	404,552	101,656
老人精神保健	10,045	312
社会復帰	119,225	36,317
アルコール	16,292	3,767
薬　物	3,180	5,035
ギャンブル	2,093	6,810
ゲーム	457	912
思春期	8,115	11,243
心の健康づくり	63,969	11,748
うつ・うつ状態	16,916	2,991
摂食障害	1,270	466
てんかん	3,099	68
その他	159,891	21,987
電話相談	859,874	477,499
電子メール相談	6,270	3,698

資料）厚生労働統計協会『国民衛生の動向 2023/2024』2023

（2）精神保健福祉センター

保健所を中心とする地域精神保健福祉活動を技術面から指導・援助するための精神保健福祉に関する総合的技術センターが精神保健福祉センターである。すべての都道府県および指定都市に設置され，精神科医をはじめ精神保健福祉士，臨床心理技術者，保健師等の専門技術職員が配置され，次の業務を中心に地域精神保健福祉活動の向上に努めている。

①保健所および精神保健関係諸機関への技術指導・技術援助

②保健所および精神保健関係諸機関の職員に対する教育研修

③精神保健に関する広報普及

④調査研究

⑤精神保健相談（複雑または困難なもの）

⑥協力組織の育成

⑦心の健康づくり推進事業：心の電話の設置等，思春期精神保健相談の実施など

⑧その他：障害者等の社会復帰のためのデイケア事業，酒害相談事業

3. 自殺

1）自殺 suicide の状況

わが国の自殺者数は，欧米諸国と比較して高くなっている。疾病分類上，自殺は精神疾患に含まれないが，うつ病等の健康問題が特に重要な原因であることから，精神保健の課題でもある。第二次世界大戦後は，自殺者数，自殺死亡率とも

に1950年代が高く，1958（昭和33）年には自殺死亡率が人口10万対25.7，自殺者数23,641人を記録した。1986（昭和61）年にも小さなピークを作り，以降横ばい傾向を示していたが，1998（平成10）年には自殺者数が前年より一挙に8,000人ほど増加して3万人を超え，自殺死亡率も人口10万対25.4となった。高水準は2003（平成15）年まで続き，2010（平成22）年以降は10年連続で減少している（**図8−1**）。

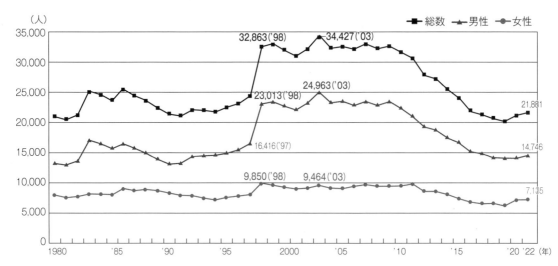

資料）厚生労働省，警察庁「令和4年中における自殺の状況」（警察庁自殺統計原票データより厚生労働省作成）

図8−1　自殺者数の推移

　2020（令和2）年の自殺者数は，前年より912人増加した21,081人であり，自殺者数が前年より増加したのはリーマン・ショック直後の2009（平成21）年以来であった。その後，2021（令和3）年の自殺者数は総数21,007人と前年より僅かに減少したが，2022（令和4）年の自殺者数は総数21,881人と再度増加に転じている。特に，女性の自殺数は3年連続の増加であり，十代の自殺者数も増加傾向が続いている。女性の自殺者数の増加について厚生労働省は，新型コロナウイルス感染症の拡大に伴う生活困窮や家庭内等の悩みが深刻化したことが背景にあると分析している。また，十代の自殺者数については，成育医療等基本方針において，学童期からの対策だけでなく，バイオサイコソーシャルの観点等を踏まえた親を含む家族等への支援の必要性が指摘されている。性別自殺死亡率（人口10万対）をみると，男性24.2，女性11.0と，男性は女性の約2.2倍であり，どの年齢階級も男性が女性を上回っている（**図8−2**）。また，年齢階級別の死因順位の概略は**表8−4**に示したように，男女を合わせると自殺は10〜39歳の死因第1位であり，男女別にみると，男性は10〜44歳，女性は10〜34歳の死因第1位になっている（2022〈令和4〉年）。

　自殺者は遺書を残すこともあるが，男女ともすべての年齢階級で70%は遺書を残していない。「令和4年中における自殺の状況[*1]」によると自殺の原因・動

*1 2023（令和5）年3月，厚生労働省・警察庁発行

機は男女全体では健康問題（病気，身体障害，老衰苦，身体的劣等感等）がもっとも多く12,774人であり，次いで家庭問題の4,775人，経済・生活問題の4,697人と続いている。なお，2021（令和3）年までは，遺書などの生前の言動を裏付ける資料がある場合に限り，自殺者一人につき3つまでの自殺の原因・動機を計上可能としていたが，2022（令和4）年からは，家族等の証言から考えられる場合も含め，自殺者一人につき4つまでの原因・動機を計上可能とした。

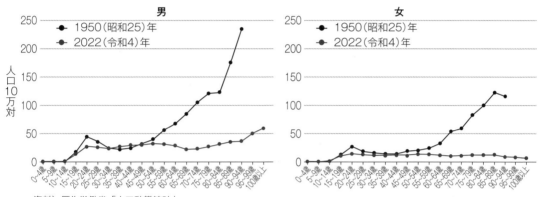

資料）厚生労働省「人口動態統計」
※1950年（昭和25年）の90〜94歳は，90歳以上の数値である。

図8‑2　性・年齢階級別自殺死亡率（人口10万対）1950/2022

表8‑4　年齢階級別死因順位

2022（令和4）年

	全体			男		女	
	1位	2位	3位	1位	2位	1位	2位
0歳	先天奇形等	呼吸障害等	不慮の事故	先天奇形等	呼吸障害等	先天奇形等	呼吸障害等
1〜4歳		不慮の事故	悪性新生物		不慮の事故		不慮の事故
5〜9歳	悪性新生物	先天奇形等	不慮の事故	悪性新生物	先天奇形等	悪性新生物	先天奇形等・不慮の事故
10〜14歳	自殺	悪性新生物		自殺	悪性新生物	自殺	悪性新生物
15〜19歳		不慮の事故	悪性新生物		不慮の事故		不慮の事故
20〜24歳							
25〜29歳			不慮の事故				悪性新生物
30〜34歳		悪性新生物				悪性新生物	自殺
35〜39歳			心疾患		悪性新生物		
40〜44歳	悪性新生物	自殺					
45〜49歳					自殺		
50〜54歳		心疾患	自殺	悪性新生物		悪性新生物	心疾患
55〜59歳					心疾患		
60〜64歳							
65〜69歳			脳血管疾患				
70〜74歳							
75〜79歳							
80〜84歳							

資料）厚生労働省「人口動態統計」

2）自殺対策

　国を挙げて自殺対策を総合的に推進することによって，自殺の防止を図り，あわせて自殺者の親族などに対する支援の充実を図るために**自殺対策基本法**が2006（平成18）年10月に施行された。翌年にはこの法令に基づき政府が推進すべき自殺対策の指針となる**自殺総合対策大綱**が策定された。自殺総合対策大綱は，おおむね5年を目途に見直すこととされている。2022（令和4）年に新たな内容に改定された「自殺総合対策大綱〜誰も自殺に追い込まれることのない社会の実現を目指して〜」では，これまでの取り組みに加え，子ども・若者の自殺対策の更なる推進・強化，女性に対する支援の強化，地域自殺対策の取組強化，新型コロナウイルス感染症拡大の影響を踏まえた対策の推進，自殺者等の名誉及び生活の平穏に配慮することなどが追加された。

自殺対策基本法

自殺対策基本法

　この法律は，自殺対策に関し，基本理念を定め，国，地方公共団体体等の責務を明らかにし，総合的に自殺対策を推進し，自殺の防止を図り，併せて自殺者の親族などに対する支援の充実を図ることによって，国民が健康で生きがいを持って生活をできる社会の実現に寄与するために2006（平成18）年に制定された。

　この法律の基本理念は，次のようである。

a. 自殺は個人的なものでなく，背景には社会的な要因がある。

b. 自殺対策は精神保健的観点だけでなく，自殺の実態に即して実施されなければならない。

c. 自殺対策には，事前予防，自殺発生の危機への対応および未遂者への対応がある。

d. 自殺対策は，国や地方公共団体，医療機関，事業主，学校，自殺防止活動を行っている団体等との密接な連携のもとに実施されなければならない。

自殺総合対策大綱

自殺総合対策大綱

自殺総合対策の基本理念：誰も自殺に追い込まれることのない社会の実現を目指す

　自殺は，その多くが追い込まれた末の死であることや，自殺対策の本質が生きることの支援であることを踏まえて，「誰も自殺に追い込まれることのない社会の実現」を目指す。

　自殺の背景には，精神保健上の問題だけでなく，過労，生活困窮，育児や介護疲れ，いじめや孤独・孤立などの様々な社会的要因がある。このため，「対人支援のレベル」，「地域連携のレベル」，「社会制度のレベル」のそれぞれのレベルや総合的な取り組みによって，社会での「生きることの阻害要因（自殺のリスク要因）」を減らし，「生きることの促進要因（自殺に対する保護要因）」を増やすことが必要である。

①自殺の現状と自殺総合対策における基本認識

　自殺は，その多くが追い込まれた末の死である。

　自殺は人が自ら命を絶つことだけでなく，命を絶つ状況に追い込まれるプロセ

スとして考える必要がある。自殺に至った人の直前の精神状態は様々な悩みにより心理的に追い詰められ，抑うつ状態や，うつ病，アルコール依存症等の精神疾患を発症することで正常な判断ができない状態になっていることが多い。

②年間自殺者数は減少傾向にあるが，非常事態はいまだ続いている

自殺者数は年間2万人を超えており，我が国の人口10万人当たりの自殺死亡率はG7諸国の中で最も高い。また，新型コロナウイルス感染症拡大の影響等で自殺の様々な要因が悪化したことなどにより，特に女性や小中高生の自殺者数が増加している。

③新型コロナウイルス感染症拡大の影響を踏まえた対策の推進

新型コロナウイルス感染症拡大によって，人との接触機会の減少や雇用形態等の様々な変化が生じている。このような影響は現在も継続しているが確定的なことは明らかになっていないため，新型コロナウイルス感染症拡大の自殺への影響に関する情報収集や分析を継続する必要がある。また，新型コロナウイルス感染症が拡大するなかで様々な分野でICTが活用されており，国及び地域の自殺対策についてもICTの活用を推進する。

新型コロナウイルス感染症の感染拡大下では，女性，無業者，非正規雇用労働者，ひとり親，フリーランスで働く者などが大きな影響を受けていると考えられる。また，不規則な学校生活や行事等の中止・延期による児童生徒たちへの影響も踏まえた対策が必要である。さらに，新型コロナウイルス感染症罹患後の実態把握を進める。

④地域レベルの実践的な取組をPDCAサイクルを通じて推進する

わが国の自殺対策が目指すのは「誰も自殺に追い込まれることのない社会の実現」であり，自殺対策基本法の目的は「国民が健康で生きがいを持って暮らすことのできる社会の実現に寄与すること」と示されており，自殺対策は社会づくり，地域づくりとして推進するとされている。この自殺総合対策は，国と地方公共団体等が協力しながら，全国的なPDCAサイクルを通じて推進する。

4．不慮の事故・虐待・暴力

1）不慮の事故

不慮の事故とは，突然起こる予測できない偶発的な外力による事故とみなされている。不慮の事故死を人口動態調査で死因別にみてみると，1995（平成7）年から2014（平成26）年まで，全死亡原因の3％台を占めている。2011（平成23）年は東日本大震災の影響で4.7％と上昇したものの，2014（平成26）年は3.1％となった。

2022（令和4）年の不慮の事故死は，全体で4万3,420人である（死因順位7位）。最多事故は転倒・転落死1万1,569人，次いでその他の不慮の窒息8,710人，

不慮の溺死及び溺水8,677人，交通事故3,541人，自然の力への曝露2,942人，煙，火及び火炎967人，有害物質による不慮の中毒及び有害物質への曝露569人などとなっている。

2）虐待 abuse

　自分の保護下にある人や動物などに対し長期間にわたり種々の暴力を加えたり，世話をしなかったり，嫌がらせや無視するなどの行為を一般に虐待という。児童虐待，高齢者虐待および障害者虐待が問題となっている。

　虐待行為の分類は以下のとおり。なお，児童虐待については第13章に記載する。

①**身体的虐待**：対象者に身体的暴力により身体的外傷を加える行為。

②**心理的虐待**：対象者に心理的暴力を加え，心理的外傷を加える行為。

③**性的虐待**：対象者に性的行為を加えたり，性的行為を行わせたり見せたりすること。

④**ネグレクト，介護・世話の放棄**：養護・介護の拒否，意図的怠慢，必要な医療・食事・衣類などの提供をしない。

⑤**経済的虐待**：高齢者や障害者に対し，養護者あるいは親族がその財産を不当に処分したり，不当に財産を略取したりすること。

（1）高齢者虐待

　高齢者虐待とは，①身体的虐待，②介護・世話の放棄・放任，③心理的虐待，④性的虐待，⑤経済的虐待をいう。高齢者に対する虐待は，①養護者による高齢者虐待（要介護施設従事者以外の高齢者の世話をしている家族，親族，同居人などによる虐待），②要介護施設従事者などによる高齢者虐待（老人福祉法および介護保険法に規定される「養介護施設」または「養介護事業」の業務に従事する職員による虐待行為）の2つに分類されている。わが国では，介護保険制度が確立しているが，高齢者への身体的・心理的虐待および介護・世話の放棄・放任などが社会問題ともなっている。これを受けて2005（平成17）年，「**高齢者虐待の防止，高齢者の養護者に対する支援等に関する法律（高齢者虐待防止法）**」が制定された。

高齢者虐待防止法

　高齢者虐待防止法は，高齢者を65歳以上の者と定義づけ，高齢者の虐待の防止に関する国の責務，虐待を受けた高齢者の保護措置，養護者の高齢者虐待のための支援措置を定め，また，国や地方公共団体の義務として，虐待防止のために成年後見制度の利用促進義務を定めている。

　高齢者虐待防止法では，高齢者の虐待の防止，高齢者虐待を受けた高齢者の迅速かつ適切な保護および適切な擁護者に対する支援を行うために，国・地方公共団体，国民，高齢者の福祉に関連ある団体および従事者等に対する責務が規定されている。高齢者の虐待を発見した者には市町村への通報義務があり，養護者は市町村による相談，助言や指導を受けることができる。

　「令和4年度『高齢者虐待の防止，高齢者の養護者に対する支援等に関する法

律』に基づく対応状況等に関する調査結果」（厚生労働省）の高齢者虐待行為の内容をみると，身体的虐待がもっとも多く57.6％，心理的虐待（脅し・侮辱等の言語や威圧的な態度，無視，嫌がらせ）が33.0％，介護・世話の放棄・放任が23.2％，経済的虐待が3.9％あったと報告されている。虐待の発生要因としては，虐待者や高齢者の性格や人格，人間関係上の問題が多く，また，高齢者に対する介護負担が大きな要因となっている。

（2）障害者虐待

　児童や高齢者と同様に障害者に対する虐待の防止は，社会全体で取り組む必要があることから，「**障害者虐待の防止，障害者の養護者に対する支援等に関する法律（障害者虐待防止法）**」が2011（平成23）年に制定され，2012（平成24）年に施行されている。

障害者虐待防止法

　この法律では「障害者に対する虐待が障害者の尊厳を害するもので，障害者の自立・社会参加のために虐待防止がきわめて重要である。障害者に対する虐待の禁止，国等の責務，虐待を受けた障害者の保護・自立支援のための措置，養護者に対する支援のための措置等を定め，障害者の権利利益の擁護に資する」（法第1条）として，障害者に対する虐待の禁止や障害者虐待の定義が明確化され，発見者に対する通報義務や市町村の立入り調査権限等が定められている。なお，この法律で，障害者とは障害者基本法にいう身体障害，知的障害，精神障害（発達障害を含む），その他の心身の機能の障害があるものであって，障害および社会的障壁により継続的に日常生活，社会生活に相当な制限を受ける状態にある者としている。

　障害者に対する虐待者は，養護者，福祉施設従事者等と使用者に分けられ，その内訳は2021（令和3）年度では**表8−5**のようであった。

厚生労働省
「障害者虐待防止対策」

　なお，虐待行為の類型は，養護者による虐待では身体的虐待（68％）が最多であり，次いで心理的虐待（31％），経済的虐待（16％），放棄・放置（12％），性的虐待（4％）の順であった。また，障害者福祉施設従事者等による虐待でも身体的虐待（57％）と最も多く，次いで心理的虐待（42％），性的虐待（15％），放棄・

表8−5　障害者虐待状況

	養護者による障害者虐待	障害者福祉施設従事者等による障害者虐待	（参考）使用者による障害者虐待（都道府県労働局の対応）
市区町村等への相談・通報件数	7,337件 （6,556件）	3,208件 （2,865件）	1,230事業所 （1,277件）
市区町村等による虐待判断件数	1,994件 （1,768件）	639件 （632件）	392件 （401件）
被虐待者数	2,004人 （1,775人）	956人 （890人）	502人 （498人）

（注1）上記は，令和3年4月1日から令和4年3月31日までに虐待と判断された事例を集計したもの。
　　　カッコ内は前回調査（令和2年4月1日から令和3年3月31日まで）のもの。
（注2）都道府県労働局の対応については，令和4年9月7日雇用環境・均等局総務課労働紛争処理業務室のデータを引用。（「市区町村等への相談・通報件数」は「都道府県労働局へ通報・届出のあった事業所数」，「市区町村等による虐待判断件数」は「都道府県労働局による虐待が認められた事業所数」と読み替え）
資料）厚生労働省「令和3年度都道府県・市区町村における障害者虐待事例への対応状況等（調査結果）」2023

放置（5%），経済的虐待（5%）の順であった。

3）ドメスティック・バイオレンス

ドメスティック・バイオレンス domestic violence；DVについては，明確な定義はないが，わが国では「配偶者や恋人など親密な関係にある，又はあった者から振るわれる暴力」を指すことが多い。

2022（令和4）年度の全国の配偶者暴力相談支援センターにおけるDVの相談件数と，内閣府が開設した「DV相談プラス」における相談件数の合計数は約12万2千件であった。

また内閣府の「男女間における暴力に関する調査報告書[*1]」によると，1年間のうちに配偶者からの被害経験がある者は，回答者のうち女性が32.0%，男性が32.0%となっている。被害の内訳について，身体的暴行は女性が17.6%，男性が21.5%，心理的攻撃は女性が39.2%，男性が43.0%，経済的圧迫は女性が29.8%，男性が30.3%，性的強要は女性が25.0%，男性が12.5%となっている。

DV防止を目的に，「**配偶者からの暴力の防止及び被害者の保護等に関する法律（DV防止法)**」が2001（平成13）年に施行され，被害者の救済等が行われるようになった。同法は現在，夫婦間（同居をしている恋人間〈事実婚〉も含む）のみにしか適用されていない。しかし，DV防止法に該当しない場合でも，恋人間のDV（デートDV）については，刑法（暴行罪，傷害罪，脅迫罪など）や「ストーカー行為等の規制等に関する法律（ストーカー規制法)」に該当することがある。なお，DV防止法における「配偶者からの暴力」の定義は身体的な暴力に限定されるものではなく，身体的な暴力に準ずる心身に有害な影響を及ぼす言動が含まれる。

生命の危機を感じるような暴力を受けた場合，被害者の保護が必要である。保護はまず被害者が「配偶者暴力相談支援センター」または警察へ相談し，地方裁判所に申し立てをする。認められた場合，地方裁判所より接近禁止命令，退去命令，子どもに対する接近禁止命令（強制措置）が出る。

DV防止法では，「配偶者からの身体に対する暴力を受けている者を発見した者は，その旨を配偶者暴力相談支援センター又は警察官に通報するよう努めなければならない」とされている。また，医療関係者は，「その業務を行うに当たり，配偶者からの暴力によって負傷し又は疾病にかかったと認められる者を発見したときは，その旨を配偶者暴力相談支援センター又は警察官に通報することができ」，通報にあたっては，被害者の意思を尊重する努力義務がある。さらに，医療関係者は，被害者に対し，配偶者暴力相談支援センター等の利用に関する情報を提供する努力義務がある。

＊1 暴力被害の傾向などを施策に生かすための資料として3年ごとに調査を実施。
調査時期：
2020（令和2）年11〜12月
有効回収数（率）：
3,438人／5,000人（68.8%）
内訳：
女性1,803人　男性1,635人

DV防止法

第 9 章

社会保障と行政

1. 社会保障の概念

1）社会保障制度の定義

わが国の近代的な社会保障制度は第二次世界大戦後に始まった。1947（昭和22）年に施行された日本国憲法第25条（生存権）に基づいて，国は**社会保障** social security や**社会福祉** social welfare を実施する義務を負うことになった。

> **第25条**　すべて国民は，健康で文化的な最低限度の生活を営む権利を有する。
> 　　2　国は，すべての生活部面について，社会福祉，社会保障及び公衆衛生の向上及び増進に努めなければならない。

この条文を受けて，1950（昭和25）年に内閣総理大臣の諮問機関である社会保障制度審議会は，社会保障制度について次のように規定している[1]。

> 　社会保障制度とは疾病，負傷，分娩，廃疾，死亡，老齢，失業，多子その他困窮の原因に対し，保険的方法又は直接公の負担において経済保障の途を講じ，生活困窮に陥った者に対しては国家扶助によって最低限度の生活を保障するとともに，公衆衛生及び社会福祉の向上を図り，もってすべての国民が文化的社会の成員たるに値する生活を営むことができるようにすることをいう（後略）

これによって制度的には，社会保障は公的扶助，社会保険，社会福祉および公衆衛生の上位概念と位置づけられている。

また社会福祉については「国家扶助の適用をうけている者，身体障害者，児童，その他の援護育成を要する者が自立してその能力を発揮できるよう，必要な生活指導，更生補導，その他の援護育成を行うこと」と定義づけている[2]。このような中でわが国の社会保障制度の拡充・整備が行われているのである。

なお近年の定義では，社会保障は一般に，「国民の生活の安定が損なわれた場

＊1 社会保障制度審議会「社会保障制度に関する勧告」1950

＊2 同上

合に，国民にすこやかで安心できる生活を保障することを目的として，公的責任で生活を支える給付を行うもの」とされている[1]。

＊1 社会保障制度審議会「社会保障将来像委員会第1次報告」1993（平成5）年

2）社会保障の歴史

わが国の社会保障制度は，先述の通り1950（昭和25）年に社会保障制度審議会が「社会保障制度に関する勧告」を示したことからスタートした。勧告は，今後，日本は社会保障制度を憲法第25条に則り推進すべきことを述べている。

表9‐1　社会保障の歴史

＊2 高齢化率：65歳以上人口が総人口に占める割合。

＜昭和20年代　戦後の混乱・栄養改善，伝染病予防と生活援護＞
……戦後の緊急擁護と基盤整備（いわゆる「救貧」）

年代	おもな出来事	高齢化率[2]
1950（昭和25）年	社会保障制度審議会が開催，「社会保障制度に関する勧告」が出される 生活保護法が成立	1950年 4.9%
1951（昭和26）年	社会福祉法が成立	
1952（昭和27）年	国際労働機関（ILO）において社会保障（最低基準）条約（第102号）を採択	

＜昭和30・40年代　高度成長・生活水準の向上＞
……国民皆保険・皆年金と社会保障制度の発展（いわゆる「防貧」）

1958（昭和33）年	国民健康保険法の全面改正	1960年 5.7%
1961（昭和36）年	国民年金支給制度のスタート	
1963（昭和38）年	老人福祉法が成立	1970年 7.1%
1973（昭和48）年	「福祉元年」 老人医療費支給制度のスタート	

＜昭和50・60年代　高度経済成長期の終焉・行財政改革＞
……安定成長への移行と社会保障制度の見直し

1982（昭和57）年	老人保健法が成立	1980年 9.1%
1989（平成元）年	高齢者保健福祉推進十カ年戦略（ゴールドプラン）の策定	

＜平成以降　バブル経済崩壊と長期低迷＞
……少子高齢社会に対応した社会保障制度の構造改革

1991（平成3）年	老人訪問看護制度のスタート	1990年 12.1%
1994（平成6）年	新・高齢者保健福祉推進十カ年戦略（新・ゴールドプラン）の策定	
1997（平成9）年	介護保険法が成立	2000年 17.4%
2000（平成12）年	介護保険制度スタート	
2005（平成17）年	障害者自立支援法が成立	2010年 23.0%
2006（平成18）年	老人保健法が廃止，高齢者医療確保法に改題・改正（2008年施行）	2022年 29.0%
2012（平成24）年	障害者自立支援法が障害者総合支援法に改正（2013年施行）	

3）社会保障制度の4分野

現行の社会保障制度としては，前述の通り，公的扶助，社会保険，社会福祉，そして公衆衛生の4分野がある。

公的扶助は，何らかの理由で日本国憲法第25条[3]が定める最低限度の生活を維持できなくなった場合に扶助する（不足分を補う）制度である。中心となるのは生活保護法による「生活保護制度」であり，扶助の種類として生活扶助（食費，被服費，光熱費等），教育扶助（学用品費等），住宅扶助（家賃，地代等），医療扶助，介護扶助，出産扶助，生業扶助（生業費，技能習得費，就職支度費），葬祭扶助の8種類に分かれ，単給または併給される。生活保護は原則として，個人ではなく世帯単位である。

社会保険は，ドイツのビスマルク宰相[4]が実施した社会保障制度である。ある

＊3 日本国憲法第25条：➡ 第1章p.1参照。

＊4 ビスマルク，オットー・フォン：Otto E. L. Von Bismarck（1815-1898）。19世紀半ばまで小国に分かれていたドイツを統一し，帝国の初代宰相となった政治家。鉄血宰相とも呼ばれ，内政では反体制分子を弾圧する一方，世界で初めて全国民が加入する社会保険制度を確立した。

グループの会員が組合を結成して基金を作り，毎月定額の資金（多くは給料からの天引き）を納める。そして，就業する中で，規定の不測事態が生じた場合，組合が費用の多くを支払い，一部を本人が負担する。この制度の特徴は，基金に公的資金（税金）が投入されることである。税金は該当者全員に適用されるべきもので，法で定められた該当者は，全員強制加入という原則がある。現行制度には医療，年金，雇用，介護，労災の5保険制度がある。

社会福祉とは，社会構成の中で，社会的弱者に該当する人を扶助する制度である。社会的弱者は「ハンディキャップ者」といえて，ハンディ分を扶助するというものである。現行制度では障害者，児童，母子，高齢者等の福祉制度がある[*1]。

公衆衛生とは，憲法第25条の「国は（中略）公衆衛生の向上及び増進に努めなければならない」という箇所に該当する。国民健康づくり対策，予防接種法，生活習慣病対策，環境整備など時代に応じた対策がなされてきたが，21世紀に入り「社会的公正と健康格差の是正[*2]」という概念が入り，社会改造的要素が導入されてきた。また新型コロナウイルス感染症の蔓延に世界が震撼し，地域封鎖や外出制限など人権に関わる対策が発動されるなど，公衆衛生の強化策が課題となっている。

＊1　福祉制度：➡第11章参照。

＊2　社会的公正と健康格差の是正：➡第1章p.12参照。

2. 行政のしくみ

1）国の役割と法律

国を治めることを「統治」という。戦後，わが国の統治形態は，日本国憲法の下に国民は皆平等で，統治は国民の代表による者が行うことになった。統治をひとりの人物に委ねるのは独裁に陥りやすいので，権力を3つに分断した。すなわち，立法，司法，行政の三権分立である。

わが国の統治は，法律に定められて初めて統治を行うことができる法定主義をとっている。国会が法律を定め（立法），内閣が法を実施し（行政），行政が法から逸脱してはいないかを判断する（司法）方式とした。

国会議員は法律を審議，制定または改定するものであり，地方議員は条例を制定することを本分としている。行政は法律を忠実に実施することであるが，中央，地方ともに，首長は選挙によって選出され，行政を担うことになっている。内閣は国会議員から選出される議員内閣制を採っている。内閣（行政府）に入った議員は立法から離れ，行政に専念する。

国会で成立した法律は，数日で国民への通知が開始される。これを「法律の公布」という。公布は政府機関紙である官報でなされる。法律の実施に当たり準備期間を設け，法律の実効日を定めて公布する。法律が実行されることを「施行」という。施行までの期間は通常1年である。急を要する場合は数カ月であり，ダイオキシン類対策特別措置法[*3]は制定から施行まで約半年であった。準備期間が必要と思

＊3　ダイオキシン類対策特別措置法：1999（平成11）年7月に制定され，翌2000（平成12）年1月に施行。本法律により，耐容1日摂取量（TDI）の規定，ならびに大気・水質，水底の底質，土壌に関する環境基準が定められた。規定と環境基準➡第2章p.25。

われる場合は長期間を要する。介護保険法は制定から施行まで約2年半を要した。

　法律は憲法の下に位置し，政令，省令を伴っている。法律には法の趣旨や定義など，重要な大まかな事項を述べ，細かいことは次の政令に落とし，さらに細かいことは省令に落とす。

　法律は国会で定め，政令は行政の内閣総理大臣が定め，省令は各省庁の大臣が定める。法律は常に法律―政令―省令の三段階制になっている。立法が定めるものを**法**といい，政令，省令は行政が定め**令**と呼び，両者を合わせて**法令**という。法の改正は法の制定と同様な手続きが必要であるが，令は行政のみで改正できるので頻繁に改正が必要と思われるようなことは，政令か省令にしている。一般に政令は法律名の後に**施行令**という語がつき，省令は法律名の後に**施行規則**という語がついている。栄養士法で例示した（**表9 - 2**）。「政令への委任」「省令への委任」を規定することがあるが，多くは政令，省令に「法○条の規定により」という文言で始まることが多い。

表9 - 2　法の3段階制の例

法律	**栄養士法** 第5条の二（管理栄養士国家試験） 　厚生労働大臣は，毎年少なくとも一回，管理栄養士として必要な知識及び技能について，管理栄養士国家試験を行う。
政令	**栄養士法施行令** 第17条（管理栄養士国家試験） 法第5条の二の規定による管理栄養士国家試験は，学科試験とする。
省令	**栄養士法施行規則** 第15条（試験科目） 管理栄養士国家試験の科目は，次のとおりとする。 　社会・環境と健康，人体の構造と機能及び疾病の成り立ち，食べ物と健康，基礎栄養学，応用栄養学，栄養教育論，臨床栄養学，公衆栄養学，給食経営管理論

2）衛生法規

　衛生法規とは，衛生（保健）行政が取り扱う法規をいう。ほとんどは厚生労働省で管轄される法律であるが，学校保健は文部科学省が，環境については環境省が管轄している。厚生労働省での行政は，大別すると保健対策（主に病気の予防），疾病対策，生活衛生対策，医療と福祉対策，労働対策に分かれる。

　衛生法規の法体系として，法律は数多くあり，羅列するだけでは相互にどういう関係があるのかわかりにくい面がある。そこで，グループ化してまとめて法体系とすることがある。この場合，統括する法律をつくり，その下にいくつかの法律を置くようにする。統括する法律を**基本法**と呼び，下にくる法律を**個別法**と呼ぶ。一般に法律といえば，権利，義務を盛り込む個別法を指すが，社会が複雑化してくると，分野ごとに一定の政策の方向性を示す必要があり，基本法を定め，そこに基本理念や方向性などを定めていく。しかし，基本法には強制や義務等の事項が入りにくく，存在が薄いことがあるので，個別法との役割分担を明確にしなくてはならない。

　グループ分けをすれば法体系がわかりやすくなるので，今後，憲法—基本法—個別法の形式を採る法体系が増加すると思われる。環境分野の法体系について例示した（**図9‐1**）。環境全分野について環境基本法[*1]では環境関係法についての3つの基本理念を述べ，総論的に条文化してある。個別法には主に環境取締り目安である環境基準が設置されており，基本法と個別法の役割が明確化されている。

＊1　**環境基本法**：➡第2章p.15参照。

　一方，食品保健分野での食品の安全性の法体系を**図9‐2**に示した。基本法として食品安全基本法が存在するが，食品の安全性で「食品表示」についてみると，これまでは食品安全基本法は厚生労働行政の食品衛生法（表示基準）と健康増進法(特別用途表示・栄養表示)を個別法として有しているが，JAS法(農水省管轄)，景品表示法（公正取引委員会管轄），不正競争防止法（経済産業省管轄）なども表示に関する法律である。しかし，管轄省庁が異なるので食品安全基本法下にはない。すなわち，食品安全については管轄省庁が複数あり多元化していた。そのため，食品衛生法，健康増進法，JAS法を一体化した**食品表示法**が2013（平成25）年6月に成立し，2015（平成27）年4月1日から施行された。

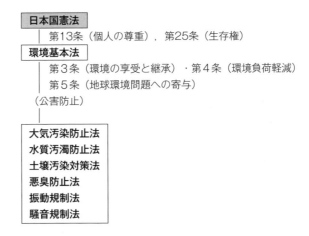

図9‐1　環境法律体系

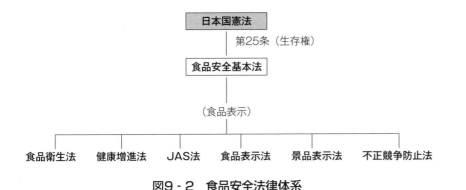

図9‐2　食品安全法律体系

3．栄養関連法規

1）食品安全基本法

　牛海綿状脳症 bovine spongiform encephalopathy；BSEがわが国で2001（平成13）年に初めて発生したことに加え，食品の安全性を揺るがすさまざまな問題が発生したことを契機に，2003（平成15）年に食品安全基本法が制定，施行され，第1条にその目的が示されている。

食品安全基本法

> **第1条（目的）**：この法律は，科学技術の発展，国際化の進展その他の国民の食生活を取り巻く環境の変化に的確に対応することの緊急性にかんがみ，食品の安全性の確保に関し，基本理念を定め，並びに国，地方公共団体及び食品関連事業者の責務並びに消費者の役割を明らかにするとともに，施策の策定に係る基本的な方針を定めることにより，食品の安全性の確保に関する施策を総合的に推進することを目的とする。

　この条文が示すように，その骨子は次の3点からなっている。
　第1に「基本理念」として，国民の健康の保護が最重要であるという基本的認識のもとで，農林水産物の生産から食品の販売に至る一連の国内外における食品供給行程の各段階において安全性を確保し，国際的動向や国民の意見を十分に配慮して科学的知見に基づいて国民の健康への悪影響を未然防止する。第2に，施策の実施に関する基本的な方針として，リスク分析の手法を採用している。第3に，内閣府に食品安全委員会を設置したことである。
　食品安全行政のなかでは，食品安全委員会が一元的に「評価」を実施し，「管理」は厚生労働省と農林水産省が担当するように，評価と管理，即ち行政と食品安全委員会を明確に区分するようになっている。

2）食品衛生法

　食品安全衛生行政の根幹となる法律は，食品衛生法であり，この法律は1947（昭和22）年に制定され，その後時代の要請のなかで逐次改正が行われ，現在に至っている。

食品衛生法

> **第1条（目的）**　この法律は，食品の安全性の確保のために公衆衛生の見地から必要な規制その他の措置を講ずることによって，飲食に起因する衛生上の危害の発生を防止し，もって国民の健康の保護を図ることを目的とする。

　この第1条の趣旨を受けて，本法では対象を食品だけでなく，食品添加物，器具・容器包装，おもちゃ，洗剤を含めている。また，食品添加物の指定，営業者に対する責任の強化，食品等の検査制度の整備，表示制度等が定められ，また逐次改正されている。食品衛生法は全11章，79条の条文から構成されている。

3）食品表示法

　食品表示法は，2013（平成25）年に制定され，2015（平成27）年4月1日から施行された。

食品表示法

> **第1条**：食品に関する表示が食品を摂取する際の安全性の確保及び自主的かつ合理的な食品の選択の機会の確保に関し重要な役割を果たしていることに鑑み，販売（不特定又は多数の者に対する販売以外の譲渡を含む。）の用に供する食品に関する表示について，基準の策定その他の必要な事項を定めることにより，その適正を確保し，もって一般消費者の利益の増進を図るとともに，食品衛生法，健康増進法及び農林物資の規格化等に関する法律（JAS法）による措置と相まって，国民の健康の保護及び増進並びに食品の生産及び流通の円滑化並びに消費者の需要に即した食品の生産の振興に寄与することを目的とする。

　すなわち，食品を摂取する際の安全性および自主的かつ合理的な食品選択の機会を確保するために，食品衛生法，JAS法および健康増進法の食品表示に関する規定を統合して，食品の表示に関する規定を一元化し，事業者にも消費者にもわかりやすくするために制定・施行された。

　食品表示法に基づく新たな制度の具体的な表示ルールは，食品表示基準（内閣府令）に定められている。

第1章：総則（食品表示基準の適用範囲と用語の定義）

第2章：加工食品

第3章：生鮮食品

第4章：添加物

第5章：雑則

　「加工食品」と「生鮮食品」に関しては「食品関連事業者」と「食品関連事業者以外の販売者」に係る基準に区分され，それぞれの区分のなかで，義務表示（横断的義務表示，個別的義務表示，義務表示の特例），表示の方式，表示禁止事項等が規定されている。そのなかで，消費者向けの食品（一般用加工食品と一般用生鮮食品）の表示義務は，共通ルール（横断的義務表示）がまとめられており，さらに個別的義務表示が規定されている。共通ルールは，すべての食品に表示しなければならない事項と，一部の食品に表示が義務づけられている事項に分けて規定が設けられている。「添加物」も「食品関連事業者」と「食品関連事業者以外の販売者」に区分され，表示事項が規定されている。

4）その他の栄養関連法規

（1）健康増進法

　健康増進法は2002（平成14）年に制定されたが，その前身は栄養改善法である。2000（平成12）年度から「第3次国民健康づくり対策（健康日本21）[*1]」がスタートしたが，人材整備などにかかる予算を得るには法律の制定が必要となる。そこで，

健康増進法

＊1　**第3次国民健康づくり対策（健康日本21）**：➡第5章 p.71参照。

栄養改善法をベースとして，国民の責務，国・地方公共団体の責務，健康増進事業者の責務を加え，受動喫煙対策の強化，国民栄養調査を国民健康・栄養調査と名称を改め喫煙・飲酒状況調査の強化などをして，法律名を健康増進法に変更した。健康増進法の主項目をみると，国民健康・栄養調査，特定給食施設，特別用途表示・栄養表示，受動喫煙防止などである。なお2024（令和6）年度からは，「健康日本21（第三次）*¹」がスタートしている。

＊1 健康日本21（第三次）：
➡第5章 p.71参照

栄養士法

（2）栄養士法

栄養士法は，戦後の食糧不足時代の真只中の1947（昭和22）年に成立した法律で，栄養士・管理栄養士の身分を規定した法律である。栄養問題は，日中戦争突入後の1938（昭和13）年に食糧配給制度が始まり食糧不足を迎えた頃から起こった。そして，終戦と同時に深刻な食糧不足となり，栄養不良問題が大きな問題となった。このため，栄養士法が制定され，同年学校給食，病院給食が開始となり，翌年，栄養士の配置が行われた*²。

＊2 栄養士法は，栄養士と管理栄養士の定義（第1条），免許（第2～5条），業務（第5，6条），管理栄養士国家試験（第5～7条），免許罰則（第8条）の全8条文からなる。

調理師法

（3）調理師法

調理師法は，調理師の免許と身分を定めた法律である。調理師法の制定は1958（昭和33）年である。食糧不足と栄養失調問題が一段落してくると，調理師にも衛生概念などの強化が望まれてきて制定された*³。

＊3 調理師法では，法律の目的（第1条），調理師の定義（第2条），調理師試験（第3～7条），業務等（第8～9条），罰則（第10～11条）の全11条が規定されている。

学校給食法

（4）学校給食法

給食とは，特定の人々に食事を提供することをいい，学校給食，病院給食，施設給食などがあるが，給食法という法律名があるのは学校給食法のみである。学校給食法は学校教育法で定める学校のうち，小・中，中等教育学校前期課程と特別支援学校（旧盲，聾，養護学校）の小・中学部に適用されるものである。この他，学校給食として，特別支援学校の幼稚部・高等部の学校給食法*⁴，夜間課程高等学校給食法*⁵がある。

学校給食法は1954（昭和29）年に制定されたものである。スタートは食糧不足における食の確保の観点からスタートしたが，時代と共に趣旨が変遷し，現在食育という観点に比重が高まっている。

＊4 正式名は「特別支援学校の幼稚部及び高等部における学校給食に関する法律」。

＊5 正式名は「夜間課程を置く高等学校における学校給食に関する法律」。

食育基本法

（5）食育基本法

2005（平成17）年に成立した法律で，食に関する適切な判断力を養い，生涯にわたって健全な食生活を実現させ，心身の健康と豊かな人間性を資するとの目的を持っている。主項目としては，食育推進基本計画，基本的施策，食育推進会議などである。

4．地方自治のしくみ

地方自治とは地方公共団体（地方自治体）による地域の立法・行政行為である。地方公共団体は，**地方自治法**により運営される。地方公共団体は，都道府県と市町村の普通地方公共団体，特別区，組合，財産区などの特別地方公共団体に二分

地方自治法

される。2022（令和4）年10月現在，47都道府県，1,718市町村（北方領土の6村を含めると1,724）である。なお，都道府県の業務の一部が移譲される「地方自治法指定都市（政令市）」があり，人口50万以上とするが，全国に20都市ある。

　わが国では政府（中央政府）が最上にあり，その下に都道府県自治体，さらにその下に市町村自治体と特別区（東京23区）とする中央集権国家形態をとっている。地方公共団体の長は住民により選挙で選ばれる直接民主制を採っている。地方公共団体は首長の権限で独自の行政（自治）がなされるが，上部組織に従い行政を行わねばならない。米国では，各州が各自の法律（州法）を持ち，独立して州自治がなされるので州が国家形態 state であり，中央政府（連邦政府）は全体をとりまとめる合衆国 united　states 制度を採っている。たとえば，米国では医師免許は全国医師免許証ではなく，その州のみの免許であるが，日本では大臣免許である。また，栄養士資格は都道府県知事により交付されるがその効力は全国共通である。

　地方公共団体の行政は法律によって行われるが，都道府県自治体は，都道府県条例により，市町村自治体は市町村条例により独自になされていく。法律，条例ともに上級の法令に矛盾してはならない。法律は憲法に，都道府県条例は法律に，市町村条例は都道府県条例に矛盾していたら無効である。法律と条例は議会で制定される立法行為である。法律は国会で国会議員により制定され，都道府県条例は都道府県議会で，市町村・特別区条例は市町村・特別区議会で制定される。

　地方公共団体の運営は地方自治法に基づきなされるが，その年間予算は議会で制定される。その収入は税金と事業収入である。事業とは都道府県立または市町村立の事業で，学校，病院，バス，水道事業などがあるが，競輪・競馬事業もある。

　支出は法律，条例に従いなされるが，一般会計と特別会計に分かれる。一般会計は通常の業務の会計であり，特別会計は事業会計がほとんどである。現在，市町村・特別区では，国民健康保険・介護保険事業の実施義務があるので，どの自治体もこの2事業の特別会計を有している。

5. 都道府県と市町村の役割

　都道府県・市町村ともに法律・条例に基づいて行政がなされていくが，両者は適切な役割分担をなさねばならない（地方自治法第2条）。地方公共団体は住民や法人からの収入をもって運営されるので，その事務処理は常に合理化に努めねばならず，最小の経費で最大の効果をあげるようになすべきである。そのためには都道府県と市町村・特別区の役割分担が必要である。

　一般に全都道府県民に必要なものは都道府県でなされるが，都道府県庁舎は遠隔にあり，市町村・特別区庁舎は身近にあるので，申請や認定は市町村でなされるが特別なケースは都道府県にまかされる。たとえば，介護保険では介護事業の運営，介護認定等は市町村・特別区でなされるが，介護保険事業者の登録や介護認定不服

審査などは都道府県の業務となる。また，役割分担では基本的なことは市町村・特別区で，専門的なことは都道府県事業となる。未熟児医療，新生児スクリーニング検査などは都道府県（保健所設置市も含む）事業となる。また，医療制度の充実において，病院等の開設許可やベッド数決定は都道府県知事であるが，市町村内の医療確保はその市町村に任される。以上のことを表9‐3に示した。

表9‐3　主な保健・福祉事業の都道府県と市町村の役割分担

	都道府県事業(保健所設置市も含む)	市町村事業
医療施設	病院等の開設の許可 医療計画の策定 都道府県内基準病床数の決定 精神病床，結核病床，感染症病床数決定 医療従事者の確保	市町村内一般病床及び療養病床数の決定
介護保険	介護事業への助言と援助 介護事業者の指定と取消 介護支援専門員の登録	介護保険の実施
母子保健	市町村間の連絡調整と助言等	母子健康手帳の交付　　未熟児の訪問指導 新生児健康診査　　　　養育医療の実施 母子保健指導 新生児・妊産婦訪問指導 新生児健康診査 母子健康センターの設置 低体重児の届出
児童福祉	児童福祉施設への入所 児童相談所の設置 児童福祉施設の設置	保育所の運営 児童福祉施設の設置
障害者保健・福祉	都道府県障害者計画策定 身体障害者審査認定 療育手帳（知的障害者用）手帳交付 精神障害者保健福祉手帳交付 自立支援事業への助言支援	市町村障害者計画策定 身体障害者手帳申請・交付 精神障害者保健手帳申請受付 自立支援事業の実施
上水道	水道事業の認可 水道事業の実施（広域）	水道事業の実施
下水道	流域下水道管理	公共下水道の管理
廃棄物	廃棄物処理計画の策定 産業廃棄物処理業者許可	一般廃棄物の処理 一般廃棄物の処理業者許可

【参考文献】

・厚生労働省「戦後社会保障制度史」2008

第 10 章

医療制度

1. 医療制度

　わが国の医療制度は，ハードの**医療施設**，ソフトの**医療従事者**，マネジメントの**医療保険制度**の3者から成っている。つまり，医療をなすには，基準を満たす届けられた医療施設の中で，医療資格をもった医療従事者が，医療保険の中で実施する必要がある。

　日本の医療制度の特徴を挙げれば次のとおりである。

①医師が診療を行うが，医師とは「日本国の医師免許」を有するもので，外国の医師免許は無免許とみなされる。米国の高名な医師でも例外化されない。

②診療は主に医療保険でまかなわれ，医師の診療費は経験差や，へき地でも大都市でも全国同レベル，同費用でなされる日本均一医療が確立されている。

③医療において医療従事者の給与は低く抑えられ，聖職化されている。医療体制の維持には大きな国家予算が組まれ投入されている。

2. 医療保険制度 national medical insurance system

1）医療保険制度の概要

　1958（昭和33）年に新たな国民健康保険法が制定され，わが国では1961（昭和36）年から全国民が医療保険による保障を受けられる**国民皆保険制度**が実現している。医療保険制度は社会保険方式を採っている。社会保険方式とは福祉政策の一つで，皆がお金を出し合って基金を作り，公的資金を投入して充実化させている。組合員が病気になった場合に基金から支払いしてもらうということである。その仕組みは以下の通りである。

①社会保険方式とは，関係者が集まり健康保険組合を作る。組合を運営するものを**保険者**といい，その運営は法律をもってなされる公的機関である。また組合員を**被保険者**と呼び，本人ならびに家族を含め，本人は毎月保険料を支払う。

②医療保険組合には国庫負担金が1年ごとに支払われる。税金の投入であるので国民は年齢に関係なく強制加入で，いずれか一つの保険組合に属さねばならない。

③医療保険事業は医療事業と医療外（保健）事業に分かれる。医療事業は会員の診療に対する支払いであり，自己負担（窓口負担）外の費用を支払う。医療外事業として健康診断，予防接種，健康づくり運動などの事業がある。なお，組合事業は年金など福祉事業も同時に行い，病院経営も行い，その職員も包括する。

④医療保険事業費は，病気の診療を患者に施すという「現物給付」であり，治療費を受け取る金銭給付ではない。現物給付としては診療費（診察と治療費）の他に，入院時食事費，交通費なども含まれる。

⑤医療保険組合は，予算と決算を組合員および国に提示しなくてはならない。

⑥医療保険の中での診療を**保険診療**という。保険診療せずに診療することを「自費診療」といい，かつては保険診療に自費診療を入れ込む「混合診療」は禁止されていたが，今日では混合診療が実施されている。たとえば診断書は保険適用がなく，自費診療となっている。

2）医療保険制度の種類

わが国の医療保険の種類を**表10‐1**に示した。医療制度を大別すると，0〜65歳者の**一般健康保険制度**，65歳以上者の**高齢者医療制度**，全ての年代が対象となる**公的医療負担制度**，**生活保護医療制度**に分かれる。

表10‐1 医療保険制度の概要

医療保険の種類		管掌法律	保険者（組合）	被保険者	財源
職域被用者保険	健康保険	健康保険法	健康保険組合	被雇用者	本人と使用者（保険料）国庫負担 窓口負担3割
			全国健康保険協会（協会けんぽ）		
		船員保険法		船員	
	共済保険	国家公務員共済組合法	各省庁等共済組合	公務員	
		地方公務員等共済組合法	各地方公務員共済組合		
		私立学校職員共済法	日本私立学校振興・共済事業団	私立学校教・職員	
地域保険	国民健康保険	国民健康保険法	市町村健康保険組合	市町村住民	保険料（1世帯当たり）国庫負担 窓口負担3割
			医師・歯科・弁護士国保	非法人事業主	
			会計士・建設国保など		
高齢者	前期高齢者保険	高齢者医療確保法	社保診療報酬支払基金	65〜74歳	本人・調整納付金 国庫負担 窓口負担3割
	後期高齢者保険		後期高齢者医療広域連合	75歳以上	本人・公費・支援金 窓口負担（原則1割，2・3割負担あり）
公費負担	生活保護	生活保護法	都道府県・福祉事務所設置市	保護者	公費 窓口負担なし
	その他	各種法律	国または地方公共団体による医療給付		

資料）中村信也作成

（1）職域（被用者）医療保険

使用者（雇用者）に雇用されている被雇用者（被用者）を対象とした保険であるが，加入者は使用者や被用者の家族まで含める。単一企業で一つの組合をつく

　医療保険は保険会社から入院費等を支給するがん保険などが売り出されている。これらの「私的医療保険」に対し，政府主導でなされる医療保険を「公的医療保険」と呼ぶ。

　公的医療保険は各健康保険法に基づいて実施される。単に健康保険といえば被用者保険を指している。国民健康保険法，共済健康法，さらに高齢者医療確保法までの健康保険を包括する用語が公的医療保険である。

る組合管掌保険，同業者が集まって作る協会健保組合や，船員が作る船員保険などがある。公務員を対象とした保険は公務員共済保険があり，多種存在している。たとえば国家公務員対象の共済保険は，省庁ごとに分かれる。自衛隊は防衛省に属し，独自の共済組合である。全国規模で多くの自衛隊病院やクリニックを有し，その職員までを包括している。なお，病院としては全国家公務員共済組合虎の門病院がある。地方公務員は都道府県単位であるが，政令指定都市は独立した共済組合である。私立学校職員共済は，全国の私立学校が一つの医療保険組合を形成している。

（2）地域医療保険

　「地域」とは，住所のある市町村が運営する保険で，管掌法律は**国民健康保険法**である。法人格のある企業であれば，一人職員でも協会けんぽに加入できるが，この保険は法人格の組織に入っていない人が加入する保険である。従来，農家や個人事業主のための保険であったが，寿命の延長により職域保険から離れた退職者の加入が増加し，別枠で会員となっている。さらに，法人格を有していない同業者が集まって組合を形成する「士業国保」，たとえば医師国保，歯科医師国保，弁護士国保，会計士国保，司法書士国保などがあり，現在主流となってきた。医師国保は従業員5人未満の従業員で，本人と従業員の家族が入会規則で定められている。都道府県単位で一つの組合とするため，全国規模の大きな組織となる。この他に高度な専門資格が必要な士業ではない一人親方などが入る建設国保もある。

国民健康保険法

（3）高齢者医療保険

　職域と地域医療保険は0歳から64歳までを原則としており，それ以上の者は高齢者医療保険となる。65歳以上の高齢者の医療は**高齢者の医療の確保に関する法律（高齢者医療確保法）**によって整備されている。65〜74歳の前期高齢者，75歳以上の後期高齢者があり，2つを分ける理由は，高齢者の収入の減少，病気の増加に伴う問題などが背景にある。収入問題は高齢者自身の問題で，毎月の保険料負担と窓口（自己）負担がある。

高齢者医療確保法

　前期高齢者は月額給与で従来どうりで受けられる医療も変わらない。自己負担は3割で不変であるが，70歳になると「高齢受給者証」が渡され，減額されることがある。当制度は本人の負担はほとんど変わることはないが，制度上では負担の分担が大きく変化する。65歳を過ぎると職場を離れ，国民健康保険にする人が

多くなる。その場合，国民健康保険加入者に病気罹患者が多くなり，運営が窮してしまう。そこで従来の職域保険から国民健康保険へと支援してもらうようにする「納付金」を支払ってもらい，財政調整を行う制度である。年々増加する納付金で職域保険は負担が増大し，保険料を上げざるを得なくなっている。

後期高齢者医療制度は大きく制度自体が変わってくる。75歳になった全ての国民は強制的に後期高齢者医療保険に加入させられる。当初，財源は税金のみで賄うとしていたが，現在は5割公費負担，4割現役世代からの支援金，1割被保険者の保険料となっている。窓口負担は，現役並み所得（年収380万円）3割，ある一定以上2割，その他1割負担となっている（図10‐1）。年々財政は厳しくなっており，保険料引き上げを実施している。

その他の医療は医療保険診療ではなく，医療費公費負担制度からの財政であり，毎月の保険料徴収と窓口（自己負担）はない。生活保護の管轄は，福祉事務所を持つ市か特別区，および都道府県である。

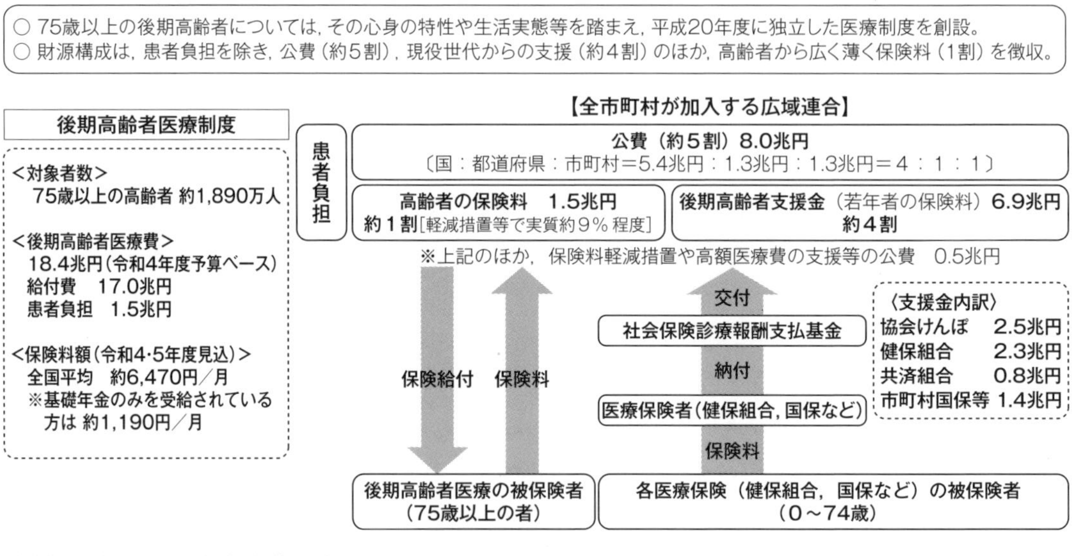

○ 75歳以上の後期高齢者については，その心身の特性や生活実態等を踏まえ，平成20年度に独立した医療制度を創設。
○ 財源構成は，患者負担を除き，公費（約5割），現役世代からの支援（約4割）のほか，高齢者から広く薄く保険料（1割）を徴収。

後期高齢者医療制度

<対象者数>
75歳以上の高齢者 約1,890万人

<後期高齢者医療費>
18.4兆円（令和4年度予算ベース）
給付費 17.0兆円
患者負担 1.5兆円

<保険料額（令和4・5年度見込）>
全国平均 約6,470円／月
※基礎年金のみを受給されている
方は 約1,190円／月

【全市町村が加入する広域連合】

公費（約5割）8.0兆円
〔国：都道府県：市町村＝5.4兆円：1.3兆円：1.3兆円＝4：1：1〕

高齢者の保険料 1.5兆円
約1割〔軽減措置等で実質約9％程度〕

後期高齢者支援金（若年者の保険料）6.9兆円
約4割

※上記のほか，保険料軽減措置や高額医療費の支援等の公費 0.5兆円

交付
社会保険診療報酬支払基金
納付
医療保険者（健保組合，国保など）
保険料

（支援金内訳）
協会けんぽ 2.5兆円
健保組合 2.3兆円
共済組合 0.8兆円
市町村国保等 1.4兆円

保険給付　保険料

後期高齢者医療の被保険者
（75歳以上の者）

各医療保険（健保組合，国保など）の被保険者
（0〜74歳）

資料）（財）厚生労働統計協会『国民衛生の動向2023/2024』2023

図10‐1　後期高齢者医療制度の運営の仕組み（令和4年度）

---

column　高額療養費制度

高額療養費制度とは，医療機関や薬局の窓口で支払った額が，ひと月（月の初めから終わりまで）で上限額を超えた場合に，その超えた金額を支給する制度である。ただし，入院時の食費負担や差額ベッド代等は含まない。

医療保険制度は，日本国憲法第25条の「最低限度の生活保障」に基づくが，高度先端医療の高額医療費の保障を健康保険制度で賄（まかな）っていいのかという議論および見直し論もある。その典型例は腎透析で毎月額1万円，高額所得者は2万円の自己負担である。医療費としては一人当たり週3回通院で月に50万円，年間600万円程度とされている。透析患者の4割は糖尿病性腎症といわれ，患者の無負担制が腎症を生むという批判がある。

3．医療施設

1）医療法による医療提供施設の種類

　医療施設とは，医療を実施する施設のことをいうが，**医療法**では「医療提供施設」と規定されている。医療提供施設には，病院，診療所，介護老人保健施設，介護医療院，助産所がある。

医療法

（1）病院

　病院とは，医療法において，医師または歯科医師が，公衆または特定多数人のため，医業もしくは歯科医業を行う場所であり，かつ20人以上の患者を入院させるための施設を有するものをいう。

　病院は，傷病者が科学的で適正な診療を受けられるという便宜を与えることを主たる目的として組織され，かつ運営されるものでなければならない。

（2）診療所

　診療所とは，医師または歯科医師が，公衆または特定多数人のため，医業もしくは歯科医業を行う場所であって，患者を入院させるための施設を有しないもの，または19人以下の患者を入院させるための施設を有するものをいう。入院施設を有する診療所を「有床診療所」，入院施設を有しない診療所を「無床診療所」と呼んでいる。圧倒的多数が無床診療所である。

（3）介護老人保健施設と介護医療院

　この2施設は医療保険利用ではなく，介護保険利用の施設である[*1]。介護老人保健施設は要介護の人が集中的に医療とケアを受け，短期のうちに自宅での生活に戻れるようにする施設で，短期間入所施設である。介護医療院は長期療養に日常生活支援を加えた施設で，慢性疾患や終末期医療にも対応している。

*1 介護老人保健施設と介護医療院は第15章p.210も参照。

（4）助産所

　助産所とは，助産師が公衆または特定多数人のため，その業務（病院または診療所において行うものを除く）を行う場所をいう。助産所は，妊婦，産婦，またはじょく婦[*2]10人以上の入所施設を有してはならない。

*2 出産後6〜8週間にある女性。

2）病院・診療所数の変遷

　病院と診療所の施設数を年次ごとに**表10-2**に示した。

　病院の数は年々減少傾向にあり，反対に診療所の数は増加傾向にある。背景には病院の診療所化があると思われるが，病院の減少は，病院のチエーン化がおき，小さい病院が大きな病院に吸収合併されて行った結果といえ，病院の大型化が徐々に進行しているとみてよい。有床診療所は年々減少しており，小診療所が増加しているとみてよい。

3）病院の機能性

　病院は20以上の病床数を持つ医療施設をいうが，数十病床数から1,000近くの

表10-2　医療施設の種類別にみた施設数の推移
各年10月1日現在

	2005 (平成17)	2008 (平成20)	2011 (平成23)	2014 (平成26)	2017 (平成29)	2021 (令和3)
総　　　数	173,200	175,656	176,308	177,546	178,492	180,396
病　　　院	9,026	8,794	8,605	8,493	8,412	8,205
精神科病院	1,073	1,079	1,076	1,067	1,059	1,053
一般病院	7,952	7,714	7,528	7,426	7,353	7,152
（再掲）療養病床 　を有する病院	4,374	4,067	3,920	3,848	3,781	3,515
一般診療所	97,442	99,083	99,547	100,461	101,471	104,292
有　　　床	13,477	11,500	9,934	8,355	7,202	6,169
（再掲）療養病床 　を有する一般診療所	2,544	1,728	1,385	1,125	902	642
無　　　床	83,965	87,583	89,613	92,106	94,269	98,123
歯科診療所	66,732	67,779	68,156	68,592	68,609	67,899

注）　平成20年までの「一般診療所」には沖縄における「介輔診療所」を含む。
資料）厚生労働省「医療施設（動態）調査・病院報告」

表10-3　病床の種類別にみた病床数の推移
各年10月1日現在

	2005 (平成17)	2008 (平成20)	2011 (平成23)	2014 (平成26)	2017 (平成29)	2021 (令和3)
総　　　数	1,798,637	1,756,115	1,712,539	1,680,712	1,653,303	1,583,783
病　　　院	1,631,473	1,609,403	1,583,073	1,568,261	1,554,879	1,500,057
精神病床	354,296	349,321	344,047	338,174	331,700	323,502
感染症病床	1,799	1,785	1,793	1,778	1,876	1,893
結核病床	11,949	9,502	7,681	5,949	5,210	3,944
療養病床	359,230	339,358	330,167	328,144	325,228	284,662
一般病床	904,199	909,437	899,385	894,216	890,865	886,056
一般診療所	167,000	146,568	129,366	112,364	98,355	83,668
療養病床（再掲）	24,681	17,519	14,150	11,410	9,069	6,310
歯科診療所	164	144	100	87	68	58

資料）厚生労働省「医療施設（動態）調査・病院報告」

病床を持つ大病院まであり，次のような棲み分けがなされている。

（1）総合病院と単科病院

　かつて医療法では「総合病院General Hospitalとは，許可病床数100床以上で主要な診療科（最低でも内科，外科，産婦人科，眼科，耳鼻咽喉科の5科）を含む病院」と規定されていたが，現在は廃止。一般用語として使用されている。単科病院に対する用語であるが，2科以上の診療科（科ごとの医師がいる）がある病院として使用される。単科病院としては精神病院，放射線科病院,リハビリテーション病院，整形外科病院，眼科病院などがあり病床数100以下が多い。

（2）病床区分

　医療法では病院の機能性分担として病床区分を設けている。行政の観点から病床を，精神病床，感染症病床，結核病床の3種に区分されており，後述する医療計画において地域ごとに一定数を確保しなくてはならない。精神病床は精神病院が任を担いでいるが，感染症と結核病床は緊急時用であり，非常用に空きベッドとして確保せねばならない。そのため，どの病院も設置を嫌がるので都道府県はベッド補助金で確保している。

　この他の病床として療養病床，一般病床がある。療養病床は慢性疾患対象で，医師・看護師の人員配置が薄くなっており，病院にはほどほどの人気がある。

　精神病床，感染症病床，結核病床，療養病床の4機能の病床を除いた病床を一般病床と呼び，人気の病床である。医療計画では一般病床数が規制されていて，新たに取得するのは不可能である。このため，新病院計画や病院増築は不可能状態で，ベッドの売買で補足している状態である。

（3）地域医療支援病院と特定機能病院

①地域医療支援病院

　地域医療支援病院は，かかりつけ医等の支援を通じて地域医療の確立を目指し，都道府県知事の承認を得た病院であり，次の4機能を有するとともに，救急医療を提供する能力を有する等の機能を有している。

a. かかりつけ医等からの紹介を中心とする病診連携。

b. 共同利用の施設。

c. 24時間の救急医療体制。

d. 生涯教育等，その資質向上を図るための研修体制。

②特定機能病院

　高度な医療の提供，高度な医療技術の開発，評価および研修の機能を有する医療機関として厚生労働大臣の承認を受け，原則として一般の病院・診療所から紹介された真に高度な医療を必要とする患者を診療する病院（大学病院，国立がんセンター，国立循環器センターなど）である。これらの施設はプライマリーケアを提供する施設ではなく，救急医療を提供する能力を有することも義務づけられていない。

4. 医療従事者

1）医療従事者の職種と資格

　医療従事者 healthcare workersとは，公的医療資格を以って医療現場に従事するもので，無資格者は一般的には含めない。資格はできうる業を示し，業とはある行為に対して報酬を得ることで，端的にいえば商売（ビジネス）である。医師は医行為について報酬をもらうので「医業」ができる。医師法第17条で「医師でなければ，医業をなしてはならない」と規定される。

　このように資格とは公的な呼称でなしうる仕事の範囲を示している。資格は業務独占と名称独占に分かれており，業務独占とは有資格でないとその業務ができないものである。医師を筆頭に，医療は業務独占資格で固めてある。これに対して名称独占業務があるが，これは資格者はこの名称の仕事をなす有資格者であると示しても，一方で名称無の人でもできるというものである。たとえば栄養士はその名称で栄養指導ができるが，他の無資格者が行い報酬を得ても違反ではない。

資格の中で認定や承認などがあるが，最も強力な資格は「免許」である。免許とは「禁止の解除」である。運転免許は公道を車で走ることは禁じられているが有免許者は運転可能というものである。医師免許は人にメスをいれて傷つけても手術なら許されるというものであるが，一般には医行為をして報酬を受け取ってもよい，といえるものである。医師免許は医学部で学んだあと国家試験に合格して，大臣免許を登録して初めて効力を発揮する。

医療は明治の頃までは一人で行うものであったが，医学の発展とともに医療の集団化が進み，医師一人では無理となってきた。そこで，看護は看護師に，薬は薬剤師に，さらにX線は放射線技師に，検査は臨床検査技師にと広がり，現在はチーム医療と呼ばれるように集団体制となった。これらの職種は医師がやるべき仕事の業務依頼であるので，免許であり，かつ「医師の指示の下に」にという条項が各職種の法律に入っているので，独立して業をなすことはできない。管理栄養士は「医師の指導の下に」が入っているので，病人の食事指導は業務独占とみなす従事者としてよい。

栄養士法では，鍼灸師，マッサージ・指圧師，柔道整復師は医療従事者でないので医業はできないが，開業は可能である。これらの職種は医行為ではなく「医療類似行為」である。なお，医業ではないので診療治療ではなく「施術」と呼ばれている。従って，これらの職種者を「施術者」と呼ぶが，医療施設内では無資格者であるので，整形外科の診療所などでは，治療補助者の扱いとなる。資格取得は医療従事者と同様の育成学校を得て，試験を受けて合格すると大臣免許が得られる。

近年は無免許のマッサージ，リンパマッサージ，エステ，整体などが多いが，無免許ではあっても，痛みを与えず気持ちがよいなど，適切な範囲内であれば黙認されている。

表10-4　1病院当たりの職種別従事者数（一般病院，常勤換算）

職種	人数（人）
総数	275.4
医師	33.1
常勤	25.7
非常勤	7.4
歯科医師	1.4
薬剤師	6.8
助産師	3.4
看護師	109.2
准看護師	9.7
看護業務補助者	18.6
理学療法士（PT）	11.9
作業療法士（OT）	5.8
言語聴覚士	2.4
診療放射線技師	6.3
臨床検査技師	7.7
臨床工学技士	3.2
管理栄養士	2.9
社会福祉士	2.1
介護福祉士	5.2
その他の技術員	1.9
事務職員	30.0
その他の職員	8.6

資料）厚生労働省「令和2（2020）年医療施設（静態・動態）調査（確定数）・病院報告の概況 」2020

2）医療従事者数

医療従事者数の統計は，厚生労働省の「医師・歯科医師・薬剤師統計」調査でなされる。2年ごとの調査で，病院，医育機関，診療所介護老人保健施設，介護医療院に所属する数が発表される。その他の職種は「衛生行政報告例（就業医療関係者）」で，同じく2年ごと報告される。この統計では保健師，助産師，看護師，准看護師数で，勤務先は病院，診療所，助産所，訪問看護ステーション，介護保

険施設等，社会福祉施設，保健所などでの数である。

　全職種数として，厚生労働省による**医療施設（静態・動態）調査（確定数）・病院報告**がある。この中で，「1病院当たり従事者数，精神科病院―一般病院・職種別」があり，職種従事者数が把握できる。一般病院における1病院当たり従事者が1以上のものを**表10‐4**示した。

5. 医療法と医療計画

1）医療法

　医療法（1948〈昭和23〉年）は，医療施設の基準などの医療供給体制の基本となる法律であり，制定以来一定の成果を上げてきた。しかし，人口の高齢化，疾病構造の変化，医学技術の進歩などに対応する必要が生じたことから，医療の地域的偏在の是正と医療施設の連携の推進を目指して都道府県医療計画を策定する必要が生じた。また，医療ニーズの高度化・多様化に対応して患者の心身の状況に応じた良質な医療を効率的に供給する体制作りも必要になった。これに伴って医療提供の理念（生命の尊重と個人の尊厳，医療関係者と患者との信頼関係）の規定，医療施設機能の体系化（高度医療を提供する特定機能病院と，長期療養患者のために療養環境の整備された療養型病床群），あるいは医療に関する適切な情報の提供などが医療法において明らかにされ，インフォームド・コンセント（説明と同意）の規定，診療所への療養型病床群の設置の拡大，地域医療の確保（かかりつけ医師の推進と病院との連携）などが医療法に示されるようになった。

医療法

　多様化・高度化する国民の医療需要に対応した地域における体系的な医療供給体制の整備を行うために，医療資源の効率的活用，医療施設間の機能連携の確保等を目的として，1986（昭和61）年から医療法に基づいて医療計画が法定化され，施行されている。

2）医療計画

　医療計画は，各都道府県が地域の実情に応じて主体的に作成することになっているが，厚生労働大臣が策定した「医療提供体制の確保に関する基本方針」（以下，基本方針）に即して，都道府県は計画を作成することが定められている。

医療計画

　人口の急速な高齢化のなかで疾病構造は変化し，悪性新生物，心疾患，脳血管疾患や糖尿病などの生活習慣病の増加，地域医療に関しては救急医療，災害時医療，僻地医療，周産期医療と小児医療等の問題が多々みられ，これらに対応した医療提供体制を構築することによって，国民の安心・信頼を確保し，質の高い医療サービスを提供できる体制を確立することが医療計画の目的である。

　新型コロナウイルス感染症の拡大時に医療機関がひっ迫した状況を踏まえて，2023（令和5）年に基本方針が改正された。これを受け，2024（令和6）年度

開始の**第8次医療計画**では，記載項目が**5疾病**（がん，脳卒中，心筋梗塞等の心血管疾患，糖尿病および精神疾患）の治療または予防に係る事業に関する事項と，**6事業**（救急医療，災害時における医療，新興感染症等の感染拡大時における医療[※]，へき地の医療，周産期医療，小児救急医療を含む小児医療）の医療の確保に必要な事業に関する事項へと改められている（※追加項目）。

3）医療圏と基準病床数

　一次医療は日常的に身近な家庭医等による初期医療であり，一次医療圏は原則として市町村を単位とした日常的保健医療サービスを提供するものである[*1]。

　医療計画では二次医療圏と三次医療圏を設定することになっている。二次医療圏では，特殊な医療を除く一般の医療で，主として病院における入院に係る医療を提供する体制の確保を図る都道府県ごとの概ね人口30万人程度の広域生活圏区域としている。地理的条件などの自然条件と日常生活や交通事情等の社会的条件を考慮して一体の区域として定めることになっており，2021（令和3）年10月現在，335圏域となっている[*2]。三次医療圏は，先進的技術を必要とするなどの特殊な医療を提供する病院の病床の整備を図るべき区域をいい，原則として都道府県を1区域とすることになっているが，北海道は6医療圏，長野県は4医療圏に分けられている。

　また，基準病床数[*3]は，二次医療圏ごとに圏内の受療率・平均在院日数推移率などを加味して算定した上限の一般・療養病床数であり，医療資源の効率的活用，医療施設間の機能連携を確保する等して医療計画の目的の推進を図るために設定されている（いわゆるベッド数規制）。なお，精神病床，感染症病床と結核病床は都道府県単位で基準病床数を定めることになっている。

　地域間格差はあるが，2015（平成27）年4月1日現在の既存の一般・療養病床が124.0万床（基準病床数：105.1万床），精神病床が33.4万床（基準病床数：31.0万床），結核病床が0.54万床（基準病床数：0.43万床）であり，基準病床数と既存の一般・療養病床，精神病床，結核病床は基準病床数を上回っているが，感染病床については基準病床0.18万床に対して，既存病床は0.18万床と基準に近づいている。

　なお新型コロナウイルス感染症に関して，2023（令和5）年5月8日より感染症法上の位置づけが季節性インフルエンザなどと同じ5類感染症に移行されている[*4]。コロナ病床の確保計画については，これまでの基本的な考え方を踏襲しつつ，2024（令和6）年4月から医療提供体制が通常化されることに向けて段階的な移行が進められている。2023年10月以降，対象は重症・中等症Ⅱ[*5]を中心とした入院患者となり，宿泊療養施設は原則廃止される。感染状況をオミクロン株流行時との比較で3段階に分けて[*6]，各都道府県がそれぞれに応じた病床確保数を策定することとしている。

*1 入院や緊急手術を伴わない初期救急（一次救急）は一次医療圏内に含まれ，病院は輪番制などで対応する。

*2 厚生労働統計協会『国民衛生の動向2023/2024』2023

*3 医院の設置は保健所への届出制となっているが，病院の設置は「病床」を有するかで決定される。病床数は医療圏ごとで定数があるが，現状では足りているので，病床の売買がなされている。

*4 詳しくは第7章p.119参照。

*5 厚生労働省では新型コロナウイルスによる症状を，軽症，中等症Ⅰ，中等症Ⅱ，重症の4つに分類している。中等症Ⅱは酸素投与が必要で，高度医療が可能な施設への転院が検討される状態となる。

*6 次の3段階が設定されている。
段階1：オミクロン株ピーク時の1/3に入院患者が達した段階
段階2：同ピーク時の1/2に入院患者が達した段階
段階3：同ピーク時の8割に入院患者が達した段階
資料）厚生労働省「新型コロナウイルス感染症の令和5年10月以降の医療提供体制の移行及び公費支援の具体的内容について」より。

6. 国民医療費

国民医療費とは，医療機関での傷病の治療に要する費用を中心に支払側から推計したものであり，診療報酬額，薬剤支給額，入院時食事療養費，訪問看護療養費の他に，健康保険等で支給される移送費と患者負担分を含んでいる。なお，①正常な妊娠・分娩に要する費用，②健康の維持・増進を目的とした健康診断・予防接種に要する費用，③固定した身体障害に要する義眼・義肢などの費用は国民医療費に含めない。

最近では経済の低成長により，医療費の適正化が国民の関心事となり，医療制度の変更などにより国民医療費の増加幅は少なくなりつつあったが，人口の高齢化，疾病構造の変化，医療供給体制の整備や医療技術の高度化による診療内容の変化，高額医療費支給制度の導入による受療率の増加などにより医療費が高騰している。

国民医療費の状況は次のとおりである。

（1）国民医療費の概況

国民医療費は1954（昭和29）年の推計開始以降，制度改正が行われた時期を除くと増加傾向にある[*1]。2021（令和3）年度の国民医療費は45兆359億円となり，新型コロナウイルス感染症による受診控えの影響が考えられる前年度に比べて2兆694億円増加し，過去最多となった。人口一人当たり国民医療費は35万8,800円であり，近年，国民所得に対する国民医療費の比率は10％を超えている。

＊1　国民医療費の推移：➡
第1章 p.4参照。

（2）制度区分別国民医療費

制度区分別にみると，公費負担医療給付分（生活保護法等による），医療保険給付分（医療保険・労災保険等），後期高齢者医療給付分，患者負担分（全額および一部負担）に分けられる。表10-5に示したように，2021（令和3）年度は公費負担医療給付分が7.4％，医療保険等給付分が45.7％，後期高齢者医療給付分が34.9％，患者等負担分が12.1％になっている。

（3）国民医療費の財源別内訳比率

保険料が50.0％（被保険者：28.3％，事業主：21.6％），公費が38.0％（国庫：25.3％，地方自治体：12.7％），患者負担分が11.6％である（2021〈令和3〉年度）。

（4）診療種類別国民医療費

診療種類別は，医科診療医療費，歯科診療医療費，薬局調剤医療費（医師が発行する処方箋による），入院時食事・生活医療費，訪問看護医療費および療養費等の6つに分けられ，医科診療医療費は入院と入院外に分けている。

表10-6に示す通り，医科診療医療費は総額の71.9％，歯科診療医療費7.0％，薬局調剤医療費17.5％，入院時食事・生活医療費1.6％，訪問看護医療費0.9％，療養費等1.0％である（2021〈令和3〉年度）。

（5）年齢階級別国民医療費

年齢階級別にみた国民医療費の比率は，65歳未満が総額の39.4％（0～14歳：5.4％，15～44歳：11.9％，45～64歳：22.1％），65歳以上が60.6％（うち75歳

表 10 - 5　制度区分別国民医療費

2021（令和3）年度

制度区分	推計額（億円）	比率（%）	対前年度 増減額（億円）
総数	450,359	100.0	20,694
公費負担医療給付分	33,136	7.4	1,914
医療保険等給付分	205,706	45.7	12,053
後期高齢者医療給付分	157,246	34.9	4,378
患者等負担分	54,270	12.1	2,348

資料）厚生労働省「令和3（2021）年度 国民医療費」より作成

表 10 - 6　診療種類別国民医療費

2021（令和3）年度

診療種類	推計額（億円）	比率（%）	対前年度 増減額（億円）
総数	450,359	100.0	20,694
医科診療医療費	324,025	71.9	16,212
入院医療費	168,551	37.4	5,198
入院外医療費	155,474	34.5	11,014
歯科診療医療費	31,479	7.0	1,457
薬局調剤医療費	78,794	17.5	2,314
入院時食事・生活医療費	7,407	1.6	△ 87
訪問看護医療費	3,929	0.9	675
療養費等	4,725	1.0	123

資料）厚生労働省「令和3（2021）年度 国民医療費」より作成

表 10 - 7　年齢階級別国民医療費

2021（令和3）年度

年齢階級	国民医療費 （億円）	比率（%）	人口一人当たり国民医療費 （千円）	対前年度（千円）
総数	450,359	100.0	358.8	18.2
65 歳未満	177,323	39.4	198.6	15.1
0 ～ 14 歳	24,178	5.4	163.5	23.4
15 ～ 44 歳	53,725	11.9	133.3	11.3
45 ～ 64 歳	99,421	22.1	290.7	13.7
65 歳以上	273,036	60.6	754.0	20.3
75 歳以上 (再掲)	172,435	38.3	923.4	21.4
医科診療医療費（再掲）				
総数	324,025	100.0	258.2	14.2
65 歳未満	119,542	36.9	133.9	11.6
65 歳以上	204,482	63.1	564.7	16.3
歯科診療医療費（再掲）				
総数	31,479	100.0	25.1	1.3
65 歳未満	18,959	60.2	21.2	1.0
65 歳以上	12,520	39.8	34.6	1.8
薬局調剤医療費（再掲）				
総数	78,794	100.0	62.8	2.2
65 歳未満	33,482	42.5	37.5	2.2
65 歳以上	45,312	57.5	125.1	1.2

資料）厚生労働省「令和3（2021）年度 国民医療費」より作成

以上38.3%）である（**表10‐7**）。人口一人当たりの国民医療費は，65歳未満は19万8,600円，65歳以上は75万4,000円（うち75歳以上は92万3,400円）で，65歳以上は65歳未満の約4倍であった（2021〈令和3〉年度）。

（6）傷病分類別医科診療医療費

　医療費給付実態調査や医療扶助実態調査を中心にして，傷病・年齢階級別の割合で医科診療医療費が推定されている。医科診療医療費を傷病分類別にみると（**表10‐8**），循環器系の疾患が18.9%，新生物（腫瘍）が14.9と多い。主な傷病を年齢階級別にみると，65歳未満では新生物（腫瘍）が最多の13.6%で，65歳以上では循環器系の疾患が23.8%で最多である（2021〈令和3〉年度）。

表 10‐8　年齢階級，傷病分類別医科診療医療費

2021（令和3）年度

年齢階級	医科診療医療費推計額（億円）	比率（%）	対前年度増減額（億円）
総数	**324,025**	**100.0**	**16,212**
循環器系の疾患	61,116	18.9	1,095
新生物＜腫瘍＞	48,428	14.9	1,548
筋骨格系及び結合組織の疾患	26,076	8.0	1,276
損傷，中毒及びその他の外因の影響	24,935	7.7	661
腎尿路生殖器系の疾患	23,143	7.1	410
65 歳未満総数	**119,542**	**100.0**	**9,292**
新生物＜腫瘍＞	16,288	13.6	472
循環器系の疾患	12,446	10.4	333
精神及び行動の障害	10,503	8.8	476
65 歳以上総数	**204,482**	**100.0**	**6,919**
循環器系の疾患	48,670	23.8	762
新生物＜腫瘍＞	32,139	15.7	1,075
筋骨格系及び結合組織の疾患	18,085	8.8	890

資料）厚生労働省「令和3（2021）年度 国民医療費」より作成

---

column　危ぶまれる健康保険制度

　日本の医療保険制度の基本を成す健康保険制度は，現在存続の岐路に立たされている。健康保険制度は，その収入を各人の毎月の支払いと国家予算から国庫負担金でまかなわれて存続している。2023(令和5)年度の国家予算の一般会計額（支出）の総額は114.4兆円で，一般歳出のうち最大支出は社会保障費の36.9兆円である。社会保障費の内訳をみると，年金13.1兆円，医療12.2兆円，介護3.7兆円，福祉・その他8.0兆円で，わが国の予算項目中の最大支出であり，かつその額は年々増加している。日本の税収は69.4兆円なので，残りの45兆円は借金（国債費）という現状にあって，今後社会保障費がさらに膨らむのに伴って，健康保険の国庫負担金を増加させていけるのか議論のあるところである。

7. 保険者の役割とデータヘルス計画

データヘルス計画とは，厚生労働省が2004（平成26）年3月に改正した**国民健康保険法に基づく保健事業の実施等に関する指針**に基づき，被保険者の健康・医療データを活用してPDCAサイクルに沿った効率的・効果的な保健事業の実施に向けて策定する計画である。健康保険法の目的は，皆でお金を出し合って病気の治療に対処するという医療事業と，病気の予防という保健事業が二大柱になっている。保健事業は健康診断を行い，病気の予防を行うことであるが，実態は毎年の健診の異常者該当率は全ての項目について上昇傾向にある。当初の目的とは全く異なる方向に向かっていることになる。

そのため保険者は漫然と健診を行うのではなく，**PDCAサイクル**[*1]に沿って，健診項目異常該当者率を下げるようにすべきと認識し，計画を立て，実施して行かねばならないとするのが計画の目指すところとなる。異常を認識し，それを減らす計画を立てる（Plan），実行し（Do），各年度の効果を検証し（Check），次年度に行うべきこと（Action）を考える，このサイクルを繰り返すことである。これは，各保険者が今までの蓄積された健診データを基に実行していかねばならない努力義務とされている。

＊1 第1章p.12参照。

なすべき事業分野は，生活習慣病の予防，健康増進事業，健診データの整理と各保険組合との連携などが課題である。

データヘルス計画は第1期（2015～2017年度），第2期（2018～2022年度）と，各期の評価・分析を踏まえて累次的に進められている。第2期以降は，各保険者の評価指標や計画の様式，運営方法の標準化に注力しており，一元化されたデータベースである「データヘルス・ポータルサイト」が厚生労働省により開設され，現在は全国の健保組合によって活用されている。2024（令和6）～2029（令和11）年度実施の**第3期データヘルス計画**でも，この標準化はさらに推進される。

データヘルス計画作成の
手引き

【参考文献】
・厚生労働省・健康保険組合連合会「データヘルス計画作成の手引き（第3期改訂版）」2023

第 11 章

福祉制度

1. 福祉制度の概要と関連法規

1）福祉制度

　福祉 welfare とは一般には「幸せな生活」という意味であるが，行政的に社会福祉は「社会的弱者への扶助」であるといえよう。また，福祉には税金が投入されるので，効果的・効率的[*1]に行われなければならない。単に生活に困っているから扶助するというのでは，納税者に説明できない。生活がなぜ困っているかを探り，困っている部分を支援（扶助）して，よりよい生活が送れるようにすることを目指すものである。

　憲法第25条（生存権）[*2]を具体化するための政策は，社会保障または福祉政策と呼ばれるが，これには公的扶助，社会保険，社会福祉，公衆衛生の4分野がある[*3]。公的扶助は，医療では「公費負担医療制度」がある。社会保険には医療，年金，雇用，介護，労災の5保険制度がある。なお，公衆衛生とは，主に保健（健康の増進と病気の予防）であり，感染症予防，生活習慣病対策，環境保健などがある。保健と福祉については，「母子保健」と「母子福祉」，「高齢者保健」と「高齢者福祉」を混同しないようにする必要がある。

2）福祉関連法規

　現在のわが国の社会福祉の仕組みにつながる本格的な制度は，第二次世界大戦後に始まった。その後，時代の変遷とともに福祉制度は見直されてきており，福祉の概念そのものの変化にともない進化してきている。このような福祉制度を支える主な関連法規には，児童福祉法，身体障害者福祉法，知的障害者福祉法，障害者総合支援法，老人福祉法などがある（表11‐1）。

　児童福祉法は，児童の健全な育成，児童の福祉の保障などを目的とし，国・地方公共団体の責任，児童福祉司などの専門職員，育成医療の給付等福祉の措置，児童相談所，保育所等の施設，費用問題，児童虐待への対応措置などについて定

*1　**効果的 effective**：
途中経過よりも結果を重視すること。
効率的 efficient：
結果よりも途中経過を重視すること。
両者を評価するのに対投資利益（cost-benefit）がある。

*2　**日本国憲法第25条**：➡
第1章 p.1 参照。

*3　第9章 p.144 も参照。

児童福祉法

めている。

　身体障害者，知的障害者の自立と社会経済活動への参加を促進するために，援助や必要な保護を行ことによって，身体障害者，知的障害者の福祉の増進を図ることを目的として，それぞれ**身体障害者福祉法**（1950〈昭和25〉年施行），**知的障害者福祉法**（1960〈昭和35〉年施行）が定められている。身体障害者福祉法は，身体障害者手帳の交付，身体障害者に対する更生援護の措置や更生医療，補装具の給付等を規定している。知的障害者福祉法では，都道府県に，知的障害者福祉司，知的障害者更生相談所および知的障害者相談員の設置を義務づけ，福祉の措置を定めるとともに，知的障害者援護施設，費用の負担などについて規定している。

身体障害者福祉法

知的障害者福祉法

　2012（平成24）年に成立した**障害者総合支援法**には，「共生社会の実現」や「可能な限り身近な地域で必要な支援を受けられる」といった基本理念が定められている。障害者総合支援法によるサービスは自立支援給付と地域生活支援事業に大きく分かれ，自立支援給付には，介護給付費，訓練等給付費，地域相談支援給付費，計画相談支援給付費，自立支援医療費，補装具費などがあり，地域生活支援事業とは，障害者等が，自立した日常生活または社会生活を営むことができるよう，都道府県，市区町村が主体となって，地域の特性に応じて実施される事業である。

表11-1　福祉関連法規

分野	法律名	成立年	主要解説頁
公的扶助	生活保護法	1950（昭和25）	p.144
	社会福祉法	1951（昭和26）	p.169
	生活困窮者自立支援法	2013（平成25）	
母子福祉	母体保護法	1948（昭和23）	
	母子及び父子並びに寡婦福祉法	1964（昭和39）	
	母子保健法	1965（昭和40）	p.183
	育児・介護休業法	1991（平成3）	p.216
児童福祉	児童福祉法	1947（昭和22）	p.167,188
	児童扶養手当法	1961（昭和36）	
	児童虐待防止法	2000（平成12）	p.188
	少子化社会対策基本法	2003（平成15）	p.194
	次世代育成支援対策推進法	2003（平成15）	p.194
障害者福祉	身体障害者福祉法	1949（昭和24）	p.168
	精神保健福祉法（旧・精神衛生法）	1950（昭和35）	p.132
	知的障害者福祉法	1960（昭和35）	p.168
	障害者基本法（旧・心身障害者対策基本法）	1970（昭和45）	p.172
	発達障害者支援法	2004（平成16）	
	障害者総合支援法	2012（平成24）	p.134,168,172
高齢者福祉	老人福祉法	1963（昭和38）	p.169
	高齢者医療確保法（旧・老人保健法）	1982（昭和57）	p.155,200
	高齢社会対策基本法	1995（平成7）	
	介護保険法	1997（平成9）	p.208,213
	高齢者虐待防止法	2005（平成17）	p.140
戦傷者等福祉	戦傷病者戦没者遺族等援護法	1952（昭和27）	
	戦傷病者特別援護法	1963（昭和38）	
	原子爆弾被爆者援護法	1994（平成6）	

資料）中村信也作成

老人福祉法は，高齢者（65歳以上の者等）の福祉を図ることを目的とし，その心身の健康保持や生活の安定のために必要な措置について定める法律である（1963〈昭和48〉年施行）。老人の福祉と社会参加のための国や地方公共団体等の責務や老人福祉の措置に関する具体的な施策などが定められている。

老人福祉法

2. 社会福祉

1）社会福祉の定義と沿革

社会的弱者に対し実施される社会保障制度を**社会福祉**と呼ぶ。1950（昭和25）年の社会保障制度審議会が行った社会福祉の定義は「国家扶助の適用をうけている者，身体障害者，児童，その他援護育成を要する者が，自立してその能力を発揮できるよう，必要な生活指導，更生補導，その他の援護育成を行うこと」としている[*1]。現制度では，児童福祉，障害者福祉，母子福祉，高齢者福祉，戦傷病者（原爆・戦災孤児を含む援護事業対象者）福祉などが該当するが，公的扶助（生活保護制度，公的医療負担制度）を加えることもある。

福祉関連法規の成立をみると時代の流れがわかる（表11-1参照）。戦後の復興期には数多くの関連法規が成立している。米軍の占領軍主導により日本国憲法が公布されたが，戦前の富国強兵から一転して，その内容は民生の向上を重視したものであった。憲法第25条の生存権を基本とした福祉国家の実現へ向けてスタートが切られ，貧困対策と母子福祉の充実に力点が置かれた。

戦後の復興を果たすと，日本は工業立国に変身した。1960（昭和35）年頃から高度経済成長期を経て，国内は好景気に支えられ，人々の生活は安定してきた。一方で，次第に富める者とそうでない者の格差が広がり始めたが，それらを是正すべく社会的弱者への救済が図られていった。医療や年金などの社会保険制度が急速に整備されていき，1960年代に基本的な社会福祉の制度が整った。

日本が先進国の仲間入りをし，世界でもトップレベルの生活ができるようになると平均寿命も飛躍的に伸び，男女ともに人生80年時代を迎えるようになった。これに伴い，次第に高齢者人口が増加し，1970（昭和45）年に高齢化率[*2]が7％を超え「高齢化社会」に，1994（平成6）年に14％を超え「高齢社会」に，2007（平成19）年には21％を超え「超高齢社会」に突入した。2022（令和4）年10月1日現在では29.0％と世界トップの水準となっている。また，超高齢社会と同時に少子化も進み，高齢者福祉対策と少子化対策が図られてきた。現在もこの2つの政策が社会福祉の中心となっている。

2）社会福祉事業

社会福祉事業とは社会福祉サービスの提供であり，その根幹となる法律は**社会福祉法**である。社会福祉事業は各法律が定める事業を実施することであるが，実

*1 社会保障制度審議会「社会保障制度に関する勧告」1950

*2 **高齢化率**：総人口に占める65歳以上人口の割合のこと。左記の7％（高齢化社会），14％（高齢社会），21％（超高齢社会）が節目とされる。高齢化率の推移は第15章 p.201も参照。

社会福祉法

際には社会福祉法第2条に定められており，社会福祉事業の定義は，社会福祉法に基づいて実施される事業のことをさす。社会福祉法人は社会福祉事業の他に，目的に沿った公益事業と，収益事業を実施することができる。

　かつて社会福祉は，「国家は社会的ハンディのある人々に社会福祉サービスを提供する義務がある」という理念に基づき，すべて国家によって実施されていた。すなわち，社会福祉は国家予算でなされていたが，それは「**措置制度**」という概念で予算化されていた。措置とは行政が強制的に執行することであるが，国が都道府県知事や市町村長に機関委任事務として委託することにより実施されていた。

　次第に社会が安定し裕福になるにつれ，種々の社会福祉サービスの要求が高まり，該当者も増加してきた。また，公庫負担金が増加するにしたがって，国およ

表11‐2　主な社会福祉事業の種類

所管法律	第一種事業	第二種事業
生活保護法	保護施設 　救護施設・更生施設 　宿泊提供施設	医療保護施設
生活困窮者自立支援法		認定生活困窮者就労訓練事業
児童福祉法	児童福祉施設 　乳児院 　母子生活支援施設 　児童養護施設 　障害児入所施設 　児童心理治療施設 　児童自立支援施設	障害児通所支援事業 障害児相談支援事業 児童自立生活援助事業 放課後児童健全育成事業 子育て短期支援事業 乳児家庭全戸訪問事業 養育支援訪問事業 地域子育て支援拠点事業 一時預かり事業 小規模住宅型児童養育事業 小規模保育事業 病児保育事業 その他の助産・保育事業　等
就学前子ども保育総合推進法		幼保連携型認定こども園事業
養子縁組あっせん法[*1]		養子縁組あっせん事業
母子及び父子並びに寡婦福祉法		母子・父子・寡婦家庭日常生活支援事業　等
老人福祉法	老人福祉施設 　養護老人ホーム 　特別養護老人ホーム 　軽費老人ホーム	老人居宅介護等事業 老人デイサービス事業 老人短期入所事業 小規模多機能型居宅介護事業 認知症共同生活援助事業 老人福祉センター　等
障害者総合支援法	障害者支援施設	障害福祉サービス事業 障害者一般/特定相談支援事業 障害者移動支援事業 地域活動支援センター　等
身体障害者福祉法		身体障害者生活訓練等事業 手話通訳事業 介助犬/聴導犬訓練事業 身体障害者福祉センター 補装具製作施設 盲導犬訓練施設 視覚障害者情報提供施設　等
知的障害者福祉法		知的障害者更生相談事業
売春防止法	婦人保護施設	

＊1　正式名称は「民間あっせん機関による養子縁組のあっせんに係る児童の保護等に関する法律」。

資料）社会福祉法第2条ならびに厚生労働統計協会『国民の福祉と介護の動向2023/2024』より作成

び地方公共団体の負担が大きくなり，措置費の軽減化と民間による事業参入を推進せざるをえなくなってきた。それに伴って社会福祉のビジネス化も検討され始め，社会福祉産業として介護保険制度がスタートするに至った。

　社会福祉法では民営化が進むにつれて一定のルールで社会福祉事業をなすために，事業を**第一種**，**第二種**に定めている*1（**表11‐2**）。社会福祉事業をなすには「社会福祉法人」を創設しなければならない。また，社会福祉法人は厚生労働省に書類を提出し認可を得なければならない。社会福祉法人には第一種事業の実施を目的として設立された第一種社会福祉法人と，第二種事業の実施を目的として設立された第二種社会福祉法人がある。

　地域の福祉事業の推進調整役として**社会福祉協議会**がある。都道府県社会福祉協議会はその都道府県内の社会福祉事業の推進を図るが，主に市町村社会福祉協議会のメンバーからなる。市町村社会福祉協議会は市町村における社会福祉事業の推進を図るものである。メンバーは市町村内で社会福祉事業を経営する者および社会福祉に関する事業を行っている者である。

＊1　**第一種社会福祉事業と第二種社会福祉事業**：第一種社会福祉事業を実施できるのは，国，地方自治体，第一種社会福祉法人のみである。
　第二種社会福祉事業は第一種事業のような縛りはなく，第二種社会福祉法人の他にNPO，その他の団体や個人が参入できる。

3）社会福祉施設

　社会福祉施設とは社会福祉サービスを提供するための施設である。社会福祉事業には施設に対象者を集め実施する場合と，電話によるサービスや担当者が訪問することで施設を必要としない場合がある。社会福祉施設は施設に対象者を集め，高齢者，児童，障害者（児），生活困窮者などに対し援護，育成，更生などの社会福祉サービスを行う場所と定義できる。

　実際の社会福祉施設は表11‐2の施設等であり，高齢者，児童，障害者（児）などに対して福祉サービスを提供する。各々法律によって保護施設，児童福祉施設，母子福祉施設，老人福祉施設などに分ける。なお，社会福祉施設を大まかに分けると，社会福祉対象者が生活を送るためのものと，社会復帰に向けたものとに大別される。前者は更生施設やホームの名称を持つ施設であり，後者は授産施設，工場などの名称を持つ施設である。

　社会福祉施設は，国立の施設として国立児童自立支援施設，国立身体障害者リハビリテーションセンター，国立知的障害児施設があり，他は地方公共団体，社会福祉法人の設立である。2022（令和4）年10月1日現在で8万3,821施設存在する*2。

　大規模な施設を必要とする場合は，第一種社会事業であることが多い。社会福祉施設と呼ぶ場合，広義には都道府県と市が設置する社会福祉事務所も含める。社会福祉法によれば，都道府県と市（特別区を含む）は条例で社会福祉事務所を設置しなければならないが，町村にその義務はなく任意で設置できる。第一種社会福祉施設を設置する場合は，都道府県知事に施設設置の許可をえなければならない。当施設設置は，国，都道府県，市町村，第一種社会福祉法人のみ設置可能であり，開始前に設置届けを出さねばならない。

　これに比べて，第二種社会福祉施設の設置について規定は緩やかである。第二

＊2　厚生労働省「社会福祉施設等調査」より

種社会福祉法人の他にNPO，任意団体等も設置可能であり，事業開始の日から１ヵ月以内に当該都道府県に届ければよいことになっている[*1]。

社会福祉施設の運営は，公費から「措置費」として人数に応じて支給されている。措置費には職員の人件費，施設維持管理費，事務費，飲食物等入所者処遇経費などが含まれている。また，施設整備には公費からの補助金と交付金が支給されている。整備には国，地方公共団体からの資金の他に，独立行政法人福祉医療機構の貸付資金，特別地方債，財団からの支援金などがある。

＊1 ワーキングプアと呼ばれる人たちに安価な食と宿を提供している施設もあるが，株式会社参入で収益事業に当たるのではないかと言う議論もある。

3. 障害者福祉

1）障害者福祉の概要

障害者とは，障害者基本法第２条で「身体障害，知的障害，精神障害（発達障害を含む。）その他の心身の機能の障害がある者であって，障害及び社会的障壁により継続的に日常生活又は社会生活に相当な制限を受ける状態にあるもの」と定義されている。障害者に対する具体的な福祉対策は**障害者総合支援法**[*2]においてなされている。障害者は大別して，満18歳未満の「障害児」と18歳以上の「障害者」に分けることができる（両者を指す場合は「障害者（児）」とするのが正確である）。なお両者を区別するのは，個別法の適用が異なるからである[*3]。

障害者に対する福祉対策は，現在に至るまで大きな変遷をへている。まず1970（昭和45）年に，身体障害者と知的障害者を対象とした心身障害者対策基本法が成立した。本法律は1993（平成５）年の全面改正で名称を障害者基本法と改められ，障害者の規定に精神障害者が編入されることとなった[*4]。2005（平成17）年制定の障害者自立支援法では，それまで国家主導で社会生活適応化（ノーマライゼーション）がなされていたものが，事業主体が市町村に移された。そして2012（平成24）年には障害者自立支援法を改正・改題した障害者総合支援法が成立し，それまで個々の法律でなされていた障害福祉サービスが一元化された。さらに難病等が身体障害者の範囲に含まれ，障害者に編入された。

障害福祉サービスは「**自立支援給付**」と呼ばれ，「**介護給付**」「**訓練等給付**」「**自立支援医療等**」「**地域生活支援事業**」に分かれている（**図11-1**）。

障害者とは，行政的に端的にいえば「障害者手帳を有する者」である。障害者は，都道府県知事または政令指定都市市長から障害者手帳の交付を受けるが，おおむね３歳以上から取得可能である。上限は法律では定められてないが，65歳以上者は介護保険法が定める「第１号被保険者[*5]」となるので，要介護でサービスを受ける場合は介護保険サービスが障害者福祉サービスより優先する原則がある。

身体障害者（児）には「身体障害者手帳」，知的障害者（児）には「療育手帳」，精神障害者には「精神障害者保健福祉手帳」がそれぞれ交付される。手帳保有者の中では身体障害者数が圧倒的に多い。

＊2 正式名称は「障害者の日常生活及び社会生活を総合的に支援するための法律」

＊3 障害児は「児童福祉法」に一元化されているが，障害者は身体障害者，知的障害者，精神障害者，そして難病等者に分かれている。各々の適用法律は「身体障害者福祉法（難病などを含む）」「知的障害者福祉法」「精神保健福祉法」である。

＊4 2011（平成23）年の改正で発達障害者ならびに難病に起因する障害者も含まれることが定められた。

＊5 第１号被保険者：➡第15章p.208参照。

　障害手帳の程度分類は，身体障害は1～6級まで分かれ数が少ないほど重度である。知的障害はA（重度），B（軽中度）の2段階である。精神障害は1級（重度），2級（中度），3級（軽度）に分かれている。

　身体障害者手帳を交付数の統計をみると，2021（令和3）年度では491万人であり，1965（昭和40）年からみると一貫して年々増加していたが[*1]，2014（平成26）年以降減少している（**表11-3**）。身体障害者手帳は，指定医の診察を受けて等級が決定されるが，現状，医師の診察では本人の申告のため，科学的客観的検査法の開発が待たれている。

＊1　登録者数の増加は高齢社会進行のためといえるが，申請に対し交付基準があいまいであるとの議論がある。

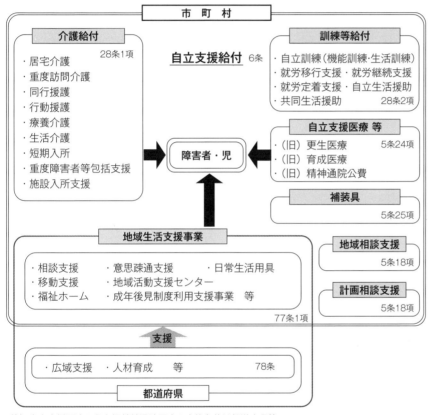

注）自立支援医療のうち旧精神通院医療の実施主体は都道府県等
資料）厚生労働統計協会『国民の福祉と介護の動向 2023/2024』2023

図11-1　障害者総合支援法のサービス体系

表11-3　身体障害者手帳交付台帳登載数の推移

各年度末現在

	総　数	18歳未満	18歳以上
1970（昭和45）年度	1,620,362	120,748	1,499,614
1980（昭和55）年度	2,585,829	122,204	2,463,625
1990（昭和2）年度	3,441,643	121,298	3,320,345
2000（平成12）年度	4,292,761	108,955	4,183,806
2010（平成22）年度	5,109,282	107,296	5,001,986
2021（令和3）年度	4,910,098	94,051	4,816,047

資料）厚生労働省「福祉行政報告例」

注）1　2010（平成22）年度は，東日本大震災の影響により，福島県（郡山市・いわき市以外），仙台市を除いて集計した数値である。
　　2　2010（平成22）年度から「内部障害」に「肝臓機能障害」が追加された。

表11‐4　療育手帳交付台帳登載数の推移

各年度末現在

	総　数	18歳未満	18歳以上
1985（昭和60）年度	306,167	122,300	183,867
1990（昭和２）年度	685,220	115,602	273,075
2000（平成12）年度	569,618	131,327	438,291
2010（平成22）年度	832,973	215,458	617,515
2021（令和３）年度	1,213,063	299,008	914,055

資料）厚生労働省「福祉行政報告例」

注）2010（平成22）年度は，東日本大震災の影響により，福島県（郡山市・いわき市以外），仙台市を除いて集計した数値である。

表11‐5　精神障害者保健福祉手帳交付台帳登載数の推移

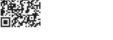

各年度末現在

	総　数	1級	2級	3級
1996（平成8）年度	59,888	17,150	31,746	10,992
1990（平成12）年度	185,674	47,849	105,464	32,361
2005（平成17）年度	382,499	71,960	233,313	77,226
2010（平成22）年度	594,504	93,908	368,041	132,555
2021（令和３）年度	1,263,460	132,163	743,152	388,145

資料）厚生労働省「衛生行政報告例」

注）1　各年度末交付者数から有効期限切れのものを除いた数である。
　　2　2010（平成22）年度は，東日本大震災の影響により，宮城県のうち仙台市以外の市町村を除いて集計した数値である。

2）障害者福祉施設

障害者自立支援法の施行に伴い，従来の障害者福祉施設は2006（平成18）年10月から５年間を移行期間として旧来のものは廃止された。身体障害者更生援護施設については新体系の障害福祉サービス事業所や福祉ホーム，地域活動支援センター等に移行された。知的障害者（児）の援護施設は児童デイサービス，共同生活介護，自立訓練，就労移行支援，就労継続支援（A型およびB型），共同生活援助，障害者支援施設に移行した。精神障害者地域支援センターについては，生活介護，自立訓練，就労移行支援，就労継続支援（A型およびB型）に移行した。

先述の通り，障害者自立支援法は2012（平成24）年に障害者総合支援法となったが，共同生活介護は共同生活援助に統合されることになった。

4．在宅ケアと訪問看護

在宅ケアとは医療機関者が患者の家を訪れ，何らかの処置や指導を行うことを意味するが，医療保険下で行う場合は「在宅医療」と呼ぶ医療行為となる。在宅医療は，介護保険による居宅療養管理指導と訪問看護，訪問リハビリテーションと混同されるので注意が必要である。

医師が患者宅を訪れ診療すると，往診，訪問診療，在宅末期医療などの名称で医療保険に請求することになる。また，看護師が患者宅を訪れた場合は，在宅患者訪問看護・指導，在宅患者訪問点滴注射管理などを行うことになる。

理学・作業療法師が訪問した場合は，在宅患者訪問リハビリテーションを行い，薬剤師が訪問すれば在宅患者訪問薬剤管理を，栄養士が訪問すると在宅患者訪問栄養食事指導を行うことになる。

第 12 章

地域保健

1. 地域保健活動の概要

1）地域社会と地域保健

地域保健のとらえ方には2種類がある。

狭義の地域保健：「地域保健法」の地域保健活動を行うことを指しており，主に保健所事業のこと

広義の地域保健：官主導でなされる全ての地域活動を包括して行うものを指し，主に市町村事業のこと

地域という言葉には，地理的環境を共有しているという地域性と，共通の関心事や帰属意識あるいは規範や制度を共有するという共同体としての意味合いがある。このことから，地域社会は「一定の環境や特徴を共有する人々の集まり」と定義される。ここでいう環境は生活圏，特徴は文化の諸要素と置き換えることができる。保健活動を行う際には地域特性が重要になり，これは共通の環境条件が健康問題の発生・発現に大きく関与することと，健康問題解決に必要な資源・行動規範などが地域のあり方によって大きく規定されることによる。

地域保健は，社会生活の単位として一定のまとまりを有する地域社会に展開される活動であり，その地域は，実際には次のようなレベルで設定され，活動対象になっている。

①近隣，集落などの小地域（地区レベル）

②県・保健所管轄区域，市町村などの行政区域

③医療圏，通勤・通学圏などの生活行動圏

④離島・山村などの僻地

地域保健活動は行政と深く結びついた活動でもあり，住民にとって身近な地域保健活動は市町村が基本単位となるが，交通機関の整備などにより生活圏は拡大しており，市町村の枠を超えた広域的な地域保健活動も必要である。とくに，地域住民の健康に関する問題に対しては拠点となる医療機関などとの連携が必須と

なり，二次医療圏を基本単位とする地域保健活動の重要性が増してきている。

2）地域保健活動

　地域保健は，学校保健，産業保健とならぶ公衆衛生の3本柱の1つである。地域保健活動は，公衆衛生活動のうち主として事業所に雇用される労働者を対象とした産業保健，主に児童・生徒・学生を対象にした学校保健の2つを除いた部分を対象にしている。したがって，その対象は乳幼児，学校保健・産業保健の対象とならない成人（自営業者・専業主婦など），高齢者などで幅が広く，母子保健，成人保健，高齢者保健に加えて，精神保健，難病対策，環境保健などが含まれる。

（1）地域保健活動の進め方

　地域保健活動においては，地域特性を十分に考慮する必要があり，そのためにさまざまな指標を用いて地域特性を明らかにする地域診断を行わねばならない。その指標として，人口動態統計などの健康状態を直接反映するデータに加え，その地域の自然環境を含めた地勢的条件，人口構造，産業構造，保健・医療・福祉の資源，教育機関の状況などさまざまな分野の情報を収集する必要がある。

　地域保健活動は**図12‐1**に示すPDCAサイクルにしたがって実施される（これは学校保健・産業保健でも同様である[*1]）。まず，計画を策定（plan）し，次に計画にしたがって活動を実行（do）し，最後に初期の目的を達成できたかどうかを評価（check）し，改善（act）して，さらに次の計画案策定となる。

＊1 **PDCAサイクル**：➡第1章p.12参照。

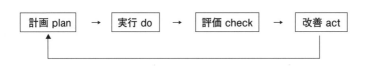

図12‐1　PDCAサイクル

（2）地域保健行政と地域保健活動の変遷

　地域保健活動の拠点は保健所であり，「地域保健法」と「母子健康法」に基づく事業が主となっている。

　保健所は当初，地域保健法の前身である「保健所法」に基づいて1937（昭和12）年に設置され，結核対策を中心とした感染症対策と母子栄養指導の事業を行う行政機関としてスタートした。

　第二次世界大戦後の1947（昭和22）年に，保健所法の改正により保健所は地域保健活動の拠点と定められ，拡充整備され，これによって結核・感染症対策に大きな成果を挙げた。しかし，時代の変遷とともに生活習慣病などの慢性疾患の増加，少子高齢化，地域住民のニーズの多様化などにより地域保健活動のあり方を見直す必要が生じてきた。一方，市町村においては予防接種や一部の健康診査が行われていたが，総合的保健サービスの提供は行われていなかった。このことから，国は市町村レベルでの対人保健サービスを充実させるために1978（昭

和53）年から市町村保健センターの整備が行われるようになり，市町村における総合的保健衛生対策が行われ，さらに1983（昭和58）年に老人保健法（2008〈平成20〉年からは高齢者の医療の確保に関する法律）が施行され，市町村が実施主体となる総合的生活習慣病対策が開始された。このようなかで，1994（平成6）年に保健所法が大幅改正され，**地域保健法**と名称を改めて，1997（平成9）年より全面施行された。

（3）地域保健法

　上記の地域保健法の施行により，都道府県と市町村の役割の見直しが図られた。市町村は，住民に身近で頻度の高い母子保健サービスや高齢者保健サービスの実施主体として，生涯にわたる健康づくり体制が整備されるようになった。

　また地域保健法では，国と地方自治体の責務について規定しており，厚生労働大臣は**地域保健対策の推進に関する基本的な指針（基本指針）**を策定することになっている。1996（平成6）年に最初の基本方針が示され，その後，阪神・淡路大震災や介護保険制度の施行に伴う2000（平成12）年改正，健康増進法の施行などに伴う2003（平成15）年改正，東日本大震災などに伴う2014（平成24）年改正などがあった。

　さらに，新型コロナウイルス感染症の感染拡大への対応を課題をふまえて，

地域保健法

表12-1　地域保健対策の推進に関する基本的な指針

厚生労働省「地域保健」

基本的な方針	具体的内容
地域保健対策の推進の基本的な方向	①自助および共助の支援の推進 ②住民の多様なニーズに対応したきめ細かなサービスの提供 ③地域の特性をいかした保健と福祉の健康なまちづくり ④医療，介護，福祉等の関連施策との連携強化 ⑤地域における健康危機管理体制の確保 ⑥科学的根拠に基づいた地域保健の推進 ⑦国民の健康づくりの推進 ⑧快適で安心できる生活環境の確保
保健所および市町村保健センターの整備および運営に関する基本的事項	①保健所（整備，運営の方針） ②市町村保健センター（整備，運営の方針）
地域保健対策に係る人材の確保および資質の向上並びに人材確保支援計画の策定に関する基本的事項	①人材の確保 ②人材の資質の向上 ③人材確保支援計画の策定
地域保健に関する調査および研究に関する基本的事項	（地域保健対策の効果的な推進に向けた，保健所，地方衛生研究所，国立試験研究機関等の取り組み）
社会福祉等の関連施策との連携に関する基本的事項	①保健，医療，福祉の連携の下で最適なサービスを総合的に提供するための調整の機能の充実 ②包括的な保健，医療，福祉のシステムの構築 ③次世代育成支援対策の総合的かつ計画的な推進 ④高齢者対策および介護保険制度の円滑な実施のための取組 ⑤精神障害者施策の総合的な取組 ⑥児童虐待防止対策に関する取組
その他，地域保健対策の推進に関する重要事項	①国民の健康づくりおよびがん対策等の推進 ②生活衛生対策 ③食品安全対策 ④地域保健，学校保健および産業保健の連携 ⑤地域における健康危機管理体制の確保 ⑥地方衛生研究所の機能強化 ⑦地域住民との連携および協力（ソーシャル・キャピタル*¹の活用）

資料）厚生労働省「地域保健対策の推進に関する基本的な指針」
最終改正：2023（令和5）年3月27日厚生労働省告示第86号

*1 **ソーシャル・キャピタル** social capital：人々の信頼関係や規範，ネットワークなどの「社会関係資本」。これが豊富であると，組織やコミュニティの効率性が高まるとされている。アメリカの政治学者R・パットナムが提唱。

2022（令和4）年2月に基本方針の一部改正が行われ，①広域的な感染症のまん延に備えた体制構築，②地域における健康危機管理の拠点としての機能強化，③専門技術職員の確保や研修事項の追加，④国立試験研究機関，地方衛生研究所等における調査研究，が追加された。

現在の基本方針の項目と内容を表**表12‐1**に示す。

2．保健所と市町村保健センター

1）保健所の設置と目的

保健所は疾病の予防，健康の増進，環境衛生などの公衆衛生活動の中心機関として，地域住民の生活と健康に極めて重要な役割を担っている。保健所の設置は地域保健法に定められており，都道府県が設置する保健所を地域保健の広域的，専門的，技術的拠点として機能を強化すること，また保健・医療・福祉の連携を促進するために二次医療圏などを考慮して，保健所の所管区域が設定されている。大別すると都道府県立と，市町村・特別区立の2種がある。保健所を設置している市町村・特別区を「保健所設置市・区」と呼んでいる。保健所を設置できる市町村・特別区は次の4種である。

①特別区（東京23区）
②地方自治法政令指定都市（横浜市，大阪市など人口50万以上都市）
③地方自治法政令中核市（金沢市，松山市など人口20万以上都市）
④地域保健法政令市（小樽市，藤沢市など5市）

また，保健所の設置数は2023（令和5）年4月現在，各都道府県立352，指定都市・中核市・その他政令市（87市）立93，特別区（23区）立23，合わせて468カ所である[1]。

＊1 厚生労働省「設置主体別保健所数（健康局健康課地域保健室調べ：令和5年4月1日現在)」

2）保健所の財源と職員

保健所が公衆衛生活動を行うに必要な財源は，地域保健法により保健所が自主的・効率的運営を行うために，国庫から保健所運営費交付金および業務費補助金などが交付されている。

保健所には地域の実情に応じてその業務を行うために，医師，歯科医師，薬剤師，獣医師，診療放射線技師，臨床検査技師，管理栄養士，保健師などの職員が配置されている。

保健所長は，医師であって，かつ3年以上公衆衛生の実務に従事した経験があるか，国立保健医療科学院の専門課程を修了した者，または技術・経験が前2者に匹敵するものとされている。しかし，公衆衛生医師の不足から，地域保健法施行令の改正（2004〈平成16〉年11月）により，医師の確保が著しく困難である場合には，「医師と同等以上の公衆衛生行政に必要な専門的知識を有すると認め

た技術職員」を保健所長とすることができるようになった。

3）保健所の機能と業務

（1）保健所の機能

地域保健法による基本指針では，都道府県が設置する保健所が強化すべき機能として，次のことを挙げている。

①地域における保健医療福祉に関する情報収集・調査研究機能と企画・総合調整機能など

②地域健康危機管理の拠点

（2）保健所の業務

地域保健法第6条において保健所は地方における公衆衛生の向上および増進を図るために，次の項目について指導およびこれに必要な業務を行っている。

①地域保健に関する思想の普及および向上に関する事項

②人口動態統計，その他地域保健に係る統計に関する事項

③栄養の改善および食品衛生に関する事項

④住宅，水道，下水道，廃棄物の処理，清掃，その他の環境の衛生に関する事項

⑤医事および薬事に関する事項

⑥保健師に関する事項

⑦公共医療事業の向上および増進に関する事項

⑧母性，乳幼児，老人の保健に関する事項

⑨歯科保健に関する事項

⑩精神保健に関する事項

⑪治療方法が確立していない疾病その他の特殊の疾病により長期の療養を必要とする者の保健に関する事項

⑫エイズ・結核・性病，伝染病（COVID-19を含む）その他の疾病の予防に関する事項

⑬衛生上の試験および検査に関する事項

⑭その他地域住民の健康の保持および増進に関する事項

さらに第7条において，必要に応じて次の事業が行えることになっている。

①地域保健に関する情報を収集し，整理し，活用すること

②地域保健に関する調査および研究を行うこと

③歯科疾患その他厚生労働大臣の指定する疾病の治療を行うこと

④試験および検査を行い，医師などに試験および検査に関する施設を利用させること

さらに第8条では，所管区域内の地域保健対策の実際に関して，次の事業を行えるとしている。

・市町村相互間の連絡調整を行い，および市町村の求めに応じ，技術的助言などの援助を行うこと

4）市町村保健センター

市町村保健センターの設置は，1978（昭和53）年の第１次国民健康づくり対策[*1]から始まったものである。

多様化，高度化しつつある対人保健における保健需要に対応するために市町村保健センターが全国の市町村に整備されるようになった。保健センターの設置主体は市町村であるが，地域保健法で法定化され国庫補助を受けて運営され，全国2,419カ所に設置（2023〈令和5〉年4月現在）されている。

市町村保健センターは保健所のような行政機関としてではなく，基本的には，市町村レベルにおける健康作りの諸活動を効率的に推進するための「場」であり，利用施設である。保健指導部門（各種の健康相談，保健指導，健康教育を行うためのスペース），健康増進部門（健康人およびいわゆる半健康人に対する栄養・運動などの生活指導を行うスペース）および検診部門（各種の検診を行うための診察室，検査室などのスペース）などが置かれ，訪問指導，健康相談，母子保健法による健診，歯科検診，予防接種，がん検診などの事業が行われている。

なお，専門性の高い保健活動や人材育成のための研修などは，保健所の市町村支援機能が重要な役割を果たし，日常的な保健活動にも都道府県は保健所を通じて市町村に対して種々の支援を行い，市町村保健センターの保健サービス提供の充実を図っている。

表12‐2に保健所と市町村保健センターの相違を示した。

＊第１次国民健康づくり対策：➡第5章p.70参照。

表12‐2　保健所と保健センターの相違

	保健所	市町村保健センター
設置根拠法令	地域保健法	
設置主体	都道府県・政令市（指定・中核市），特別区	市町村
役　割	疾病予防・健康増進・環境衛生等の公衆衛生活動の中心機関	地域住民に身近な対人サービスを総合的に行う
対人サービス	広域的・専門的：精神障害・結核・難病・感染症対策	地域的・一般的：乳幼児健診・予防接種・がん検診・健康診査・訪問指導等
所　長	原則として医師（p.178参照）	医師である必要はない
職　員	医師・獣医師・薬剤師・保健師・放射線技師・栄養士等	保健師・看護師・栄養士等
監督的機能	食品衛生・環境衛生・医療機関・薬事等の監視	監視機能はない

3．地域保健従事者

1）保健所常勤職員数

保健所は医療関係職種の集合体であるが，その職種と数を示した（表12‐3）。

表 12 - 3　職種別にみた保健所等の常勤職員の配置状況

各年度末現在（人）

	2019 年度 （令和元）	2020年度 （令和2）	2021年度 （令和3）	都道府県が設置 する保健所	政令市・特別区[※1]	政令市・特別区 以外の市町村
合計	57,207	58,918	60,998	13,742	24,791	22,465
医　師	889	895	898	407	422	69
歯科医師	114	121	121	46	52	23
獣医師	2,420	2,462	2,457	1,187	1,268	2
薬剤師	3,186	3,245	3,204	1,684	1,514	6
理学療法士	146	137	134	19	45	70
作業療法士	100	92	93	22	36	35
歯科衛生士	695	708	718	87	338	293
診療放射線技師	445	448	427	231	182	14
診療エックス線技師	4	3	4	-	3	1
臨床検査技師	677	683	670	475	189	6
衛生検査技師	42	38	36	7	29	-
管理栄養士	3,651	3,984	4,019	707	902	2,410
栄養士	320	325	300	22	42	236
公認心理師	統計項目なし	90	119	2	48	69
保健師	26,912	27,298	27,979	3,905	8,737	15,337
助産師	194	231	272	15	79	178
看護師	686	740	805	77	220	508
准看護師	85	72	70	1	1	68
その他	16,641	17,346	18,672	4,848	10,684	3,140
〈再掲〉[※2]						
精神保健福祉士	804	833	772	272	346	154
精神保健福祉相談員	1,263	1,169	1,150	615	516	19
栄養指導員	1,161	1,153	1,164	640	523	1
食品衛生監視員	5,649	5,633	5,761	2,823	2,938	－
環境衛生監視員	5,019	4,927	4,898	2,696	2,202	－
医療監視員	9,286	9,338	9,478	6,478	3,000	－

※ 1 「政令市・特別区」には，設置する保健所を含む。
※ 2 「精神保健福祉士～医療監視員」は，「医師～その他」の再掲である。
資料）厚生労働省「令和 3 年度地域保健・健康増進事業報告の概況」2023

年々職員数は減少傾向にあったが，近年は増加傾向に転じている。職種別では，保健師，管理栄養士は増加の傾向にある。2021（令和 3）年度末で全常勤職員は 6 万 998 人である。

　最多職種は保健師の 2 万 7,979 人，次いでその他 1 万 8,672 人，医療監視員 9,478 人と続いている。管理栄養士は 4,019 人と比較的多い。栄養士は前年より 25 人減り，管理栄養士は前年より 35 人増加している。

2）地域における資源と連携

　保健所の業務は監視業務が主となるが，各種保健関係の相談業務も多い。これらに関しては市町村の業務と類似性があるが，役割が分かれている。母子保健事業にみられるように，基本的な事業は市町村であり，専門的な事業は保健所の業務となっている。病気などに対する相談では，市町村保健師は主に健康増進，高齢者保健・介護予防，母子保健，児童虐待予防などを行っており，保健所保健師は精神保健福祉，難病対策，結核・感染症対策（COVID-19含む），エイズ対策などを行っている。

4. 地域における健康危機管理

国民の生命，健康を守る健康危機管理は厚生労働行政の原点である。薬害エイズ問題などを契機に1997（平成9）年に**健康危機管理基本指針**（当時厚生省：健康危機管理調整会議の開設）が策定された。健康危機管理とは，「国民の生命・健康の安全を脅かす事態に対して，健康被害の発生予防，拡大防止，治療などの対策を講じること」である。この基本指針では，そのための迅速な情報の収集，対策の策定・実施の基本的な仕組みを定めている。この指針を踏まえて，医薬品，感染症，食中毒，飲料水の4分野について健康危機管理実施要領が作成されている。また，各都道府県においても，警察・消防などとの連携による健康危機管理対応要領などが作成されている。さらに，2001（平成13）年には地域における健康管理について**地域健康危機管理ガイドライン**が作成されている。

2005（平成17）年の「地域保健対策検討会」において，保健所は健康危機管理対策を担う機関として位置づけられた。その中で保健所が対応すべき健康危機管理の分野として，①原因不明健康危機，②災害有事・重大健康危機，③医療安全，④介護等安全，⑤感染症，⑥結核，⑦精神保健医療，⑧児童虐待，⑨医薬品医療機器等安全，⑩食品安全，⑪飲料水安全，⑫生活環境安全の12分野が挙げられた[*1]。

これまでの実際の健康危機管理として，腸管出血性大腸菌O157，高病原性鳥インフルエンザ，重症急性呼吸器症候群（SARS），クリプトスポリジウム感染症，毒物混入事件（和歌山），タンカーからの重油流出事故などさまざまな分野における健康危機が対処されている。

2020（令和2）年初頭より，新型コロナウイルス感染症（COVID-19）の勃発と世界的地域への蔓延が起こり，日本国内も不安に包まれる中で政府主導による蔓延防止対策が実行された。その受け皿は，健康管理危機機関として全国の保健所が地方の対策実施本部となり，保健所は速やかにウイルス検査と療養指導・医療施設への紹介等をスタートさせた。たび重なる感染拡大により，その都度保健所の機能がひっ迫したことを受けて，p.177に示した通り「地域保健対策の推進に関する基本的な指針」の改正がなされた。

*1 厚生労働省「地域保健対策検討会 中間報告の公表について」2005

第 **13** 章

母子保健

1. 母子保健の概要

1）母子保健の目的と母子保健法

　母子保健は，妊娠，出産，育児という一連の母性および父性，ならびに乳幼児を中心とする児を対象とし，思春期から妊娠，出産を通して母性・父性が育まれ，子が心身ともに健やかに育つことを目的としている。しかし，胎児期や生後早期の環境が成長後の健康を左右するため（Developmental Origins of Health and Disease；**DOHaD 理論**），母子保健事業はすべてのライフステージを対象とするものといえる。

　母子保健を充実させるために，**母子保健法**が 1965（昭和 40）年に制定された[*1]。この法律は 1937（昭和 12）年に制定された保健所法，1947（昭和 22）年に制定された児童福祉法に加えて，さらに母の健康問題に関して改善すべき点があり，新たに母子保健法として制定され，妊産婦になる前から女性の健康管理を含めた母子の一貫した総合的母子保健対策を進めることになった。

　本法律の目的は第 1 条に明文化されており，親子の一貫した総合的な保健対策が実施されている。

> **第 1 条**　母性並びに乳児及び幼児の健康の保持及び増進を図るため，母子保健に関する原理を明らかにするとともに，母性並びに乳児及び幼児に対する保健指導，健康診査，医療その他の措置を講じ，もつて国民保健の向上に寄与する。

　母子保健法の施行によって，母子の健康増進による国民保健の向上をめざした包括的な母子保健と母子医療の充実によって，母子保健水準は著しい改善をみて，世界のトップ水準となっている。しかし，一方では母性および乳幼児をとりまく社会環境は都市化，核家族化，女性の社会進出，出生率の低下，人口の高齢化などと大きく変化しており，母子保健施策をより体系化して次代を担う健全な児童

＊1 戦後日本の母子保健は，妊産婦・乳幼児の保健指導（1948〈昭和23〉年），育成医療（1954〈昭和29〉年），新生児訪問指導（1961〈昭和36〉年）など，戦前と比べ飛躍的に水準が上がった。しかし乳児や妊産婦の死亡などに多くの課題が残っており，母子保健の単独法を求める認識の高まりから，母子保健法が制定された。対象は，それまでの「児童と妊産婦」から，妊産婦になる前段階の女性の健康管理まで広められた。

の育成を一層充実させ，住民に対してより身近な母子保健サービスを提供する必要が生じている。そこで，市町村にこども家庭センターを設置し，妊産婦や乳幼児等の状況の継続的・包括的な把握，妊産婦や保護者の相談対応，必要な支援や関係機関との連絡調整などを図り，切れ目のない支援を目指している。

なお，わが国では妊産婦，乳幼児については母子保健法で，次のように定義されている。

・妊産婦：妊娠中または出産後1年以内の女子
・新生児：出生後28日を経過しない者
・乳　児：1歳に満たない者
・幼　児：満1歳から小学校就学の始期に達するまでの者
・低出生体重児：出生時の体重が2,500g未満の者
・未熟児：身体の発育が未熟のまま出生した乳児で，正常児が出生時に有する諸機能を得るに至るまでの者

法律の対象は，妊娠，育児をしている母親，乳児（生後1歳未満），幼児（小学校入学前まで）が対象となる。なお，幼稚園は学校教育法に基づく学校であるため，学校保健の対象に含まれる。

2）母子保健水準の諸指標

母子保健水準の指標として一般には，①出生，②乳児死亡，③新生児死亡，④周産期死亡，⑤妊産婦死亡，⑥死産，⑦乳幼児の身体発育値，が使用されている。

2．母子保健事業

1）こども家庭庁の設置

わが国の母子を取り巻く環境が大きく変化しているなかで，中央省庁の機能を高めるために2023（令和5）年度からこども家庭庁が設置された。また，同年度にはこども基本法が施行され，基本理念に基づく国と地方公共団体の責務，事業主と国民の努力義務が示された。こども基本法の目的は「日本国憲法及び児童の権利に関する条約の精神にのっとり，次代の社会を担う全てのこどもが，生涯にわたる人格形成の基礎を築き，自立した個人としてひとしく健やかに成長することができ，心身の状況，置かれている環境等にかかわらず，その権利の擁護が図られ，将来にわたって幸福な生活を送ることができる社会の実現を目指して，社会全体としてこども施策に取り組むことができるよう，こども施策に関し，基本理念を定め，国の責務等を明らかにし，及びこども施策の基本となる事項を定めるとともに，こども政策推進会議を設置すること等により，こども施策を総合的に推進すること」とされている（第1条）。また，国はこども基本法に基づきこども大綱を定めることとされており（第9条），都道府県は施策に関する計画

こども家庭庁

こども基本法

を定めることが努力義務とされた（第10条）。

2）母子保健事業における市町村と都道府県の役割

1997（平成9）年の母子保健法改正により，地域住民により身近な保健サービスを提供するために，従来都道府県（保健所）が行っていたサービスも含めて，多くの**母子保健サービスが市町村によって行われる**ようになった（**表13‐1**）。保健所は，市町村間の連絡調整や市町村に対する技術的助言等を行う。

表13‐1　母子保健法の主な規定

1. **保健指導（第10条）**：市町村は，妊産婦等に対して妊娠，出産または育児に関して必要な保健指導を行い，または保健指導を受けることを勧奨しなければならない。
2. **健康診査（第12，13条）**：①市町村は1歳6カ月児および3歳児に対して健康診査を行わなければならない。②その他，市町村は必要に応じ，妊産婦または乳児・幼児に対して健康診査を行い，または健康診査を受けることを勧奨しなければならない。
3. **妊娠の届出（第15条）**：妊娠した者は，速やかに市町村長に妊娠の届けをしなければならない。
4. **母子健康手帳（第16条）**：市町村は，妊娠の届出をした者に対して母子健康手帳を交付しなければならない。
5. **低出生体重児の届出（第18条）**：体重が2,500g未満の乳児が出生したときは，その保護者は速やかに，その旨をその乳児の現在地の市町村に届け出なければならない。
6. **養育医療（第20条）**：市町村は，未熟児に対し養育医療の給付を行い，またはこれに代えて養育医療に要する費用を支給することができる。

資料）母子保健法より作成

3）母子保健事業の内容

母子保健法に基づいて，①健康診査，②保健指導，③医療，の事業が行われ，**図13‐1**に示したように，結婚前から妊娠，周産期，新生児，乳幼児期を通じて各時期に必要なサービスが行われるよう一貫した体系のもとに母子保健事業が実施されている。

（1）健康診査

母子保健における健康診査の実務は，疾病の予防や児童虐待の未然防止，親のメンタルヘルスなどといった1次予防，疾病や異常の早期発見といった2次予防だけでなく，疾患を有する者に対する3次予防までを含んでいる。従って，スクリーニングの視点と支援の視点が必要である。また，母子保健情報のデジタル化が進められており，2021（令和3）年から妊婦健診と乳幼児健診データの電子化・情報連携システムの運用が開始された。

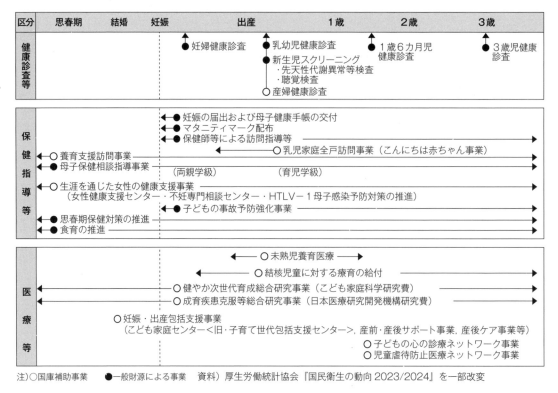

図13-1 主な母子保健施策

注）○国庫補助事業　●一般財源による事業　資料）厚生労働統計協会『国民衛生の動向 2023/2024』を一部改変

妊婦の健康診査：妊娠した者は速やかに市町村長へ届出をする義務があり，届手に対して母子健康手帳と妊婦一般健康診査受診票（14回の公費負担）が交付される。これによって妊婦は，市町村の委託を受けた医療機関において健康診査の費用の助成を受けられ，必要に応じて精密検査が行われる。

乳幼児の健康診査：乳児については市町村や医療機関において健康診査を受けることができ，必要に応じて精密検査が行われる。幼児については発達の節目である1歳6カ月児と3歳児等について健康診査が行われている。1歳6カ月児健康診査は，満1歳6カ月超〜満2歳に達しない児を，3歳児健康診査は，満3歳超〜満4歳に達しない児を対象とする。

産婦の健康診査：産後2週間，1か月などの出産後早期に健康診断から適切な支援につなげることは，産後の身体の回復や精神状況の把握，産後うつや出生児の虐待を予防するために重要である。このため，産婦健康診査2回分の費用助成が行われており，支援が必要な産婦は産後ケア事業につなぐ取り組みがされている。

（2）保健指導

　妊娠，出産，育児に関する必要な保健指導は，一般には市町村で行われている。妊産婦，乳幼児に対して，必要に応じて医師，助産師，保健師が家庭を訪問して保健指導を行っている。

保健指導の目的は，親子の顕在的，潜在的健康課題を明確化して，その健康課題の解決に向けて，親子が主体的に取り組むことができるよう支援することである。保健指導には，集団指導と個別指導の2つの方法があり，これらのアプローチを組み合わせることが効果的である。

保健指導には，標準的な発育・発達と親子の健康な生活習慣の目安を伝える役割もある。このような標準的な内容は，基本的には全ての親子に伝える内容であるため，集団指導で実施するのが効率的である。個別指導では，特に個別性を重視した指導を行う。親子の健康課題や支援ニーズだけでなく，健康課題の解決に活かせる親子が既に持っている力や資源を確認し，個別性を重視して具体的なアドバイスを行う。

（3）医療援護

①妊産婦および小児に対する医療援護

妊娠高血圧症候群等の療養の援護：妊娠高血圧症候群[*1]や妊産婦の糖尿病，貧血，産科異常出血，心疾患合併妊娠は，妊産婦死亡や周産期死亡の原因となるだけでなく，未熟児や心身障害の発生原因となる。このことから，都道府県の事業として訪問指導のほかに，低所得階層の妊産婦に対して早期に適正な治療を受けさせるための一般財源による医療援助が行われている。

未熟児の養育医療[*2]：未熟児は正常の新生児に比べ生理的に未熟で疾病にも罹りやすく，死亡率も高く，心身障害を残す可能性も高いので生後は速やかに適切な処置をとる必要がある。養育に医療が必要な未熟児に対しては，母子保健法に基づいて医療機関に収容して世帯の所得額に応じた医療給付（養育医療）を行うことになっている。母子保健法では体重2,500g未満の新生児は低出生体重児として届出することになっており，これに対応して市町村では訪問指導や指定養育医療機関への入院などの事後指導を行っている。わが国の低出生体重児の出生割合（2021〈令和3〉年）は，出生数に対して男児で8.3％，女児で10.5％である。

その他の医療援護：これらの他に，新生児聴覚障害検査やB型肝炎母子感染防止対策[*3]が行われている。

②小児慢性特定疾病対策

小児の慢性疾病は，その治療が長期にわたり医療費の負担も高額となり，放置すると児童の健全な育成を阻害することになる。このことから，小児慢性疾病を対象として，対象疾患の医療の確立と普及を図るとともに，患児家族における経済的，精神的負担を軽減するために児童福祉法により医療給付（公費）が行われている。

③不妊症・不育症への支援

一般不妊治療で行われる人工授精，生殖補助医療で行われる体外受精や顕微授精など，生殖補助医療ガイドラインでエビデンスが認められている治療は，2022（令和4）年度から保険適用とされた。不育症検査のうち将来の保険適用を見据えて先進医療として実施されている検査については，その費用の一部が助成されている。また，不妊に悩む夫婦に対する心理社会的対応などを行う不妊専

[*1] 妊娠高血圧症候群：代表的な症状として，高血圧やたんぱく尿，浮腫などが見られる。40歳以上の妊娠や肥満，高血圧家族歴などが主な発症要因として挙げられ，脳血管障害，肺水腫，肝機能・腎機能障害など，重篤な合併症となる場合がある。

[*2] 養育医療：母子保健法では，「養育のため病院又は診療所に入院することを必要とする未熟児に対し，その養育に必要な医療」を「養育医療」としている（第20条）。出生時の体重が極めて少ない（2,000g以下）場合や体温が34度以下の場合，呼吸器系・消化器系に異常がある場合や異常に黄疸が強い場合など，医師が入院養育を必要と認めたものは，その医療に対する費用が一部公費負担される。

[*3] B型肝炎母子感染防止対策：垂直感染による子どものキャリア化を防止するための対策がとられてきた。現在はB型肝炎キャリア妊婦（HBs抗原＋，HBe抗原＋）から生まれた児（HBs抗原−）に対して，抗HBs人免疫グロブリン（1回）とB型肝炎ワクチン（3回）の投与が保険適用となり，一般医療として実施されている。

門相談センター事業は，2022（令和4）年度からは性と健康の相談センター事業の中に位置づけられている。

（4）医療対策

　妊娠・出産時の突発的な緊急事態に対応するために，周産期医療の確保が重要である。このことから，新生児集中治療管理室（NICU），母体・胎児集中管理室やドクターカーの整備が行われた。また，小児医療施設，周産期医療施設が整備されるとともに，周産期医療情報センターの設置，周産期ネットワークとその中核となる総合周産期母子医療センター[*1]の充実整備が行われており，さらに国立成育医療センターが整備された。

（5）児童虐待の防止

　2000（平成12）年に施行された「児童虐待の防止等に関する法律（児童虐待防止法）」では，児童虐待を次のように定義している。

　保護者（親権を行う者，未成年後見人その他の者で，児童を現に監護するものをいう）がその監護する児童（18歳に満たない者をいう）に対して，身体的虐待，性的虐待，ネグレクト，心理的虐待をすること。

　福祉行政報告例によると，わが国における2021（令和3）年度の児童相談所における児童虐待対応件数は20万7,660件である。その内訳は，心理的虐待60.1％，身体的虐待23.7％，ネグレクト15.1％，性的虐待1.1％である。近年は心理的虐待の増加が顕著であり，その一因として児童の面前で夫婦間のドメスティック・バイオレンスが生じた際に警察を介して児童相談所に通告される件数の増加がある。また，被虐待児の年齢は0〜4歳が約3割を占め，その後は年齢の上昇とともに件数は漸減している。虐待する者は，実母47.5％，実父41.5％，実父以外の父5.4％，実母以外の母0.5％，その他5.2％である。なお，2021（令和3）年度に市町村が対応した件数は16万2,884件であり，その件数も急増している。

　児童虐待防止法では，疑い例を含む児童虐待を受けた児童を発見した者は，速やかに，市町村，福祉事務所，児童相談所に通告しなければならないと規定している。この通告義務は児童福祉法の要保護児童の保護措置規定による通告とみなされ，同法の規定が適用される。また，通告は児童委員を介して行うことも可能である。通告は刑法等の守秘義務違反にならないと定められており，通告に基づく調査によって虐待の事実が認められなくても通告者が処罰されることはない。児童虐待防止法では，学校の教職員，児童福祉施設の職員，医師，保健師，弁護士その他児童の福祉に職務上関係のある者に対して，児童虐待を発見しやすい立場にあることを自覚し，児童虐待の早期発見に努める義務を規定している。児童虐待に対する予防対策が進められているが，その後も児童虐待問題は後を絶たず，むしろ年々増加傾向にある（**図13-2**）。このことから，虐待問題への対応を強化するために，親権者などによる体罰を禁止する「改正児童虐待防止法」と，児童相談所の体制整備を定めた「改正児童福祉法」が一部を除き2020（令和2）年4月から施行されている。要点は次の3点である。

＊1 **総合周産期母子医療センター**：2022（令和4）年4月1日現在，全国で112施設。また，比較的高度な医療行為を実施し，24時間体制で周産期救急医療に対応できる地域周産期母子医療センター（2022〈令和4〉年4月1日現在296施設）も各都道府県によって認定されている。厚生労働省「周産期医療の体制構築に係る指針」（2017〈平成29〉年）では，「地域周産期母子医療センターは，総合周産期母子医療センター1カ所に対して数カ所の割合で整備するもの」としている。

児童虐待防止法

福祉行政報告例

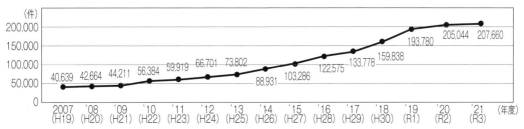

※各年度中に児童相談所が相談を受け，援助方針会議の結果により指導や措置等を行った件数
資料）厚生労働省「福祉行政報告例」

図13‐2　児童相談所における児童虐待相談の対応件数

子どもの権利を守る：児童虐待では，しつけを理由とした親権者による体罰がエスカレートする事例や，しつけの一環として虐待を正当化する事例がしばしば見受けられる。そのため親などの親権者がしつけとして子どもに体罰を加えることを禁止することが明文化された。

児童相談所の体制強化：児童福祉司の増員に加えて，被虐待児を保護する「介入」と保護者の「支援」にあたる職員を分ける体制をとること，常時弁護士の助言を受けるようにすること，医師や保健師を配置することなどを求めている。

関係機関の連携強化：国や地方自治体は関係機関の連携を強化するために，体制整備に努めることとする。

　また，民法822条には「親権を行う者は，監護および教育に必要な範囲内で，その子を懲戒することができる」とする懲戒権が定められていたが，この条文は児童虐待をする者がその正当性を主張する際に用いられてきた。しかし，2022（令和4）年12月に改正施行された民法では，懲戒権の削除と体罰等の禁止が定められた。

（6）その他の事業

①乳幼児突然死症候群（SIDS）対策

　SIDSは乳幼児が何の予兆，既往歴もないまま睡眠中に突然死亡する疾患である。わが国における2021（令和3）年の年間死亡数は74人であり，乳児の死因の第3位になっている。原因は，①うつ伏せ寝，②父母などの喫煙，③非母乳哺育，などとされている。このことから，医療従事者，保育関係者などをはじめ一般に対する知識の普及・啓発を行うために，「母子健康手帳」への情報の記載や，その他の手段による情報提供が行われている。

②葉酸摂取

　二分脊椎などの神経管閉鎖障害の発生リスク低減のために妊娠可能な女性などに対して葉酸摂取の重要性を周知させるとともに，葉酸摂取量に関する情報提供が行われている。妊娠1カ月以上前から妊娠3カ月までの間，食品からの摂取に加え，栄養補助食品（サプリメント）から1日400μgの葉酸を摂取すれば，集団として神経管閉鎖障害のリスクを低減させることができるが，1mgを超えるべきでないとの情報提供を行っている。

③大型魚の摂取制限

　母親が摂取した食事に含まれる水銀は，胎盤を通して胎児に取り込まれる。特に食物連鎖によって水銀をより多く含む一部の大型魚の摂取について，「胎児に影響を与える可能性を懸念」するという報告がなされた。これを基に厚生労働省は，「妊婦への魚介類の摂食と水銀に関する注意事項」を2003（平成15）年に公表。その後，2005（平成17）年，2010（平成22）年に内容の見直しを行っている[*1]。

④「食育」の推進

　乳幼児期からの適切な食事のとり方や望ましい食習慣の定着，食を通じた豊かな人間性の育成など，心身の健全育成を図ることが重視されている。農林水産省は，食育を国民運動として推進するために，2021（令和3）年度からおおむね5年間を計画期間として**第4次食育推進基本計画**を示している。この基本計画では，「生涯を通じた心身の健康を支える食育の推進（国民の健康の視点）」，「持続可能な食を支える食育の推進（社会・環境・文化の視点）」，「「新たな日常」やデジタル化に対応した食育の推進（横断的な視点）」が掲げられている。また，「朝食を欠食する子供の割合」を2025（令和7）年度までに0％にするなどの，16の具体的な目標値が示されている。

⑤産後ケア事業

　退院直後の産後ケアを必要とする産婦と乳児に対する心身面や育児の支援を行う産後ケア事業は，2021（令和3）年から母子保健法に基づく市町村の努力義務となった。この事業では，子育て世代包括支援センターでの対応困難事例だけでなく，新型コロナウイルス感染症に対する不安を感じている妊産婦等への対応の強化としても活用されている。実施方法は，**宿泊型**（病院，助産所等の空きベッドの活用等），**デイサービス型**（来所した利用者に対して実施），**アウトリーチ型**（担当者が利用者の自宅を訪問）がある。

4）母子健康手帳

（1）妊娠の届出と母子健康手帳

　母子健康手帳は，行政が妊娠の届出を受け，把握することにより，妊婦や出産後の母子の健康管理や母子保健サービスの出発点とするという観点から重要である。母子健康手帳は，妊娠，出産，産後・育児と続く一貫した健康・成長・発達の記録であるとともに，行政からの保健情報，育児支援情報を提供している。本手帳交付制度は，世界に先駆けて日本で最初に導入された。

　また，母子健康手帳は，妊婦，出産後の母親・保護者と医療機関・行政機関とを結ぶ「双方向性媒体」としての効用があり，これまでのわが国の母子保健の向上に寄与してきたと考えられている。

（2）母子健康手帳の内容

　母子健康手帳はおよそ10年ごとに見直しが行われて，2023（令和5）年度からは新様式のものとなっている。母子健康手帳の内容は記録（省令様式）と情報

＊1　2010（平成22）年6月改訂版「妊婦が注意すべき魚介類の種類とその摂食量（筋肉）の目安」では，キンメダイ，メカジキ，クロマグロ，クロムツなど全16種の摂取基準（週あたり重量）が記されている。

食育推進基本計画

提供（任意記載事項様式）に分けられ，記録項目は母子保健法施行規則により定められている。2023（令和5）年度からの新様式では，任意記載事項様式は主にウェブサイト「母子健康手帳情報支援サイト」で情報提供をすることになったが，窒息時の応急手当や心肺蘇生法，緊急時の連絡先等の緊急性が高い情報は紙媒体でも提供することになった。内容は次のようである。

母子健康手帳情報支援サイト

- ・妊婦の健康状態・妊婦の職業と環境：妊婦自身が記録
- ・妊娠中の経過・出産の状態・出産後の母体の経過・妊娠中と産後の体重変化・歯科状態の記録・母親(両親)学級受講記録：産科医・歯科医・助産師・本人などが記録
- ・新生児（早期・晩期）の経過・健康診査（1カ月，2カ月[*1]，3～4カ月，6～7カ月，9～10カ月，1歳，1歳6カ月，2歳，3歳，4歳，5歳，6歳）：小児科医・歯科医・保健師・看護師らが記録，新生児期聴覚検査結果の記載，新生時期の胆道閉鎖症などの早期発見のための「便色カード」
- ・乳幼児身体発育曲線，予防接種記録：小児科医・保健師・看護師らが記録

*1　2カ月児健康診査の欄は，2023（令和5）年度改正から新設された。

母子健康手帳情報支援サイトの主な項目

- ・すこやかな妊娠と出産のために：育児のしおり，予防接種（種類，接種時期等），妊娠中と産後の食事，乳幼児期の栄養，口腔衛生など
- ・子育てに関する制度・相談窓口：働く女性・男性のための出産，育児に関する制度，主な医療給付等の制度
- ・こどもの病気やけが・事故の予防：こどもの病気やけが，事故の予防，窒息時の応急手当，心肺蘇生法
- ・その他：児童憲章

5）新生児マススクリーニング

早期発見によって予後を改善できる内分泌疾患や先天性代謝異常症等については，生後5～7日のすべての児の足底から少量の血液を採取し，新生児マススクリーニングを実施している。従来の対象疾患は**表13-2**に示した6疾患であったが，平成26（2014）年から全国都道府県と政令指定都市で導入されたタンデムマス法によって，対象疾患が20疾患ほどに拡大された。対象疾患の発見頻度は，先天性甲状腺機能低下症（約1/3,000）が最も高い。先天性代謝異常症は希少疾患が多いが，対象疾患を全体でみると約9,000人に1人の割合で発見することができる。

表13-2　先天性代謝異常等検査対象疾病

疾病名	発見率
先天性代謝異常	
・フェニルケトン尿症	約1/7万人
・ガラクトース血症	約1/4万人
・メープルシロップ尿症	約1/53万人
・ホモシスチン尿症	約1/23万人
先天性甲状腺機能低下症	約1/3,000人
先天性副腎過形成症	約1/2万人

6）乳幼児健康診査

乳幼児健康診査の実施主体は市町村である。実施方法には，市町村の保健センター等で行う集団健診と，医療機関に委託して行う個別健診がある。母子保健法

に対象時期が明記されている健康診査は1歳6か月児健康診査と3歳児健康診査であり，市町村にはこれらの実施義務がある。これら以外の時期についても，地域の実情に応じて健康診査が実施されており，特に3～4か月児健康診査はほとんどの市町村で実施されている。

　1歳6か月児健康診査では他の時期と同様に疾病スクリーニングや保健指導等が行われるが，う蝕（むし歯）の予防といった歯科保健活動においても重要である。また，自閉スペクトラム症の疑いがある児を早期発見し，療育につなげる市町村が増えている。さらに，3歳児健康診査では，視覚・聴覚の検査も実施されている。近年は発達障害の早期発見，早期療育の必要性が示されている一方で，発達障害に対する不正確な情報に基づく親の過剰な不安を含めた育児支援対策が必要である。しかし，専門の心理相談員の配置や療育施設の対応人数に限界があるなどの，喫緊の課題がある。健診の実施要綱となる「乳幼児に対する健康診査の実施について[*1]」では，その目的を以下としている。

*1 厚生労働省「乳幼児に対する健康診査の実施について」1998（2005年最終改正）

1歳6か月健診	運動機能，視聴覚等の障害，精神発達の遅滞等障害を持った児童を早期に発見し，適切な指導を行い，心身障害の進行を未然に防止するとともに，生活習慣の自立，むし歯の予防，幼児の栄養及び育児に関する指導を行い，もって幼児の健康の保持及び増進を図る。
3歳児健診	視覚，聴覚，運動，発達等の心身障害，その他疾病及び異常を早期に発見し，適切な指導を行い，心身障害の進行を未然に防止するとともに，う蝕の予防，発育，栄養，生活習慣，その他育児に関する指導を行い，もって幼児の健康の保持及び増進を図る。

3．健やか親子21（第2次）

　1975（昭和50）年以降少子化が急速に進行し，社会構造の変化とともに，家庭では核家族化の進行と家庭における養育機能の低下，育児不安と児童虐待，非婚化などの母子保健に関連する諸問題が生じている。このようななかで，「21世紀の新しい母子保健のビジョン」を示したのが，健やか親子21（第1次）であった。

　世界最高の母子保健水準を低下させない努力とともに，新たな課題に対する取り組みなどの視点から，主要な4課題を設定し，これらの課題を具体的に推進するために74項目の目標値（69指標）を設定し取り組んできた。

　健やか親子21は，2014（平成26）年度をもって終了し，結果を評価すると，69指標のうち，改善したものが20項目（27.0％），目標に達しなかったが改善したものが40項目（54.1％），変わらない・悪化したが10項目（13.5％）であった。これを受けて2015（平成27）年から健やか親子21（第2次）がスタートした。

　健やか親子21（第2次）は，

・日本のどこで生まれても，一定の質の母子保健サービスが受けられ，さらに生命が守られるという地域間での健康格差[*2]の解消

*2 健康格差：➡第1章p.12参照。

・疾病や障害，経済状態などの個人や家庭環境の違い，多様性を認識した母子保健サービスの展開

という観点から，すべての子どもが健やかに育つ社会の実現を目指した。健やか

親子21（第2次）は**図13-3**にそのイメージを示したように，3つの基盤となる課題と2つの重点課題が設定されており，当初の計画では10年間の実施であった。

2019（令和元）年に行われた健やか親子21（第2次）の中間評価では，52指標のうち34指標が改善していたが，「朝食を欠食する子どもの割合」，「発達障害を知っている国民の割合」，「児童虐待防止法で国民に求められた児童虐待の通告義務を知っている国民の割合」，「特定妊婦，要支援家庭，要保護家庭等支援の必要な親に対して，グループ活動等による支援（市町村への支援も含む）をする体制がある県型保健所の割合」の4指標は悪くなっていると評価されていた[*1]。

＊1 厚生労働省「『健やか親子21（第2次）』の中間評価等に関する検討会報告書」2019

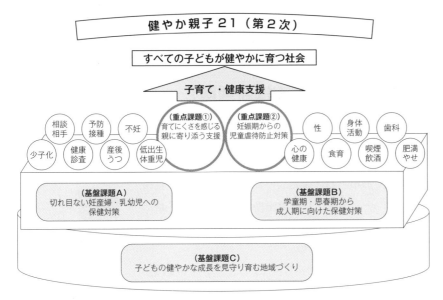

資料）厚生労働省『健やか親子21（第2次）』について検討会報告書より一部改変

図13-3　健やか親子21（第2次）イメージ図

基盤課題

　基盤課題A：切れ目ない妊産婦・乳幼児への保健対策

　基盤課題B：学童期・思春期から成人期に向けた保護対策

　基盤課題C：子どもの健やかな成長を見守り育む地域づくり

重点課題

　重点課題①：育てにくさを感じる親に寄り添う支援

　重点課題②：妊娠期からの児童虐待防止対策

4. 成育基本法

　子どもたちの健やかな成育を確保するために，成長過程を通じた切れ目のない支援，科学的な知見に基づく適切な成育医療等の提供や，安心して子どもを産み育てることができる環境の整備等を基本理念として，関係する施策を総合して推

進することを目的とする**成育基本法**（「成育過程にある者及びその保護者並びに妊産婦に対し必要な成育医療等を切れ目なく提供するための施策の総合的な推進に関する法律」）が2018（平成30）年12月に公布され，翌年12月に施行された。本法律に基づいて，成育医療等の従事者や有識者等からなる成育医療等協議会が設置された。また，関係諸施策を総合的に推進するための**成育医療等基本方針**[*1]が策定され，2022（令和4）年度までの指標が示された。2023（令和5）年には，2028（令和10）年度までの新たな成育医療等基本方針が示された。なお，2022（令和4）年度までは健やか親子21（第2次）が成育医療等基本方針と並行して進められていたが，2023年度以降は「健やか親子21」という名称を残して成育医療等基本方針に基づく国民運動に位置づけることとなった。

成育基本法

＊1　成育医療等基本方針：正式名称は「成育医療等の提供に関する施策の総合的な推進に関する基本的な方針」。2023（令和5）年3月22日に方針変更が閣議決定された。

こども家庭庁資料ページ
（成育基本法について）

5．少子化対策（子ども・子育て支援新制度）

2003（平成15）年には，**少子化社会対策基本法**と**次世代育成支援対策推進法**が施行された。少子化社会対策基本法に基づいて，少子化に的確に対処するための施策を総合的に推進するために，少子化社会対策大綱が示されている。次世代育成支援対策推進法では，すべての市町村・都道府県に行動計画の策定義務，101人以上の労働者をもつ事業主に一般事業主行動計画の届出義務が示された。同法は10年間の時限立法であったが，2014（平成26）年の改正で10年間延長された。

少子化社会対策基本法

次世代育成支援対策推進法

2012（平成24）年に成立した子ども・子育て関連3法（子ども・子育て支援法，認定こども園法の一部改正法，子ども・子育て支援法及び認定こども園法の一部改正法の施行に伴う関係法律の整備等に関する法律）に基づいて，**子ども・子育て支援新制度**が2015（平成27）年から開始された。この制度では，市町村は幼児期の学校教育・保育や子育て支援に関する住民のニーズを把握し，認定こども園の計画的な整備等の施策を進めることとされている。具体的な制度としては，幼児教育・保育の無償化，企業主導型保育事業等が進められている。

こども家庭庁
「子ども・子育て支援新制度」

第 14 章

成人保健

1. 生活習慣病

1）成人保健と生活習慣病

　成人保健とは，生活習慣病の予防と管理のことである。成人保健はかつて成人病の予防と管理であったが，成人病から生活習慣病に改名されていったんはこの用語は消えた。しかし，**メタボリックシンドローム**[*1]と特定健康診査・保健指導の出現で，国家試験ガイドラインの改正により当用語が再出現した。

　生活習慣病とは「食習慣，運動習慣，休養，飲酒等の生活習慣がその発症・進行に関与する疾患群」であり，この概念が成立したのは，1996（平成8）年のことである[*2]。この概念は，それまで成人病対策として早期発見・早期治療に重点を置いていた対策に，生活習慣の改善による発症予防を加えたものである。

　生活習慣病の前身は「成人病」であった。1951（昭和26）年にそれまで死因第1位であった結核が第2位に落ち，代わりに脳血管疾患が台頭してきた。その後，結核，肺炎，胃腸炎などの感染症が減少していき，1958（昭和33）年には脳血管疾患，悪性新生物，心疾患が三大死因になった。これらの疾患は全死因の中でも高位であり，40歳前後から急に死亡率が高くなり，40から60歳代の働き盛りに罹りやすくなる。そのために，1957（昭和32）年に成人病と命名され，その概念が定着した。

　成人病は「加齢に伴って生じ，放置すると重大な結果を招く疾患」として，避けがたい病気として扱われていた。そのため，健康診査により早期に発見，治療すべきである（二次予防）といわれ，健康診査実施推進のために1978（昭和53）年「国民健康づくり対策[*3]」がスタートした。しかし，健康診査は実施されても，糖尿病や高血圧などが増加を続け，若年層まで見られるようになってきた。その誘因として肥満や喫煙の悪影響が次第に解明され，生活習慣（Lifestyle）の関与が大きいことがわかってきたため，厚生労働省は成人病を生活習慣病に改名した。

*1 **メタボリックシンドローム**：➡病態は第6章 p.106参照。

*2 **生活習慣病の概念**：同年の厚生省（現・厚生労働省）公衆衛生審議会で意見具申された「生活習慣に着目した疾病対策の基本的方向性について」において定義された。第5章 p.69も参照。

*3 **国民健康づくり対策**：➡第5章 p.70参照。

成人病は加齢によって生じ，生命に重大な結果をもたらすという疾患群であったので，発症しやすい中年初期に対象が絞られていた。生活習慣病は生活の習慣が関係するということで，対象となる年齢層が若年層から高齢層まで拡大される。主な生活習慣病は，循環器疾患（先天性を除く），悪性腫瘍，２型糖尿病，慢性閉塞性肺疾患(COPD)，肥満，脂質異常症（家族性を除く），高尿酸血症，歯周疾患，アルコール性肝障害などである。

　健康日本21（第三次） における生活習慣病の発症予防と重症化予防の徹底（NCDs 〈非感染性疾患〉の予防）で対象となる疾患は，がん，循環器病，糖尿病およびCOPD（慢性閉塞性肺疾患）である。一次予防に重点を置いた，食生活の改善や運動習慣の定着等に関する対策，これに加え，重症化予防に重点を置いた，合併症の発症や症状の進展等に関する対策の推進が必要である[*1]。

＊1 健康日本21（第三次）：
➡第５章 p.71 参照。

2）生活習慣病の推移

　成人病の概念の成立は1957（昭和32）年であり，後の生活習慣病主要５疾患の患者数は1996（平成８）年まで一貫して増加していた。その後の受療率の推移を **図14‒1** に示す。

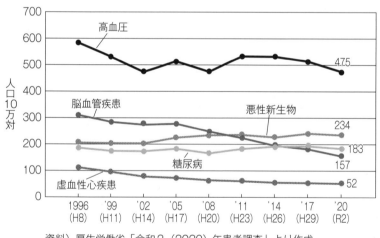

資料）厚生労働省「令和２（2020）年患者調査」より作成
　　　「患者調査」は３年に１回実施

図14‒1　５生活習慣病の（外来＋入院）受療率の推移

3）生活習慣病の予防と管理

　生活習慣病の予防と管理には，2002（平成14）年に制定された **健康増進法**[*2] が重要である。2000（平成12）年より「第３次国民健康づくり運動（健康日本21）」が推進されたが，健康増進法はその一次予防の枠組みとして，生活習慣改善の目標値を提示した「国民の健康の増進の総合的な推進を図るための基本的な方針」を法制化した。また二次予防の枠組みとして，市町村が実施する健康増進

＊2 **健康増進法**：➡第９章 p.149を参照。

事業としての各種健診（検診）および，「健康日本21」の目標値の達成状況を評価するための「国民健康・栄養調査」を規定している。生活習慣病の危険因子には，遺伝因子，環境因子および生活習慣の因子があるが，中でも生活習慣の因子は生活習慣病の積極的予防のために最も重要である。したがって生活習慣病の予防では，運動習慣や食生活，疲労，喫煙，飲酒など毎日の生活習慣を見直すことが重要となる。生活習慣病を予防するため，**表14 - 1**のような施策がとられてきた[*1]。

＊1　各施策の詳細は第5章を参照。

表14 - 1　生活習慣病予防に向けた主な施策

対象となる生活習慣	主な予防施策
身体活動・運動	・健康づくりのための身体活動基準と健康づくりのための身体活動指針（アクティブガイド）の策定 ・健康づくりのための運動指導者の養成 ・健康増進施設認定制度による安全・適切な施設の推進
栄養・食生活	・国民健康・栄養調査における喫煙・飲酒状況調査の強化 ・食生活指針の普及，食事バランスガイドの策定による栄養・食育対策 ・健康づくりための食環境整備の推進 ・日本人の食事摂取基準を活用した生活習慣病の発症と重症化予防 ・管理栄養士・栄養士・調理士の資格化と業務明確化による栄養改善
休養	・健康づくりのための休養指針 ・健康づくりのための睡眠指針
飲酒	・アルコール健康障害対策基本法の策定 ・アルコール健康障害対策推進基本計画の策定
喫煙	・世界禁煙デーと禁煙週間などの普及啓発 ・健康増進法改正による受動喫煙対策 ・たばこ規制に関する世界保健機関枠組条約批准による具体策の推進

資料）厚生労働統計協会『国民衛生の動向2023/2024』2023ほかから作成

2．特定健康診査・特定保健指導

1）健診・保健指導の問題点

　国は健康日本21等の健康づくり施策を推進し，医療保険各法により医療保険者が行う一般健診や，労働安全衛生法に基づいて事業者が実施する健診，老人保健法に基づき市町村が実施する健診が実施されてきた。また，生活習慣病に関する一次予防，二次予防対策が行われてきたが，健康日本21の中間評価では，糖尿病有病者・予備群の増加，肥満者（20〜60歳代男性）の増加や，野菜摂取量の不足，日常生活における歩数の減少のように健康状態や生活習慣の改善がみられず，むしろ悪化さえしていることが示された。このようななかで，厚生労働省の「今後の生活習慣病対策の推進について[*2]」において，次の点が不十分であったと指摘された。①生活習慣病予備群の確実な抽出と保健指導の徹底，②科学的根拠に基づく健診・保健指導の徹底，③健診・保健指導のさらなる質の向上，④国としての具体的な戦略やプログラムの提示，⑤現状把握・施策評価のデータの整備。

＊2　「**今後の生活習慣病対策の推進について**」：2005（平成17）年9月公表の厚生科学審議会報告書。中間評価の課題に基づいて，メタボリックシンドロームの概念を導入した対策などが提言された。

2）特定健康診査と特定保健指導

　生活習慣病予防を徹底するために，**高齢者の医療の確保に関する法律（高齢者**

医療確保法）[*1]（2008〈平成20〉年から施行）により，医療保険者に対し，40歳～74歳の被保険者・被扶養者を対象に，生活習慣病に関する健康診査（特定健康診査）と特定健康診査結果により健康の保持に努める必要がある者の保健指導（特定保健指導）の実施が義務づけられた。

法の施行により特定健診も2008（平成20）年4月から開始された。特定健診はメタボリックシンドロームの該当・非該当をみるもので「メタボ健診」とも呼称される[*2]。その健診項目は他法律による健康診査と大差がないため，一般健診時に40歳以上者は腹囲を測定し，特定健診に当てている。

特定健診・保健指導の実施項目や評価は厚生労働省の「**標準的な健診・保健指導プログラム**」で示され，新たな知見を基におよそ6年ごとプログラムの見直しがなされている。2024（令和6）年度からの第4期特定健診では中性脂肪に関する判定値と階層化に用いる数値基準が変更になり，保健指導では実績評価へのアウトカム評価（達成状況の評価）の導入などが変更された。特定健診・保健指導の概要を**図14-2**に示す。特定健診は対象者が生活習慣病の予防に向けて自

＊1 p.200参照。

＊2 **メタボリックシンドロームの診断基準**： ➡ 第6章 p.107を参照。

厚生労働省
「標準的な健診・保健指導プログラム（令和6年度版）」

特定健康診査		2024（令和6）年度より

特定健康診査は，メタボリックシンドローム（内臓脂肪症候群）に着目した健診で，以下の項目を実施する。

| **基本的な項目** | ○質問票（服薬歴，喫煙歴等）　○身体計測（身長，体重，BMI，腹囲）
○血圧測定　○理学的検査（身体診察）　○検尿（尿糖，尿蛋白）
○血液検査
・脂質検査（空腹時中性脂肪[*3]，HDLコレステロール，LDLコレステロール，空腹時中性脂肪または随時中性脂肪が400mg/dl以上または食後採血の場合，LDLコレステロールに代えてNon-HDLコレステロールの測定でも可）
・血糖検査（空腹時血糖またはHbA1c[*4]）
・肝機能検査（GOT，GPT，γ-GTP） |
| **詳細な健診の項目** | ※一定の基準の下，医師が必要と認めた場合に実施
○心電図　○眼底検査　○貧血検査（赤血球，血色素量，ヘマトクリット値）
○血清クレアチニン検査 |

＊3 やむを得ない場合は随時中性脂肪

＊4 やむを得ない場合は随時血糖

特定保健指導

特定健康診査の結果から，生活習慣病の発症リスクが高く，生活習慣の改善による生活習慣病の予防効果が多く期待できる者に対して，生活習慣を見直すサポートをする。
特定保健指導には，リスクの程度に応じて，動機づけ支援と積極的支援がある（よりリスクが高い者が積極的支援）。

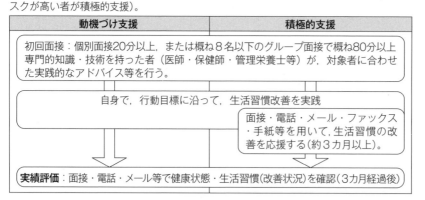

資料）厚生労働省「特定健康診査・特定保健指導の円滑な実施に向けた手引き（第4版）」2023より作成

図14-2　特定健康診査・特定保健指導の概要

らの健康状態を理解し，生活習慣を振り返る機会と位置づけることができる。特
定保健指導は，特定健診の結果から対象者を選定・階層化し（**表14‐2**），専門
スタッフ（医師，保健師，管理栄養士など）によって実施される。

　メタボリックシンドローム該当者と予備群者の人数・割合の年次変動を**表14‐
3**に示した。2008（平成20）年以降，メタボリックシンドローム該当者数は年々
増加している。メタボリックシンドローム該当者割合と予備群者割合は2015（平
成27）年以降，増加傾向にある。

表14‐2　特定保健指導対象者の選定と階層化

ステップ1　○内臓脂肪蓄積のリスク判定　　　　　　　　　　2024（令和6）年度から
・**腹囲**　男≧85cm，女≧90cm　　　　　　　　　　→（1）
・**腹囲**　男<85cm，女<90cm　かつ　BMI≧25kg/m² →（2）

ステップ2　○追加リスクの数の判定と特定保健指導対象者の選定
①**血圧**　　ⓐ収縮期血圧130mmHg以上またはⓑ拡張期血圧85mmHg以上
②**脂質**　　ⓐ空腹時中性脂肪150mg/dL以上*¹またはⓑHDLコレステロール40mg/dL未満
③**血糖**　　ⓐ空腹時血糖（やむをえない場合は随時血糖）100mg/dL以上またはⓑHbA1c（NGSP）の場合5.6%以上
④**質問票**　喫煙歴あり
⑤**質問票**　①，②または③の治療に係る薬剤を服用している

*¹ やむを得ない場合は随時中性脂肪175mg/dL以上）

ステップ3　○保健指導レベルの分類
（1）**の場合**　①～④のリスクのうち追加リスクが
2以上の対象者………積極的支援レベル
1の対象者……………動機づけ支援レベル
0の対象者……………情報提供レベル　　とする。
（2）**の場合**　①～④のリスクのうち追加リスクが
3以上の対象者………積極的支援レベル
1または2の対象者……動機づけ支援レベル
0の対象者……………情報提供レベル　　とする。

ステップ4　○**特定保健指導における例外的対応等**
○服薬中の者については，医療保険者による特定保健指導の対象としない。
○前期高齢者（65歳以上75歳未満）については，積極的支援の対象となった場合でも動機づけ支援とする。

資料）厚生労働省「標準的な健診・保健指導プログラム（令和6年度版）」2023より作成

表14‐3　メタボリックシンドローム該当者と予備群者の人数と割合

	特定健康診査受診者数（万人）	メタボリックシンドロームに関する事項					
		該当者数（万人）	該当者割合	予備群者数（万人）	予備群者割合	合計数（万人）	合計割合
2008（H20）	2,001	287.4	14.4%	248.5	12.4%	535.9	26.8%
2010（H22）	2,223	320.7	14.4%	266.6	12.0%	587.3	26.4%
2015（H27）	2,706	390.6	14.4%	317.3	11.7%	707.9	26.1%
2020（R2）	2,894	487.3	16.8%	366.7	12.7%	854.1	29.5%
2021（R3）	3,039	504.2	16.6%	379.0	12.5%	883.2	29.1%

資料）厚生労働省「特定健康診査・特定保健指導の実施状況に関するデータ」より作成

3. 高齢者の医療の確保に関する法律（高齢者医療確保法）

1）高齢者医療確保法による特定健康診査と特定保健指導

高齢者医療確保法

　従来，65歳以上者の医療については「老人保健法」に基づいて実施されてきたが，2007（平成19）年3月31日に法律が全面改正されて，2008（平成20）年4月1日より**高齢者医療確保法**が施行された。

　老人保健法は，65歳以上者の健康増進事業（保健事業）と，老人医療事業に二分していたが，新しい高齢者医療確保法ではさらに前期高齢者（65〜74歳）と，後期高齢者（75歳以上）に分けられ，全体的に四分されたので複雑になっている。

　医療事業について，前期高齢者は従来の健康保険で診療され，費用は64歳まで属していた保険組合が前期高齢者交付金を交付し，後期高齢者は新たに設置された市町村が加盟する都道府県ごとの広域連合組合で診療を受ける。

　保健事業については，2008（平成20）年より健康増進法へ移行した。この保健事業は「健康増進事業」と呼ばれ，市町村が実施するものである。対象は40〜64歳までの一般健康診査，歯周疾患検診，骨粗しょう症検診，肝炎ウイルス検診，がん検診などである。

　特定健康診査と特定保健指導については，高齢者医療確保法で実施されることになっている。対象は各健康保険に属さない40〜74歳の者で，75歳以上の者は実施の義務はないが，なるべく実施するように努めることになっている。

2）制度の概要

　高齢者医療制度は65〜74歳の前期高齢者のための制度と，75歳以上の後期高齢者のための制度との二本立てとなっている。**後期高齢者医療制度**[*1]の保険者は区域ごとにすべての市町村が加入する「後期高齢者医療広域連合」である。被保険者は区域内の75歳以上の者が強制加入となっているが，生活保護者は対象外である。

＊1 後期高齢者医療制度：➡第10章p.156参照。

　運営財源は5割が公費負担，4割を現役世代の加入する医療保険負担，残る1割が被保険者の保険料でまかなわれる。徴収は年金からの天引きが原則である（特別徴収）。また，金融機関の窓口でも可能である。なお診療時の窓口負担（自己負担）は2022（令和4）年の改正により，一般所得者が1割，一定以上所得のある者は2割，現役並み所得者は3割負担となっている。

　医療交付は療養給付，入院時の食事療養給付，入院時生活療養給付，保険外併用療養給付，訪問看護療養費支給，特別療養費支給，移送費支給などがある。

　なお，保健事業として特定健康診査・特定保健指導があるが，75歳以上の者はこの後期高齢者医療制度が適用される。

第 15 章

高齢者保健と介護保険制度

1. 高齢者保健・介護の概要

1）高齢社会

　全人口に対して65歳以上人口が占める割合（**高齢化率**）が7％以上になった場合を高齢化社会 aging society，14％以上になった場合を高齢社会 aged society，21％以上になった場合を超高齢社会 super-aged societyと呼んでいる。わが国における高齢化率は急速に増加している（**表15 - 1**）。

　わが国の戦後の高齢化率は1950（昭和25）年は4.9％，1960（昭和35）年は5.7％であり，1970（昭和45）年に7.1％で高齢化社会へ入った。そして，1994（平成6）年は14.5％で高齢社会に，2007（平成19）年には21.1％となり超高齢社会に突入した。現在も高齢者人口は増加を続けており，2022（令和4）年は29.0％となっている[*1]。

　高齢化社会から高齢社会になるまで日本では24年かかったが，ドイツでは40年，イギリスでは47年，フランスでは115年かかっており，日本が急激に人口の高齢化が進行していることがわかる。2020（令和2）年以降，65歳以上人口の増加はゆるやかとなっている[*2]。

　進行する高齢社会の問題点は，高齢者の孤立や孤独，限界集落の増加，要介護者の増加と施設不足，認知症の増加，医療費や介護費の増加など種々の問題を抱えている。最大の課題は高齢者の健康であり，医療充実だけでなく有意義な人生を延長させること，すなわち健康寿命の延長がもっとも重要な課題である。

1 総務省「人口推計 2022（令和4）年10月1日現在」2023

[*2] 人口推計の「各月1日現在人口」では「2022年（令和4年）12月1日現在（確定値）」以降、65歳以上人口が減少に転じた（2023年5月報）。一方、日本人全体の人口も減少しているため、高齢化率はほぼ横ばいとなっている。

表15-1　高齢化率の節目の変遷

暦年	高齢化率	節目事項
1970（昭和45）年	7.1%	高齢化社会へ
1994（平成6）年	14.5%	高齢社会へ
2007（平成19）年	21.1%	超高齢社会へ
2013（平成25）年	25.1%	人口の1/4を超える
2022（令和4）年	29.0%	

2）高齢者特有の疾患

厚生労働省の2022（令和4）年国民生活基礎調査によると，介護や支援が必要となった主な原因は，第1位は認知症（16.6％）で，以下順に，脳血管疾患（脳卒中等）（16.1％），骨折・転倒（13.9％），高齢による衰弱（13.2％），関節疾患（10.2％）などが続く。以下に高齢者に特有の主要な疾患を記す。

国民生活基礎調査

（1）認知症 dementia

認知症は加齢とともに着実に増えるため，超高齢社会ではありふれた病気の一つとなっている。しかし根本的な治療法はいまだない。そのため国は，2019（令和元）年に**認知症施策推進大綱**をとりまとめ，認知症の発症予防とともに，認知症と共生する地域社会づくりを施策の2本柱に据えている。また2023（令和5）年6月には，「**共生社会の実現を推進するための認知症基本法**」（通称「**認知症基本法**」）が成立した。認知症施策を総合的かつ計画的に推進されることを目的に，基本理念および国・地方公共団体等の責務が定められたほか，認知症施策推進基本計画の策定や推進本部を内閣に設置することなどが明記されている。

認知症施策推進大綱

認知症基本法

ここでは，認知症高齢者に対する生活支援について述べる。

認知症の初期は，加齢による単なる物忘れに見えることが多い。しかし，仕事や家事など普段やってきたことでミスが増える，お金の勘定ができなくなる，慣れた道で迷う，話が通じなくなる，憂うつ・不安になる，気力がなくなる，現実には見えないものが見える（幻視），妄想がある，などのサインが出てきたときには，専門機関への相談が必要である[*1]。

まず，認知症疾患医療センターなどの専門医療機関で，認知症の有無やその病型（どんなタイプの認知症なのか），物忘れの程度（軽度，中等度など），治療法の他，家族など周囲が注意すべき事項について十分に相談する。次に，住所地を管轄する地域包括支援センターに連絡をとり，要介護認定の必要性や利用できる介護保険サービスなどについて相談する。

核家族化と長命化が相まって，地域では一人暮らしの高齢者が急増している。また，家族が同居していても，仕事のために介護が十分できない世帯も少なくない。認知症と診断されたら，介護保険やその他のサービスを上手に利用して，在宅生活の継続や家族の介護負担の軽減を図っていくことが重要である。さらに認知症が進行して在宅生活が困難になってきた場合は，グループホームなど高齢者施設への入所も考慮する。

その他の生活支援には，成年後見制度（法定後見制度と任意後見制度）がある。これは認知症高齢者など，財産管理（預貯金の管理など）や身上保護（介護・福祉サービスの利用契約など）などの法律行為を一人で行うのが難しい場合に，本人に代わって法定後見人あるいは任意後見人が行うもので，判断能力の不十分な人を法的に保護・支援する制度である。

（2）ロコモティブシンドローム locomotive syndrome

ロコモティブシンドローム（通称ロコモ，運動器症候群ともいう）は2007（平

*1 認知症の症状は第8章p.131参照。

成19）年に日本整形外科学会から提唱された概念である。健康日本21（第二次）では，2022（令和4）年度までにロコモの国民認知度を80％にする目標が掲げられたが，評価はC（不変）となった。同第三次ではロコモの減少が掲げられた。

　人間が立つ，歩く，作業するといった，広い意味での運動のために必要な身体の仕組み全体を運動器という。運動器は骨・関節・筋肉・神経などで成り立っているが，これらの組織の障害によって立ったり歩いたりするための身体能力（移動機能）が低下した状態がロコモである。ロコモが進行すると将来介護が必要になるリスクが高くなる。

　骨折・転倒や関節疾患は運動器の故障であり，介護や支援が必要となった原因の23.3％を占めるため，ロコモは介護予防上きわめて重要な症候群である。50歳以降，ケガや病気，加齢による衰えがきっかけとなり，ロコモが始まりやすくなる。ただし，若い頃に適切な体作りをしておかないと，もっと早い30～40歳代のタイミングから体の衰えを感じやすくなり，ロコモは発生しやすくなる。

　ロコモかどうかは3つのロコモ度テストで判定する。①片脚または両脚でどれくらいの高さの台から立ち上がれるかを測る「立ち上がりテスト」，②できるだけ大股で2歩歩いた距離を測る「2ステップテスト」，③運動器の不調に関する25の質問に答える「ロコモ25」である。これらのテストの結果により，ロコモでない状態，ロコモが始まっているロコモ度1，ロコモが進行したロコモ度2，ロコモがさらに進行して社会参加に支障をきたしているロコモ度3を判定する。

（3）サルコペニア sarcopenia

　加齢や疾患などにより，筋肉量が減少することで握力や下肢筋・体幹筋など全身の「筋力低下が起こること」を指す。または，歩くスピードが遅くなる，杖や手すりが必要になるなどの「身体機能の低下が起こること」を指す。**サルコペニア**という用語は，1989年にアーウィン・ローゼンバーグ[1]によって初めて提唱された言葉で，ギリシャ語で筋肉を表すsarx（sarco：サルコ）と喪失を表すpenia（ペニア）を合わせた造語である。当初は筋肉量が少ない病態をサルコペニアと呼んでいたが，筋肉量のみでは高齢者の健康と相関しにくいことから，筋肉量に加えて筋力や身体機能の低下が加えられた。現在では，①骨格筋量，②筋力，③身体機能の3つをもとに，サルコペニア（低骨格筋量＋低筋力または低身体機能）と重度サルコペニア（低骨格筋量＋低筋力＋低身体機能）に分類されている。

＊1　Irwin Rosenberg。米国タフス大学教授。

（4）フレイル frailty

　厚生労働省研究班の報告書では，**フレイル**とは「加齢とともに心身の活力が低下し，複数の慢性疾患の併存などの影響もあり，生活機能が障害され，心身の脆弱性が出現した状態であるが，一方で適切な介入・支援により，生活機能の維持向上が可能な状態像」とされており，健康な状態と日常生活でサポートが必要な要介護状態の中間を意味する。英語のFrailty（フレイルティ）が語源となり，日本語に訳すと「虚弱」や「老衰」，「脆弱」などを意味する。日本老年医学会では高齢者において起こりやすいFrailtyに対し，正しく介入すれば戻るという

意味があることを強調したかったため,「フレイル」という日本語にすることを2014（平成26）年5月に提唱した[*1]。

フレイルの定義については,世界的にはフリード[*2]ら（2001年）が提唱した表現型モデルによる定義（CHS基準ともいう）とロックウッド[*3]ら（2001年）が提唱した欠損累積モデルによる定義がある。日本ではCHS基準を修正した日本版CHS基準や介護予防事業でハイリスク者をスクリーニングするための「基本チェックリスト」が用いられることが多い。CHS基準では,以下の5つの状態を見て診断される。体重減少,疲労感,歩行速度の低下,筋力低下,活動量の低下。このうち,1つあるいは2つ当てはまる人はプレフレイル（フレイル予備群），3つ以上当てはまる人はフレイルと判定する。

フレイルに関する疫学調査によると,わが国では65歳以上の20～25％がフレイルとみなされる。また,年齢が高くなるにつれ,さまざまな原因からフレイルは増える傾向にある。超高齢社会において,フレイルを予防したり,早期に変化に気付いて適切に対処したりすることが大切である。国は2020（令和2）年度から75歳以上の高齢者が受ける後期高齢者健康診査に「後期高齢者の質問票」を導入し,フレイル対策に乗り出している。

*1 一般社団法人日本老年学会「フレイルに関する日本老年医学会からのステートメント」2014

*2 Linda Fried。米国コロンビア大学教授。

*3 Kenneth Rockwood。カナダ,ダルハウジー大学教授

3）高齢者保健をめぐる最近の制度変更
（1）後期高齢者健康診査

75歳以上の高齢者が受ける健診（後期高齢者健康診査）は,2019（令和元）年度までは特定健康診査（メタボ健診）に準じる内容であり,問診票もメタボ対策に着目した「標準的な質問票」であった。しかし,高齢期のメタボは要介護の

表15-2 後期高齢者の質問票の内容

類型名	質問文	回答
健康状態	1 あなたの現在の健康状態はいかがですか	①よい　②まあよい　③ふつう　④あまりよくない　⑤よくない
心の健康状態	2 毎日の生活に満足していますか	①満足 ②やや満足 ③やや不満 ④不満
食習慣	3 1日3食きちんと食べていますか	①はい ②いいえ
口腔機能	4 半年前に比べて固いもの[*]が食べにくくなりましたか ※さきいか,たくあんなど	①はい ②いいえ
口腔機能	5 お茶や汁物等でむせることがありますか	①はい ②いいえ
体重変化	6 6カ月間で2～3kg以上の体重減少がありましたか	①はい ②いいえ
運動・転倒	7 以前に比べて歩く速度が遅くなってきたと思いますか	①はい ②いいえ
運動・転倒	8 この1年間に転んだことがありますか	①はい ②いいえ
運動・転倒	9 ウォーキング等の運動を週に1回以上していますか	①はい ②いいえ
認知機能	10 周りの人から「いつも同じことを聞く」などの物忘れがあると言われていますか	①はい ②いいえ
認知機能	11 今日が何月何日かわからない時がありますか	①はい ②いいえ
喫煙	12 あなたはたばこを吸いますか	①吸っている ②吸っていない ③やめた
社会参加	13 週に1回以上は外出していますか	①はい ②いいえ
社会参加	14 ふだんから家族や友人と付き合いがありますか	①はい ②いいえ
ソーシャルサポート	15 体調が悪いときに,身近に相談できる人がいますか	①はい ②いいえ

資料）厚生労働省「高齢者の特性を踏まえた保健事業ガイドライン第2版」2019

リスクではないこと，むしろ要介護の前段階であるフレイルから要介護になる人が多いことが明らかとなった。そこで，先述の通り，国は2020（令和2）年度から後期高齢者健診では，「標準的な質問票」の代わりにフレイルなど後期高齢者の特性を踏まえ健康状態を総合的に把握するために15項目の「後期高齢者の質問票」を導入した[*1]。質問票の内容は**表15-2**の通りである。

（2）高齢者の保健事業と介護予防の一体的実施

保健事業と介護予防を一体的に実施することで事業の効率化が期待できるため，国は2020年度から市区町村に対し「高齢者の保健事業と介護予防の一体的実施」を要請している。

4）高齢者保健

高齢者保健とは高齢者の病気の予防と健康の維持と増進を図ることをいうが，高齢者特有の疾患（認知症，転倒事故など）に対する対策を指す場合もある。なお，国連の定義では65歳以上を高齢者と呼ぶが，最近では65歳以上75歳未満者を前期高齢者，75歳以上者を後期高齢者と区別することが多くなった。健康増進事業，特定健康診査・特定保健指導，介護予防事業などは40歳以上の成人保健の範囲であるが，ここでは，健康増進事業と介護予防事業について次に述べる。

また，現在における高齢者の医療事業と保健事業などを**図15-1**に示した。

5）健康増進事業（旧老人保健事業）

健康増進事業とは，健康増進法で定める40歳以上者を対象とする市町村保健事業のことをいう。かつて，高齢者保健事業は老人保健法で実施されていた保健事業（医療外事業）を指していたが，老人保健法が2008（平成20）年3月31日に廃止され，同年4月1日より医療事業は後期高齢者医療制度[*2]へ，保健事業は健康増進法へ移行した。移行に伴い保健事業は「**健康増進事業**」に改名された。

健康増進事業は，このとき次のように2大別された。

健康増進法第17条第1項に基づく事業
- ・健康手帳の交付
- ・健康教育
  集団健康教育（一般・歯周疾患・骨粗しょう症・病態別・薬健康教育）
  個別健康教育（高血圧・脂質異常症・糖尿病・喫煙者健康教育）
- ・健康相談（高血圧，脂質異常症，糖尿病，歯周疾患，骨粗しょう症）
- ・機能訓練
- ・訪問指導

健康増進法第19条の2に基づく事業（健康診査等事業）
- ・歯周疾患検診
- ・骨粗しょう症検診
- ・肝炎ウイルス検診（C型肝炎ウイルス，HBs抗原検査）

*1 厚生労働省保険局高齢者医療課「後期高齢者医療制度の健診において使用している質問票の変更について」2019

厚生労働省保険局通知
（2019年9月19日）

厚生労働省
「高齢者の保健事業について」

*2 **後期高齢者医療制度：**
➡第10章p.156参照。

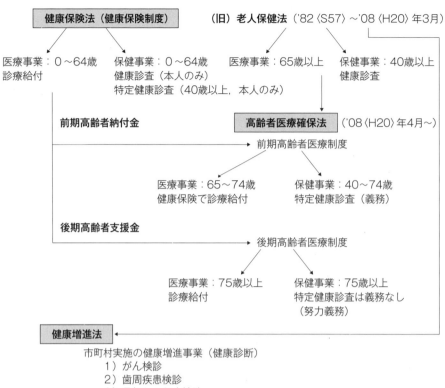

図15‑1　高齢者の医療事業と保健事業

6) 介護予防事業

　介護予防事業は2005（平成17）年の介護保険法改正により，市町村が行う地域支援事業として2006（平成18）年からスタートした。改正の主だった内容は，まず介護保険における要支援者への給付を**予防給付**として新たに創設し，このケアマネジメントを地域包括支援センターが行うこと，次に，市町村が介護予防のための取り組み（＝介護予防事業）を始めたことである。介護予防事業の内容は，ハイリスク戦略とポピュレーション戦略に分けられた。ハイリスク戦略は**介護予防特定高齢者施策**と呼ばれ，25項目から成る基本チェックリストでスクリーニングされたハイリスク高齢者に，介護予防プログラムが提供された。後者は**介護**

予防一般高齢者施策と呼ばれ，介護予防普及啓発事業や地域介護予防活動支援事業から成った。

　しかし，これら介護予防の取り組みは，高齢者の心身機能の改善にのみ重点が置かれ，また回復しても高齢者が参加する場が地域で十分でないなどの問題があった。そこで，地域づくりなどの高齢者本人をとりまく環境へのアプローチも含めた，バランスのとれた介護予防をめざして，2014（平成26）年に介護保険法が改正され，**介護予防・日常生活支援総合事業**がスタートした。これは介護予防・生活支援サービス事業と一般介護予防事業の2つから成る。予防給付で行われていた介護予防ケアマネジメントや訪問介護・通所介護は，介護予防・生活支援サービス事業に移行し，また介護予防把握事業や一次予防[*1]に関する事業は，一般介護予防事業に移行した。なお現在では，市町村が行う地域支援事業は，介護予防・日常生活支援総合事業のほか，包括的支援事業や任意事業も含むものとなっている（**表15-3**）。

＊1　**一次予防事業**：一次予防とは，病気にならないように対策を行うことである。介護一次予防事業は，高齢者全般を対象とする。

表15-3　市町村が実施するサービス等の種類

市町村が実施する事業	◎地域支援事業	
	○介護予防・日常生活支援総合事業	
	（1）介護予防・生活支援サービス事業 　・訪問型サービス 　・通所型サービス 　・その他生活支援サービス 　・介護予防ケアマネジメント	（2）一般介護予防事業 　・介護予防把握事業 　・介護予防普及啓発事業 　・地域介護予防活動支援事業 　・一般介護予防事業評価事業 　・地域リハビリテーション活動支援事業
	○包括的支援事業（地域包括支援センターの運営） 　・総合相談支援業務 　・権利擁護業務 　・包括的・継続的ケアマネジメント支援業務	○包括的支援事業（社会保障充実分） 　・在宅医療・介護連携推進事業 　・生活支援体制整備事業 　・認知症総合支援事業 　・地域ケア会議推進事業
	○任意事業	

注）2014（平成26）年の介護保険法の一部改正により，2017（平成29）年度から新しい介護予防・日常生活支援総合事業をすべての市町村が実施することとされており，上図は，新しい介護予防・日常生活支援総合事業を実施している市町村を前提としている。

7）地域包括支援センター

　高齢者の生活を総合的に支えていくための拠点として設置されている。市町村が運営を行うが，保健師，社会福祉士，ケアマネジャーなどが中心となって，介護予防，認知症対策など高齢者とその家族に対する総合的な支援を行う施設である。

　事業は以下の4本柱となる。

①介護予防ケアマネジメント

　市町村介護予防事業，介護保険介護予防給付のマネジメントを行い，要介護状態となることを防止する。

②総合相談・支援

　地域の人々から高齢者に対する相談があった場合，引き受ける。ボランティア

制度も整備する。

③権利擁護

成年後見制度活用のサポートや虐待防止への取り組みを行う。

④包括的・継続的ケアマネジメント支援

地域ケア会議の開催や介護支援専門員への支援，高齢者一人ひとりの対応，管理，困難事例に対する助言などを行う。

介護保険対象の場合，要支援者に対して「介護予防サービス計画（予防ケアプラン）」を作成することがある。

2．介護保険制度

1）介護保険制度の概要
（1）介護保険の概要と仕組み

介護保険は介護保険法に基づいてなされる社会保険事業の1つである。介護保険法は日本人の長寿化により到来する高齢社会に対応してつくられた法律である。1997（平成9）年に制定され，2000（平成12）年4月1日から施行された。世界で初めての法律であったので長い準備期間が必要とされ，さらに，第三者が家のなかに入り料理や家事をすることが日本人に馴染(なじ)むか，という議論があった。結局，開始5年後を目途に制度を見直すという条件でスタートした。

このような法律制定に至った理由としては，近年の日本における高齢社会の到来がもっとも大きいが，少子化や核家族化の進行も強く影響している。すなわち，高齢者の増加に連れて，徐々に減少していく生産年齢者が身内の介護のために離職することは，労働者人口の減少につながる。原則として1人の要介護者に対して1人の介護者が必要であり，このような状況に至れば若い労働力が失われ社会的損失となる。そこで，介護を産業化して職場を提供して効率よく実施するようになった。さらに，増え続ける高齢者人口に対し，介護保険という財政基盤をつくり，医療費の増大を抑える効果も期待された。

2022（令和4）年3月末では，要介護（要支援）認定者数は676.6万人（第1号保険者のみ）となっている[*1]。実施以来一貫して被保険者数，要介護（要支援）認定者数は増加している。

戦後の第1次ベビーブーマーである団塊世代が，2012（平成24）年から65歳をむかえ2015（平成27）年までにはその全ての人々が第1号被保険者になった。平均寿命が伸びたため後期高齢者も大きく増え，第1号被保険者は膨張している。それと同時に介護保険利用者も急増している。第2号被保険者[*2]は，この制度の利用者が少ないため主たる財源支持者となり，1971〜1974（昭和46〜49）年生まれの第2次ベビーブーマー世代が加入するまでは第2号被保険者数が顕著に減少することはないが，その後は年々に減少していき，第1号被保険者とのアンバ

＊1 厚生労働省「令和3年度　介護保険事業状況報告（年報）」2023

＊2 **第2号被保険者**：40歳以上65歳未満の健保組合，全国健康保険協会，市町村国保など医療保険加入者が対象となり，加齢に伴う疾病が原因で要介護（要支援）認定を受けた場合に介護サービスを受けられる。65歳で自動的に第1号被保険者に切り替わる。

ランスが生じる。今後急増していく利用者に対して支持人口の増加がないので，政府・国民の負担が増加していくといえる。健康保険，年金保険も同様であり，今後，現状のままこの制度を支えられるかどうかが問題となる。

（2）介護保険の対象と財政

　介護保険は社会保険の一種であるので，医療保険，年金保険などと同様の仕組みである。すなわち，会員（被保険者）が集まり，介護保険組合をつくり，基金を設ける。被保険者は毎月保険料を基金に振り込む。国と地方自治体は税金を投入する。税金が投入されるので機会均等に行われねばならない。また，保険対象者は強制加入であり，保険料も強制的に徴収される。基金の運営者（保険者）は市町村または特別区である。介護保険で認定されれば，基金から介護給付が受けられる。給付は各要介護度に応じて介護サービスという現物支給がなされる。利用者の所得に応じてかかった費用の1〜3割は自己負担となる。

　被保険者の加入は強制であり，場所を選ぶことができない。被保険者は40歳に達すれば自分の住所の市町村の介護保険組合に加入させられる。住所を変更すれば変更届を出し，新たに加入することになる。被保険者は65歳以上の第1号被保険者，40歳以上65歳未満の第2号被保険者に分かれる。第1号被保険者は毎月の保険料を年金より天引きされるか直接振り込んで納め，第2号被保険者は健康保険組合が医療保険料と一緒に天引きして介護保険基金に振り込む。

　介護保険の財政は被保険者からの徴収と税金投与で成っている。費用負担割合は，被保険者と政府が折半となっている。被保険者の50％分の内訳は第1号被保険者が約23％，第2号被保険者が27％となっている。第1号被保険者からの徴収は本人または世帯主などに対し請求するか（普通徴収），年金から天引きされる（特別徴収）方式がある。第2号被保険者は医療保険料に加算して徴収さ

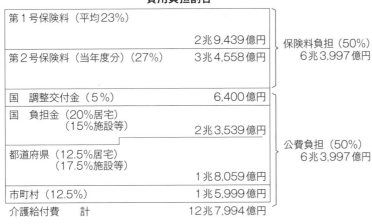

公費負担，保険料負担の内訳および負担割合
費用負担割合

第1号保険料（平均23％）	2兆9,439億円	保険料負担（50％） 6兆3,997億円
第2号保険料（当年度分）（27％）	3兆4,558億円	
国　調整交付金（5％）	6,400億円	
国　負担金（20％居宅） 　　　（15％施設等）	2兆3,539億円	公費負担（50％） 6兆3,997億円
都道府県（12.5％居宅） 　　　　（17.5％施設等）	1兆8,059億円	
市町村（12.5％）	1兆5,999億円	
介護給付費　　計	12兆7,994億円	

注）数字は，それぞれにおいて四捨五入している。
資料）厚生労働統計協会『国民衛生の動向2023/2024』2023

図15‑2　介護保険財政（令和5年度予算ベース）

れる（一括徴収）。税金投与（公庫負担）は，国の負担は全体の20％であるが，調整交付金5％を含めるので全体の25％を負担する。都道府県の負担は全体の12.5％であり，市町村は一般会計から負担するが，全体の12.5％である。2023（令和5）年度の給付費（自己負担分も含む）の見込みは約12.8兆円であり，公費負担と保険負担保険料が各約6.4兆円となっている（**図15-2**）。

（3）要介護認定

被保険者は介護保険を利用できるが，第1号被保険者（65歳以上者）は病気に関係なく適用があり，第2号被保険者（40歳以上65歳未満者）は要介護の原因が加齢に伴って生じた疾患[*1]でなければ適用にならない。対象疾患は介護保険法に定めてある特定疾病で，がん，関節リウマチなど16疾患である。

介護保険を利用する場合，介護を必要とする者またはその家族が**要介護認定へ**の手続きをとる必要がある。まず住居地の市町村の窓口を訪れ，申請用紙を受け取り，記入し，提出する。やがて，市町村から派遣された調査員が家に訪れ，介護状況や家族状況など種々のことについて質問し，認定調査が実施される。その調査紙は市町村介護認定審査会にまわされる。審査会は質問表の回答をコンピュータにかけて，結果をだす（一次判定）。さらに主治医の意見書，調査特記事項を加味し，最終判定（二次判定）が出される。要介護度が決定され，市町村長より本人に通知される。

要介護度は，要支援1，2と要介護度1〜5の7段階に分けられる。要支援の場合は「**介護予防給付**」が受けられ，要介護の場合は「**介護給付**」が受けられる。要介護度によって利用できる上限額が設定されている。

要介護認定の有効期間は原則6カ月で，有効期間が終了するまでに更新手続きをする必要がある。更新認定の有効期間は原則12カ月である。両者共に市町村によって多少異なる。住所移転，状態の悪化などが生じた場合は更新手続きをとる必要がある。なお，更新認定は初回と異なり，簡略化されている。

2）介護サービス

「要支援」の介護認定を受けた場合は「介護予防サービス」を，「要介護」の介護認定を受けた場合は「介護サービス」が受けられる。介護サービスには自宅にいながらサービスが受けられる**居宅介護サービス**，施設に入所する**施設サービス**，両者の中間的なサービスである**地域密着型サービス**がある（**表15-4**）。

3）介護施設，老人保健施設

介護保険法に基づいて，入所する要介護者に対して入浴・排泄・食事等の介護や日常生活上の世話，機能訓練，健康管理，療養上の世話を行う施設を介護施設という。介護施設には，**介護老人福祉施設**（特別養護老人ホーム），**介護老人保健施設**，**介護医療院**がある。介護老人福祉施設は，社会福祉法人や地方公共団体が運営母体となっている公的な介護施設で，老人福祉法に基づく老人福祉施設の

---

*1 **加齢に伴って生じる疾患（特定疾病）**：以下を指す。
1 がん（末期）
2 関節リウマチ
3 筋萎縮性側索硬化症
4 後縦靱帯骨化症
5 骨折を伴う骨粗鬆症
6 初老期における認知症
7 進行性核上性麻痺，大脳皮質基底核変性症およびパーキンソン病
8 脊髄小脳変性症
9 脊柱管狭窄症
10 早老症
11 多系統萎縮症
12 糖尿病性神経障害，糖尿病性腎症および糖尿病性網膜症
13 脳血管疾患
14 閉塞性動脈硬化症
15 慢性閉塞性肺疾患
16 両側の膝関節または股関節に著しい変形を伴う変形性関節症
※介護保険法施行令第2条による。

表15‐4　介護サービス等の種類　　2023（令和5）年4月

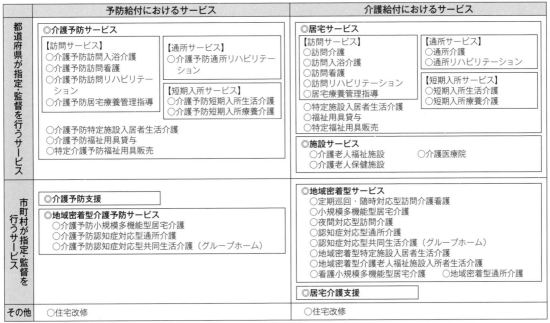

予防給付におけるサービス	介護給付におけるサービス
都道府県が指定・監督を行うサービス ◎介護予防サービス 【訪問サービス】 ○介護予防訪問入浴介護 ○介護予防訪問看護 ○介護予防訪問リハビリテーション ○介護予防居宅療養管理指導 【通所サービス】 ○介護予防通所リハビリテーション 【短期入所サービス】 ○介護予防短期入所生活介護 ○介護予防短期入所療養介護 ○介護予防特定施設入居者生活介護 ○介護予防福祉用具貸与 ○特定介護予防福祉用具販売	◎居宅サービス 【訪問サービス】 ○訪問介護 ○訪問入浴介護 ○訪問看護 ○訪問リハビリテーション ○居宅療養管理指導 【通所サービス】 ○通所介護 ○通所リハビリテーション 【短期入所サービス】 ○短期入所生活介護 ○短期入所療養介護 ○特定施設入居者生活介護 ○福祉用具貸与 ○特定福祉用具販売 ◎施設サービス ○介護老人福祉施設　　○介護医療院 ○介護老人保健施設
市町村が指定・監督を行うサービス ◎介護予防支援 ◎地域密着型介護予防サービス ○介護予防小規模多機能型居宅介護 ○介護予防認知症対応型通所介護 ○介護予防認知症対応型共同生活介護（グループホーム）	◎地域密着型サービス ○定期巡回・随時対応型訪問介護看護 ○小規模多機能型居宅介護 ○夜間対応型訪問介護 ○認知症対応型通所介護 ○認知症対応型共同生活介護（グループホーム） ○地域密着型特定施設入居者生活介護 ○地域密着型介護老人福祉施設入所者生活介護 ○看護小規模多機能型居宅介護　　○地域密着型通所介護 ◎居宅介護支援
その他 ○住宅改修	○住宅改修

資料）厚生労働統計協会『国民の福祉と介護の動向 2023/2024』2023 を一部変更

1つでもあるため，特別養護老人ホームとも呼ばれる。自宅での介護が困難で介護度が重い人から優先的に入居となる。原則として要介護度3以上で65歳以上の高齢者が対象となる。

　介護老人保健施設[*1]は，病気などで入院していた高齢者が退院後，在宅復帰できるよう支援する施設で，介護士，医師や看護師が配置され，入浴や排泄などの介護サービスに加えて，リハビリ・医療ケアを受けることができる。原則として要介護1以上で65歳以上の高齢者が対象となる。

　介護医療院は，2018（平成30）年に新たに法定化された施設で，長期的な医療と介護の両方を必要とする高齢者を対象に，医療機能と生活施設としての機能を提供する。原則として要介護1以上で65歳以上の高齢者が対象となる。

＊1　**介護老人保健施設**：従来の老人保健法による老人保健施設は，要介護老人の心身の自立を支援し，家庭への復帰を目指す施設であったが，2000（平成12）年の介護保険法施行後は，同法で定める介護老人保健施設として位置づけられている。

表15‐5　施設サービス（都道府県が指定・監督を行う）

介護老人福祉施設	要介護高齢者のための生活施設
介護老人保健施設	要介護高齢者にリハビリなどを提供し在宅復帰を目指す施設
介護医療院	医療の必要な要介護高齢者の長期療養施設

注）要支援認定者は利用できない
資料）厚生労働省「施設・居住系サービスについて」

4）介護報酬

　要介護・要支援認定者が介護・介護支援サービスを受けられることを**介護給付**と呼ぶが，給付はサービスという現物でなされるので，健康保険と同様に「現物給

付」である。介護サービスは指定介護サービス事業者が実施し，本人が1～3割負担，残りを市町村の介護保険特別会計から事業者に支払われる。事業者はサービスの対価として，介護費用を受け取る。これを**介護報酬**と呼び，その受取額を記したものを「介護報酬単位表」という。介護報酬を請求する場合を**介護報酬請求**と呼ぶ。医療保険の場合は「診療報酬点数」といい，まったく同様のシステムである。病院の療養病床では，医療保険利用の医療型患者と介護保険利用の介護型患者がいるので，混同しないように医療型は点数，介護型は単位で分けてある。

介護報酬1単位は原則10円であるが，加算の要件を満たせば，それ以上の金額で加算請求できる。介護給付の利用限度額は居宅介護サービス計画費，居宅介護サービス費，施設サービス費に区分され，要介護度によって支給限度額（区分支給限度額）が定められている。居宅介護サービスの場合をみると（**表15-6**），要介護度5の人は居宅で36,217単位まで利用できるので，居宅介護事業者は36万2,170円までは受け取ることができる。このうち，利用者は，本人負担が1割

表15-6　居宅サービスにおける区分支給限度基準額

2019（令和元）年10月～

区分に含まれる サービスの種類	限度額の 管理期間	区分支給限度基準額	
訪問介護，訪問入浴介護， 訪問看護，訪問リハビリ， 通所介護，通所リハビリ， 短期入所生活介護， 短期入所療養介護， 福祉用具貸与， 介護予防サービス	1カ月 （暦月単位）	要支援1 要支援2 要介護1 要介護2 要介護3 要介護4 要介護5	5,032単位 10,531単位 16,765単位 19,705単位 27,048単位 30,938単位 36,217単位

注1）1単位：10～11.4円（地域やサービスにより異なる）（「厚生労働大臣が定める1単位の単価」（平成27.3.23厚労告93））
2）経過的要介護は6,150単位である。
資料）厚生労働統計協会『国民の福祉と介護の動向2023/2024』2023

表15-7　各施設の主なサービス費

（単位／日）　　　　　　　　　　　　　　　　　　　　　　　　　　2021（令和3）年4月～

介護老人福祉施設 （特別養護老人ホーム）			介護老人保健施設			介護医療院		
介護福祉施設 サービス費 （Ⅰ） 〈従来型個室〉	要介護1 要介護2 要介護3 要介護4 要介護5	573 641 712 780 847	介護保健施設 サービス費 （Ⅰ・ⅰ） 〈従来型個室〉 【基本型】	要介護1 要介護2 要介護3 要介護4 要介護5	714 759 821 874 925	Ⅰ型介護医療院 サービス費 （Ⅰ・ⅰ） 〈従来型個室〉	要介護1 要介護2 要介護3 要介護4 要介護5	714 824 1,060 1,161 1,251
介護福祉施設 サービス費 （Ⅱ） 〈多床室〉	要介護1 要介護2 要介護3 要介護4 要介護5	573 641 712 780 847	介護保健施設 サービス費 （Ⅰ・ⅱ） 〈従来型個室〉 【在宅強化型】	要介護1 要介護2 要介護3 要介護4 要介護5	756 828 890 946 1,003	Ⅰ型介護医療院 サービス費 （Ⅰ・ⅱ） 〈多床室〉	要介護1 要介護2 要介護3 要介護4 要介護5	825 934 1,171 1,271 1,362
ユニット型 介護福祉施設 サービス費（Ⅰ） 〈ユニット型個室〉	要介護1 要介護2 要介護3 要介護4 要介護5	652 720 793 862 929	介護保健施設 サービス費 （Ⅰ・ⅲ） 〈多床室〉 【基本型】	要介護1 要介護2 要介護3 要介護4 要介護5	788 836 898 949 1,003	Ⅱ型介護医療院 サービス費 （Ⅰ・ⅰ） 〈従来型個室〉	要介護1 要介護2 要介護3 要介護4 要介護5	669 764 972 1,059 1,138
			介護保健施設 サービス費 （Ⅰ・ⅳ） 〈多床室〉 【在宅強化型】	要介護1 要介護2 要介護3 要介護4 要介護5	836 910 974 1,030 1,085	Ⅱ型介護医療院 サービス費 （Ⅰ・ⅱ） 〈多床室〉	要介護1 要介護2 要介護3 要介護4 要介護5	779 875 1,082 1,170 1,249

注）上記の他，利用者の状態に応じたサービス提供や施設の体制に対する加算・減産がある。
資料）厚生労働統計協会『国民の福祉と介護の動向2023/2024』2023を一部変更

の場合，３万6,217円を事業者に支払う。

　施設介護サービスについては，使用限度額は定めてない。なぜなら，介護老人福祉施設（特別養老ホーム），介護老人保健施設，介護医療院の３区分がある上に，施設規模や人員配置も異なる。さらに多床型，従来型個室，ユニット型個室，ユニット型準個室などの形態があるためで複雑多岐にわたっているからである。しかし，施設サービス費の標準的な使用料は示すことができる（**表15-7**）。

　利用者の負担額は施設介護サービス費（１〜３割自己負担額），居住費，食費，日常生活費の４項目の合計額となる。居住費，食費，日常生活費は本人の負担である。いずれも費用は１日当たりの費用となる。

　単位は介護サービス業者が受け取る金額算定であるが，利用者は居宅介護では１〜３割負担であり，施設サービスの場合は施設サービスの１〜３割負担に，居住費，食費，日常生活費が全額負担となる。どちらについても高額になった場合，高額介護サービス費が支給や，低収入者には自己負担限度額制度がある。

5）介護保険法

　介護保険法は1997年（平成９）年に制定され，2000（平成12）年に施行された。介護保険法の目的は要介護者の介護支援であるが，具体的には，①家族の介護からの解放，②医療費の抑制，③介護産業の立ち上げであった。その目的はほぼ達成されたが，ほどなく医療費は上昇に転じ，その後公費負担も増加し続け，現在では政府，地方自治体ともに負担が大きくなっている。一方，介護産業では慢性的な人手不足に陥っている。

介護保険法

　介護保険法は第215条まである膨大な法律であり，その内容は章，節などが多く複雑である。2000（平成12）年の施行時においては世界で初めての法律ということもあり，５年後の見直し改正を条件としてスタートした。すでに2005（平成17）年，2008（平成20）年，2011（平成23）年，2014（平成26）年，2017（平成29）年，2020年（令和２）年と６度の改正が行われている（施行はそれぞれ翌年から）。

　重要な改正とそのポイントは以下のようである。

　2005（平成17）年改正：予防重視型システムへの転換，施設給付の見直し

　2014（平成26）年改正：地域包括ケアの構築，費用負担の公平化

　具体的には，在宅医療・介護連携の推進，認知症施策の推進，新しい介護予防・日常生活支援総合事業（総合事業）への移行，特別養護老人ホームへの新規入所者を要介護３以上に限定，低所得者の保険料軽減を拡充する一方，一定以上所得のある利用者の自己負担を２割に引きあげ，補助給付の要件に資産を追加などが行われた。

　2017年（平成29）年改正：サービス利用料３割負担の導入，高額介護サービス費の自己負担上限の引き上げ，新しい介護保険施設である「介護医療院」の創設，介護保険と障害福祉を融合した「共生型サービス」の実施などが行われた。

2020（令和２）年改正：認知症に関する施策の総合的な推進を図る一方，利用者の自己負担増（施設を利用する低所得高齢者の食費の自己負担額や高所得高齢者の自己負担限度額の引き上げ）が行われることになった。

このように介護保険はサービスの多様化，質の向上が図られる一方で，利用者の自己負担増や介護保険料の引き上げが続いている。2021（令和３）年から始まった第８期介護保険事業計画（2024〈令和６〉年まで）では，全国平均で第１号被保険者基準額は初めて6,000円／月を越えた。今後ともサービス利用者が増加していくことから，厳しい財政状況が続くと予想されている。

6）地域包括ケアシステム

少子高齢化が加速している現状では，今後75歳以上の高齢者の割合が増加し続け，それにともない医療や介護の需要が増えることも予想される。このような背景から，国は，医療と介護を病院や施設等で行うものから在宅で行うもの，すなわち住み慣れた地域の中で最後まで自分らしい生活ができるように，地域の包括的な支援・サービス提供体制の構築を推進している。この体制のことを**地域包括ケアシステム**[1]という。厚生労働省では，2025（令和７）年を目途にこのシステムの構築を推進している。

[1] **地域包括ケアシステムと保険制度**：地域の実情に合った医療・介護・予防・住居・生活支援が一体的に提供される体制。介護保険制度と医療保険制度の両分野から，高齢者を地域で支えていくシステムである。

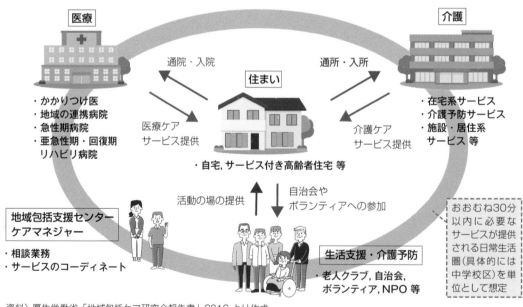

資料）厚生労働省「地域包括ケア研究会報告書」2016 より作成

図15・3　地域包括ケアシステムの概要

第 16 章

産業保健

1. 産業保健

1）労働と健康

　産業保健とは，生活のため仕事をする**労働者**[*1]の安全と健康を護ることをいう。産業保健の対象者は，原則15歳から定年退職までと幅広いことが特徴である。

　労働は，快適な作業条件で行われるべきである。しかし，戦後の日本経済高度成長期以前では，さんたんたる条件の労働が多く，職業病が問題となった。当時，産業保健の目的は，職業病の発生防止・重症化防止であり，その対策は，職業病の早期発見・早期治療（二次予防 secondary prevention）であった。最近は，様々な技術の発達により作業環境や労働状況が大きく変化している。身体的負担に加え，精神的負担も考えなければならなくなっている。産業保健では，労働者の疾病予防だけでなく，長期間働けるよう健康増進（一次予防 primary prevention）にも対策を行うようになっている。

　日本は，急速な高齢化社会を迎え，労働力人口の高齢化が問題となっている。そこで転倒災害予防対策として，「転倒等リスク評価セルフチェック票[*2]」がまとめられた。労働者自身が身体機能の変化に気づき，転倒等のリスクを把握出来るようにしている。

　産業保健の国際機関は**国際労働機関（ILO）**と**世界保健機関（WHO）**[*3]である。日本での中枢機関は**厚生労働省**の**労働基準局**である。地方の支部として都道府県労働局が設置されている。さらに都道府県労働局には，労働基準監督署と公共職業安定所（ハローワーク）が身近な機関として設置されている。

2）労働安全衛生法

　戦後ただちにGHQの主導により労働基準法と労働災害保険法が制定された。以後必要に応じて，関連する法律が制定されてきた（**表16-1**）。

　日本国憲法第27条が産業保健に関係する法律である。

＊1　**労働者**：事業者及び管理職（管理手当を支給されている者）以外の働く者をいう。事業者の家族の者や公務員は除外される。
- - - - - - - - - - - - - -

＊2　厚生労働省「高年齢労働者の身体的特性の変化による災害リスク低減推進事業に係る調査研究報告書」2010に所収。
- - - - - - - - - - - - - -

＊3　ILO：➡第18章p.244
WHO：➡同p.242参照。
- - - - - - - - - - - - - -

　これに基づき，1947（昭和22）年に労働の最低基準を定めた**労働基準法**が制定された。さらに高度経済成長期に労働災害や職業病が多発したことを受け，1972（昭和47）年には労働者の安全と健康の確保，快適な職場環境の形成を目的とする**労働安全衛生法**が制定された。後の法改正，労働安全衛生法施行令，労働安全衛生規則により，法の定める労災防止や責任の明確化などが具体化されている。

労働安全衛生法

　2019（平成31）年4月に施行された**働き方改革関連法**[*1]は，改正労働安全衛生法ともよばれ，労働者を守るために大幅な改正を行った（**表16‐1**）。表にある，産業医，産業保健機能の強化，時間外労働の上限規制，長時間労働者に対する面接指導の他に，後述する有給休暇取得の義務化，勤務間インターバル制度導入など事業者に対しさまざまな義務（努力義務を含む）を法制化した。他にも2019（令和元）年7月には，旧VDT作業における労働衛生管理のためのガイドラインが**情報機器作業における労働衛生管理のためのガイドライン**[*2]に改正され，技術面の見直しに加え，作業管理の見直しが行われた。労働者を守る取り組みが次々と整備されている。

*1　働き方改革関連法：正式名称は「働き方改革を推進するための関係法律の整備に関する法律」。2018（平成30）年7月公布，2019（平成31）年4月施行。

*2　2021年に改正され，作業ディスプレイの照度やテレワークをする労働者への配慮事項などが変更された。

*3　男女雇用機会均等法：正式名称は「雇用の分野における男女の均等な機会及び待遇の確保等に関する法律」。最終改正2017（平成29）年。

*4　育児・介護休業法：正式名称は「育児休業，介護休業等育児又は家族介護を行う労働者の福祉に関する法律」。2021（令和3）年の改正では，男性の育児休業取得の促進に向けた雇用環境の整備などが規定され，2022年4月より順次施行されている。

表16‐1　産業保健関連法規

産業保健関連法令	法律の趣旨	制定年
日本国憲法	第25条　生存権 第27条　勤労の権利と義務	1946（昭和21）年
労働基準法	労働条件の原則	1947（昭和22）年
労働者災害補償保険法	労働災害の補償	1947（昭和22）年
じん肺法	じん肺の予防，健康管理など	1960（昭和35）年
労働安全衛生法	基準法第42条の委任 労働者の安全と健康，快適職場	1972（昭和47）年
作業環境測定法	作業環境測定士資格	1975（昭和50）年
男女雇用機会均等法[*3]	母性の健康管理措置	1985（昭和60）年
育児・介護休業法[*4]	子の養育・家族の介護支援措置	1991（平成3）年
過労死等防止対策推進法	過労死の調査研究・防止対策	2014（平成26）年
働き方改革関連法 （改正労働安全衛生法）	産業医，産業保健機能強化 時間外・休日労働の上限規制 長時間労働者への面接指導など	2018（平成30）年

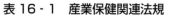

column　介護離職

　総務省統計局の「令和4年就業構造基本調査」（2022）によると，過去1年間に家族の介護・看護を理由に離職した人は年間10万6,000人に上る。また経済産業省の試算では，介護離職による経済的損失は2030年に年間約9.1兆円になるとされている（経済産業省「新しい健康社会の実現」2023）。その内訳として，仕事と介護の両立困難による労働生産性損失が占める割合が極めて大きいと指摘された。

3）労働安全衛生対策（3管理）

労働者を護るための基本は，**作業環境管理・作業管理・健康管理**の3管理である（**表16-2**）。さらに労働安全衛生法は，3管理を充実させるため**労働衛生教育**と**労働衛生管理体制**を合わせた5管理を事業者に義務づけている。

表 16-2　労働衛生3管理の目的と具体例

	管理対象	主要対策
（環境状態の管理）作業環境管理	有害物質 （有害ガス，金属，粉じん，有機溶剤などの気中濃度）	・有害物質の製造や使用中止，有害性が低い物質への転換（代替） ・生産工程，作業方法，使用形態や条件の変更による有害物質の発散防止（発生量） ・有害物質を扱う設備の密閉化や自動化，遠隔操作の採用（隔離） ・局所排気装置や全体換気装置の設置　（除去）
	物理的環境 （健康に影響する温度，湿度，気圧，照度，騒音等。床の形状や材質等）	・労働安全衛生規則やガイドライン等が規定する作業環境への準拠 ・転倒防止に向けた床の材質や段差の解消。転落防止のための柵設置 ・暑さ指数（WBGT指数）を活用した熱中症予防
（作業状態の管理）作業管理	作業時間	・坑内作業，情報機器作業，振動や強烈な騒音を伴う作業等の作業時間を制限 ・休止時間と休憩時間の確保
	作業手順・方法	・作業標準の策定。作業者の特性や技能レベルなどへの配慮。 ・作業の自動化や省力化 ・化学物質取扱時の製品安全データシート（GHS分類やSDS）の活用
	作業姿勢・服装	・作業者の負担を軽減する姿勢 ・熱中症予防では透湿性・通気性の良い服装や，直射日光下での通気性の良い帽子等の着用
	適切な水分等補給	・熱中症予防のための水分・塩分摂取
	保護具の使用と点検・手入れ	有害物質への対策：防毒マスク，防じんマスク，不浸透性保護衣 ケガや火傷防止：ゴーグル，アイガード，切創手袋，化学防護手袋，安全靴 防音：耳栓，イヤーマフ
（健康状態の管理）健康管理	作業者の健康状態の把握と健康増進 適正配置	・健康診断（一般健康診断，特殊健康診断），ストレスチェックの実施と結果に基づく事後措置 ・日常的な健康指導や必要に応じて体温，体重その他の身体状況を確認できる装置を設置 ・体操，ストレッチ，軽い運動等を行う ・既往歴等を考慮した作業場所の変更

資料）岡﨑英規作成

（1）作業環境管理

快適な職場環境を維持するため，作業環境を十分に把握し，種々の有害要因を除去することを目的とする。作業環境測定士による作業環境測定の結果と評価，対策が重要となる。そのため，作業環境測定基準が定められている。

（2）作業管理

作業環境中の有害要因が労働者に侵入することや心身の負担を防ぐか，なるべく抑えることを目的とする。そのために労働者の作業を管理する。

過重労働対策のために労働時間を管理することや，作業環境管理によって除去しきれない有害要因対策として保護具を使用することなどがある。

（3）健康管理

健康診断，健康教育，保健指導を行い，労働者の健康状態の把握と結果への対応を目的とする。健康診断には，一般健康診断と特殊健康診断がある。

一般健康診断：定期健康診断，雇入時の健康診断，海外派遣労働者の健康診断，給食従事者の検便があり，事業者に実施義務がある。定期健康診断は，1年以内

ごとに1回定期に労働安全衛生規則で定められた項目について実施される。

特殊健康診断：労働安全衛生法，じん肺法や通達により定められた特定有害業務の従事者に実施され，6カ月以内ごと（じん肺法で例外あり）に1回定期に事業者へ実施義務がある。常時従事者の他に，雇入時，配置替えの際にも行う。

定期健康診断の有所見率は年々増加傾向にあり，健診は本来病気を防止するために行われるのであるが，その機能を果たしていないといえる。低下傾向にあるのは聴力のみであり，職場騒音の改善がなされているためであろう。有所見項目の中で血中脂質が最も多い。生活習慣病に関わる項目で増加傾向がみられるのは，肉体労働的な作業が減少しているのも一因かといえる（**表16-3**）。

表16-3　職場の定期健康診断の結果（年次別）

(単位：%)

項　目	聴力 (4000Hz)	胸部X線	血圧	心電図	貧血	肝機能	血中脂質	血糖	有所見率
1990（平成2）年	8.2	1.6	7.1	6.2	4.2	8.7	11.1	－	23.6
1995（平成7）年	9.9	2.4	8.8	8.1	5.8	12.7	20.0	－	36.4
2000（平成12）年	9.1	3.2	10.4	8.8	6.3	14.4	26.5	8.1	44.5
2005（平成17）年	8.2	3.7	12.3	9.1	6.7	15.6	29.4	8.3	48.4
2010（平成22）年	7.6	4.4	14.3	9.7	7.6	15.4	32.1	10.3	52.5
2015（平成27）年	7.4	4.2	15.2	9.8	7.6	14.7	32.6	10.9	53.6
2020（令和2）年	7.4	4.5	17.9	10.3	7.7	17.0	33.3	12.1	58.5

注）有所見率は他項目を加えた全体的な数値
資料）厚生労働省「定期健康診断結果」より作成

4）産業保健従事者

労働安全衛生法で，事業場の安全衛生管理体制（安全委員会や衛生委員会等）を整備することを事業者に義務づけている（**表16-4**）。事業場の規模により，総括安全衛生管理者，安全管理者，衛生管理者，産業医等を選任し，労働衛生管

表16-4　安全委員会・衛生委員会の概要

	安全委員会	衛生委員会
委員の構成	① 総括安全衛生管理者又は事業の実施を統括管理する者等（1名） ② 安全管理者 ③ 労働者（安全に関する経験を有する者）	① 総括安全衛生管理者または事業の実施を統括管理する者（1名） ② 衛生管理者 ③ 産業医 ④ 労働者（衛生に関する経験を有する者）
調査審議事項	① 安全に関する規程の作成に関すること。 ② 危険性又は有害性等の調査およびその結果に基づき講ずる措置のうち，安全に係るものに関すること。 ③ 安全に関する計画の作成，実施，評価および改善に関すること。 ④ 安全教育の実施計画の作成に関すること。など	① 衛生に関する規程の作成に関すること。 ② 衛生に関する計画の作成，実施，評価および改善に関すること。 ③ 衛生教育の実施計画の作成に関すること。 ④ 定期健康診断等の結果に対する対策の樹立に関すること。 ⑤ 長時間にわたる労働による労働者の健康障害の防止を図るための対策の樹立に関すること。 ⑥ 労働者の精神的健康の保持増進を図るための対策の樹立に関すること。など
その他共通事項	① 毎月一回以上開催すること。 ② 委員会における議事の概要を労働者に周知すること。 ③ 委員会における議事で重要なものに係る記録を作成し，これを3年間保存すること。 ※ 労働者が50人未満の事業者など，委員会を設けるべき事業者以外の事業者は，安全または衛生に関する事項について，関係労働者の意見を聴くための機会を設けるようにしなければならない。	

資料）厚生労働省「安全衛生委員会を設置しましょう」2009より作成

理に関する業務を行わせることが定められている（表16‐5）。

表16‐5　主な産業保健従事者

	総括安全衛生管理者	安全管理者	衛生管理者
選任すべき事業場	業種1：100人以上 業種2：300人以上 業種3：1,000人以上	業種1：50人以上 業種2：50人以上	（全ての業種50人以上） 50人以上200人以下で1人 200人超500人以下で2人 500人超1,000人以下で3人など
主な業務内容	・安全管理者, 衛生管理者を指揮する。 ・労働者の保護・衛生教育に関すること, 健康診断の実施, 労働災害の原因・調査・再発防止などに関して総括管理する。 ・安全衛生に関するPDCAを実施する。	・総括安全衛生管理者の業務のうち, 安全に関わる技術的事項を管理する。 ・作業場を巡視し, 設備, 作業方法等に危険のおそれがあるときは, 危険防止に必要な措置を講じる。	・総括安全衛生管理者の業務のうち, 衛生に関わる技術的事項を管理する。 ・最低週1回, 作業場を巡視する。衛生状態に問題があれば必要な措置を講じる。

	安全衛生推進者	衛生推進者	産業医
選任すべき事業場	業種1：10人以上50人未満 業種2：10人以上50人未満	業種3：10人以上50人未満	（全ての業種 50人以上） 3,001人以上の場合は2人以上を選任
主な業務内容	・総括安全衛生管理者と同じ業務を行う。	・総括安全衛生管理者と同じ業務を行う。（衛生に関わる業務に限る）	・健康診断・ストレスチェックの実施・面接指導・事後措置, 長時間労働者の面接指導と事後措置, 3管理, 健康教育・衛生教育などを行う。 ・最低月1回*, 作業場を巡視する。衛生状態に問題があれば必要な措置を講じる。 ＊事業者から毎月1回以上, 一定の情報提供を受けている場合は, 2カ月に1回

業種1：林業, 鉱業, 建設業, 運送業, 清掃業
業種2：製造業（物の加工業を含む）, 電気業, ガス業, 熱供給業, 水道業, 通信業, 各種商品卸売業, 家具・建具・じゅう器等卸売業, 各種商品小売業, 家具・建具・じゅう器等小売業, 燃料小売業, 旅館業, ゴルフ場業, 自動車整備業, 機械修理業
業種3：その他の業種
資料）労働安全衛生法第10〜13条, 労働安全衛生規則等より岡﨑英規作成

2. 健康障害・労働災害と対策

1）職業と健康障害

（1）産業疲労

　仕事を原因とする心身の疲労を産業疲労と呼ぶ。作業強度, 作業時間, 作業姿勢, 作業環境, 責任, 判断の有無, 通勤, 休憩, 休日, 余暇, 睡眠, 食事などさまざまな要因が関係する。産業疲労の蓄積は, 労働災害に直結する。疲労軽減のため, 休息が大切である。仕事の終わり（退勤）から仕事の始まり（出勤）までに一定時間（8〜12時間）を確保する**勤務間インターバル制度**が企業の努力義務となっており, 労働者の疲労回復や長時間労働の是正を進めている。

（2）職業病（職業性疾病）

　職業病とは, 特定の職業・業務により, 罹患する可能性が高くなる疾病のことである。つまり, ある仕事をすると, 誰もが共通して発症する可能性がある疾病や症状のことである。業務上疾病として厚生労働省が一覧表を作成している（労働基準法施行規則別表第1の2）。代表的な職業病を**表16‐6**に示す。

表16‐6　代表的な職業病

原　因	疾　病
紫　外　線	前眼部疾患，皮膚疾患
赤　外　線	網膜火傷，白内障など眼疾患，皮膚疾患
電　離　放　射　線	皮膚障害，眼疾患，肺炎，再生不良性貧血，骨壊死
	白血病，肺がん，皮膚がん，骨肉腫，甲状腺がん， 多発性骨髄腫または非ホジキンリンパ腫
高　圧・潜　水	潜函（せんかん）病，潜水病
低　い　気　圧	高山病，航空減圧症
暑　　　　熱	熱中症
高　熱　物　体	熱傷
寒　　　　冷	凍傷
騒　　　　音	難聴等の耳疾患（職業性難聴）
超　音　波	手指等の組織壊死
重　　量　　物	筋肉・腱・骨・関節疾患，内臓脱
	腰部に過度の負担（不自然な作業姿勢を含む）による腰痛
振　動　工　具	鋲（びょう）打ち機・チェーンソー等使用による手指・前腕等の末梢循環・ 神経・運動器障害（レイノー現象，白ろう病）
情報機器作業	後頭部，頸部，肩甲帯，上腕，前腕手指の運動器障害（頸肩腕障害）
低　酸　素	空気中の酸素濃度低下（18％未満）による酸素欠乏症
粉　じ　ん	じん肺症，じん肺法に規定するじん肺と，じん肺法施行規則にある合併症
石　　　　綿	良性石綿胸水，びまん性胸膜肥厚
	肺がん，中皮腫
ベ　ン　ゼ　ン	白血病
塩　化　ビ　ニ　ル	肝血管肉腫，肝細胞がん
ジクロロメタン	胆管がん
ク　ロ　ム	肺がん，上気道がん
ニ　ッ　ケ　ル	肺がん，上気道がん
ヒ　　　　素	肺がん，皮膚がん

資料）労働基準法施行規則第35条別表第1の2

（3）作業関連疾患

作業関連疾患は，WHO（世界保健機関）が提唱した用語で「一般住民にも広く存在する疾患ではあるが，作業条件や作業環境によって，発症が高まったり，悪化したりする疾患」と定義されている。循環器疾患や消化器系疾患などの生活習慣病やストレスによる精神疾患などがあげられる。一般生活でも発症する点で職業病とは異なる。近年，労災認定された精神障害が増加傾向にあり，後述するメンタルヘルス対策が重要となっている。

2）労働災害

労働災害とは，労働者の就業に係る建設物，設備，原材料，ガス，蒸気，粉じん等により，または作業行動その他業務に起因して，労働者が負傷し，疾病にかかり，または死亡することをいう（労働安全衛生法第2条1項）。通勤災害[*1]も含まれる。労働基準監督署へ必要書類の届出により，労災認定基準をもとに審査が行われる。労働災害に認定されると，労災保険給付（療養補償給付，休業補償給付）が受けられる。別途申請により，障害補償給付，遺族補償給付，葬祭料，傷病補償年金及び介護補償給付などの保険給付がある（労働者災害補償保険法第12条の8）。3日以下の休業については，事業主に休業補償の責務がある。

＊1　通勤災害：通勤途上災害ともいわれる。会社等へ届け出た通勤経路上での災害に限定されるが，命令により買い物等で立ち寄った場合に被った負傷，疾病，障害または死亡の場合も適用となる。

労働災害による死傷者数は，昭和30年代をピークに長期的に減少傾向にある。過去10年では，約13万人で横ばいとなっている。

業務上疾病は，労働基準法施行規則により次の11種に分類され，集計している。①業務上の負傷，②物理的因子，③作業態様，④酸素欠乏，⑤化学物質，⑥粉じんによるじん肺およびじん肺合併症，⑦細菌・ウイルス等の病原体，⑧がん，⑨過剰な業務による脳血管，心疾患など，⑩強い心理的負荷を伴う業務による精神障害，⑪その他業務に起因することの明らかな疾病

最近の傾向では，「負傷に起因する疾病」がもっとも多く70％を超え，この中の災害性腰痛が全体の60％を超えていた。2022（令和4）年度は新型コロナウイルス感染症の影響により，合計人数や割合が大きく変動している（**表16-7**）。

表16-7　業務上疾病の状況（2022〈令和4〉年度）

	罹患（人）	割合	新型コロナウイルス罹患を除いた割合	死亡（人）
①負傷に起因する疾病	7,081	4.3%	74.5%	29
うち腰痛（災害性腰痛）	5,959	3.6%	62.7%	0
②物理的因子による疾病	1,115	0.7%	11.7%	37
うち熱中症	827	0.5%	8.7%	30
③作業態様に起因する疾病	539	0.3%	5.7%	1
④酸素欠乏症	6	0.0%	0.1%	5
⑤化学物質による疾病（がんを除く）	255	0.2%	2.7%	3
⑥じん肺症及びじん肺合併症（休業のみ）	120	0.1%	1.3%	—
⑦病原体による疾病	156,149	94.4%	1.7%	17
うち新型コロナウイルス罹患によるもの	155,989	94.3%	—	16
⑧がん	3	0.0%	0.0%	0
⑨過重な業務による脳血管疾患・心臓疾患等	43	0.0%	0.5%	11
⑩強い心理的負荷を伴う業務による精神障害	74	0.0%	0.8%	1
⑪その他	110	0.1%	1.2%	12
合　　計	165,495	100.0%		116

注）1．表は休業4日以上のものを計上している。
　　2．疾病分類は労働基準法施行規則第35条によるものを整理。
　　3．「化学物質」は労働基準法施行規則別表第1の2第7号に掲げる名称の化学物質。
　　4．本統計の数字は令和4年中に発生した疾病で令和5年3月末日までに把握したもの。
資料）厚生労働省「業務上疾病発生状況等調査」

3）メンタルヘルス対策，過労死対策
（1）メンタルヘルス対策

仕事による強いストレスが原因で発症した精神障害が労災認定され，その数は増加傾向にある（p223，**表16-10**）。労働者の心の健康を保つことが重要視されている。

職場における**メンタルヘルス対策**として，常時50人以上の労働者を使用する事業者へストレスチェックの実施を義務化した（50人未満の企業は当面努力義務）[*1]。実施者は結果を労働者へ直接通知し，必要な労働者へ面接指導を勧奨する。相談窓口についても情報提供する。労働者からの申し出があった場合は産業医による面接指導が実施され，必要に応じ就業上の措置が実施される。

また，ストレスチェック結果の集計，分析およびその結果を踏まえた職場環境改

＊1　**ストレスチェック**：労働安全衛生法の一部を改正する法律（2014〈平成26〉年法律第82号）によって制度化され，2015（平成27）年より施行。厚生労働省では事業者が円滑に導入・実施できるよう，「ストレスチェック実施プログラム」の配布など支援に務めている。

厚生労働省「こころの耳　ストレスチェック制度について」

表 16‑8　事業規模別メンタルヘルス対策実施状況

（2021年11月1日〜2022年10月31日）（単位：%）

事業場規模	メンタルヘルス対策に取り組んでいる事業所計	メンタルヘルス対策の取り組み（一部）				
		メンタルヘルス対策について，安全衛生委員会等での調査審議	メンタルヘルス対策に関する労働者への教育研修・情報提供	ストレスチェックの実施	職場復帰における支援（職場復帰支援プログラムの策定を含む）	メンタルヘルスに関する事業所内での相談体制の整備
1,000人以上	99.7	74.4	76.3	99.1	77.5	89.1
500〜999人	99.3	72.4	66.0	99.9	65.5	78.3
300〜499人	98.2	78.5	57.4	98.3	65.5	75.9
100〜299人	96.8	61.0	48.1	96.8	39.2	59.5
50〜99人	87.2	46.4	34.2	90.0	22.8	45.6
30〜49人	73.1	31.8	39.7	61.7	29.4	50.7
10〜29人	55.7	20.9	34.8	53.5	19.7	42.5
（再掲）50人以上	91.1	53.8	41.3	93.0	32.0	53.1
計	**63.4**	**29.6**	**37.0**	**63.1**	**23.9**	**46.1**
参考2021（令和3）年	59.2	25.8	34.7	65.2	24.8	50.2

※調査対象：産業，事業所規模別に層化無作為抽出した約14,000事業所
資料）厚生労働省「令和4年労働安全衛生調査（実態調査）」2023

善が事業者の努力義務となっている。

　事業者は，事業場におけるメンタルヘルスケアを積極的に推進するために，衛生委員会等で調査による審議を行う。また，労働者へ教育研修や情報提供を行い4つのケア*1（セルフケア，ラインによるケア，事業場内産業保健スタッフによるケア，事業場外資源によるケア）を効果があるよう推進する必要があるとしている。メンタルヘルス対策実施状況を**表16‑8**に示す。

（2）過労死対策

　現在も長時間労働などによる**過労死**が問題となっている。労働基準法で労働時間は1週40時間，1日8時間までと定められている。これを除いた労働を時間外・休日労働時間（以下時間外労働）といい，長くなればなるほど家庭や労働者の健康へ影響を及ぼす。循環器疾患などを発症した労働者の時間外労働が過去1カ月間で約100時間または2カ月から6カ月にわたって1カ月あたり約80時間であった場合に，過重労働が原因の作業関連疾患として，原則労災認定される*2。

　過労死対策としては，時間外労働の上限設定により長時間労働の是正を図っている。時間外労働の上限を原則として月45時間，かつ，年360時間と法定化した。さらに，この上限に対する違反に罰則を課すことで強制力を持たせた（一部の業務を除く）。また同時に，年間5日以上の年次有給休暇取得が義務化した。

　1カ月間で時間外労働が80時間を超えた労働者に対し，本人へ速やかに通知しなければならない義務を事業者に課し，さらに当該労働者に疲労の蓄積が認められ，本人からの申し出があった場合は産業医による面接指導や面接後の事後措置を義務づけている。

　さらに事業者には，労働者の勤務時間（打刻やPCのログイン時間など），ストレスチェックの結果や面接指導の記録保存義務がある。

　現在，業務における過重な負荷により労災適用が認められる疾患（業務上疾病）には，脳血管疾患，心筋梗塞，精神障害がある。厚生労働省は，これら脳・心臓

*1　4つのケア：メンタルヘルスケア推進における重要なケアの分類。厚生労働省「労働者の心の健康の保持増進のための指針」（2006〈平成18〉年策定，2015〈平成27〉年改正）で示された。

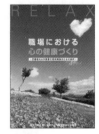

*2　脳・心臓疾患労災認定基準の改正：2021（令和3）年9月，厚生労働省が20年ぶりの基準改正を行い，これまでの認定基準は維持しつつ，基準に満たない場合に勤務間インターバルや身体的負荷など勤務時間以外の要因についても総合的に評価することとした。また対象疾病に「重篤な心不全」が追加された。現在の対象はこうとなる。
【虚血性心疾患等】心筋梗塞，狭心症，心停止，重篤な心不全，大動脈解離
【脳血管疾患】脳内出血，くも膜下出血，脳梗塞，高血圧性脳症

表16-9　脳・心臓疾患の労災補償状況

（　）内は女性

年度		2018（H30）年度	2019（令和元）年度	2020（令和2）年度	2021（令和3）年度	2022（令和4）年度
脳・心臓疾患	請求件数	877 (118)	936 (121)	784 (105)	753 (124)	803 (125)
	決定件数	689 (82)	684 (78)	665 (88)	525 (67)	509 (84)
	うち支給決定件数※	238 (9)	216 (10)	194 (14)	172 (9)	194 (18)
	認定率※	34.5% (11.0%)	31.6% (12.8%)	29.2% (15.9%)	32.8% (13.4%)	38.1% (21.4%)
うち死亡	請求件数	254 (18)	253 (18)	205 (18)	173 (17)	218 (15)
	決定件数	217 (15)	238 (17)	211 (17)	169 (11)	139 (19)
	うち支給決定件数※	82 (2)	86 (2)	67 (4)	57 (1)	54 (7)
	認定率※	37.8% (13.3%)	36.1% (11.8%)	31.8% (23.5%)	33.7% (9.1%)	38.8% (36.8%)

※　支給決定件数は，決定件数のうち「業務上」と認定した件数。認定率は，支給決定件数を決定件数で除した数。
資料）厚生労働省「過労死等の労災補償状況」2023 より

表16-10　精神障害の労災補償状況

（　）内は女性

年度		2018（H30）年度	2019（令和元）年度	2020（令和2）年度	2021（令和3）年度	2022（令和4）年度
精神障害	請求件数	1,820 (788)	2,060 (952)	2051 (999)	2,346 (1,185)	2,683 (1,301)
	決定件数	1,461 (582)	1,586 (688)	1906 (887)	1,953 (985)	2,683 (966)
	うち支給決定件数※1	465 (163)	509 (179)	608 (256)	629 (277)	710 (317)
	認定率※1	31.8% (28.0%)	32.1% (26.0%)	31.9% (28.9%)	32.2% (28.1%)	35.8% (32.8%)
うち自殺	請求件数	200 (22)	202 (16)	155 (20)	171 (15)	183 (29)
	決定件数	199 (21)	185 (17)	179 (17)	167 (20)	155 (20)
	うち支給決定件数※1	76 (4)	88 (4)	81 (4)	79 (4)	67 (6)
	認定率※1	38.2% (19.0%)	47.6% (23.5%)	45.3% (23.5%)	47.3% (20.0%)	43.2% (30.0%)

※1　支給決定件数は，決定件数のうち「業務上」と認定した件数。認定率は，支給決定件数を決定件数で除した数。
※2　自殺は未遂を含む件数。
資料）厚生労働省「過労死等の労災補償状況」2023 より

疾患と精神障害について，「過労死等の労災補償状況」を毎年報告している（**表16-9，16-10**）。支給決定件数は，脳・心臓疾患に関する事案では減少傾向にあり，精神障害に関する事案についてはここ数年増加傾向といえる。

2020（令和2）年分について時間外の労働時間と発症の関係を分析したところ，脳血管疾患の発症や死亡は80時間以上で多くなり，80時間未満での発症は少ないという。精神障害において，発症・死亡の関係因子は，上司とのトラブル，職場での嫌がらせ（いじめ），仕事内容・量の大きな変化，悲惨な事故や災害の体験・目撃であり，時間外労働時間と発症の関係の方が低かった。

（3）心身両面にわたる健康の保持増進のための指針： トータル・ヘルスプロモーション・プラン（THP）指針

労働安全衛生法は，事業者の努力義務として，労働者に対する健康教育や健康の保持増進に向けた措置を，継続的かつ計画的に行うよう努めなければならないことを定めている（第69条）。1988（昭和63）年にはそのガイドラインとなる**事業場における労働者の健康保持増進のための指針**（トータル・ヘルスプロモーション指針，以下**THP指針**）が策定され，これに沿って心身両面にわたる健康の保持増進（一次予防）のための取り組みが進められてきた。事業場を取り巻く社会の変化にともない，方針は幾度か改正されているが，2020（令和2）年以降の改正における主要なポイントは以下である。

・対象を個々の労働者に限定せず，集団に対する措置（**ポピュレーション・アプローチ**[*1]）も組み合わせた考え方を強化

----

*1　ポピュレーション・アプローチ：第1章p.12参照。

| (1) 健康保持増進方針の表明 | ◀ | (8) 実施結果の評価　　　　　（Check） |

(1) 健康保持増進方針の表明

▼

(2) 推進体制の確立

事業場内の推進スタッフ
・産業保健スタッフ（産業医等，衛生管理者等，保健師等）
・人事労務管理スタッフ等
事業場外資源
・健康保持増進に関する支援を行う機関
・医療保険者
・地域資源
・産業保健総合支援センター

▼

(3) 課題の把握　　　　　　　（Act）

定期健康診断結果や医療保険者からの提供情報など労働者の健康状態を客観的に把握できる数値を活用

▼

(4) 健康保持増進目標の設定

把握した課題や過去の目標達成状況を踏まえて設定

(8) 実施結果の評価　　　　　（Check）

実施結果等を評価して，新たな目標や措置等に反映

▲

(7) 健康保持増進計画の実施　　（Do）

健康保持増進計画に沿って健康保持増進措置を実施
①労働者の健康状態の把握
・健康診断や必要に応じて行う健康測定（生活状況調査・医学的検査等）等により把握
②健康指導等の実施
・①を踏まえ，運動指導，メンタルヘルスケア，栄養指導，口腔保健指導，保健指導等の健康指導を実施
・その他，健康教育，健康相談，健康保持増進に関する啓発活動や環境づくり等を実施

▲

(6) 健康保持増進計画の作成　　（Plan）

健康保持増進措置の内容・実施時期，期間，実施状況の評価・計画の見直しに関する事項を含む健康保持増進計画を作成

(5) 健康保持増進措置の決定

方針，課題，目標，事業場の実情を踏まえて決定

資料）厚生労働省「『事業場における労働者の健康保持増進のための指針』の改正と周知について」2021 より作成

図16-1　健康保持増進対策の進め方

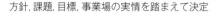

・事業場規模，業務内容，年齢構成など，事業場の特性に合った柔軟な措置への見直し
・PDCAサイクルの各段階で事業場が取り組むべき項目を明確にして，健康保持増進対策に取り組むための進め方を規定
・医療保険者と連携した対策（コラボヘルス[*1]）の推進を求め，専門的な知識を有する事業場外資源の活用を推奨

　THP指針が定める，事業場が取り組むべき健康保持増進対策の項目と進め方を図16-1に示した。

> ＊1 **コラボヘルス**：事業者と健康保険組合等の保険者が積極的に連携して，明確な役割分担と良好な職場環境のもと，保険加入者（従業員と家族）の予防・健康づくりを効果的・効率的に実行すること。

【資料・参考文献】
・厚生労働省「高年齢労働者の身体的特性の変化による災害リスク低減推進事業に係る調査研究報告書」2010
・厚生労働省「情報機器作業における労働衛生管理のためのガイドラインについて」2019
・厚生労働統計協会『国民衛生の動向2023/2024』2023
・厚生労働省「業務上疾病発生状況等調査（令和4年）」2023
・厚生労働省「労働者の心の健康の保持増進のための指針」2020
・厚生労働省「令和4年労働安全衛生調査」2023
・厚生労働省「過労死等の労災補償状況」2023

第 17 章

学校保健と安全

1. 学校保健の概要

1）学校保健とは

　学校保健とは，学校において，児童生徒等の健康の保持増進を図ること，集団教育としての学校教育活動に必要な健康や安全への配慮を行うこと，そして自己や他者の健康の保持増進を図ることができるような能力を育成することなど，学校における**保健管理**と**保健教育**を指す。単なる管理に留まらず「教育」の要素があることが学校保健の特徴であるといえる。

2）学校保健行政

　学校保健行政は，国➡都道府県➡市町村➡学校の系列となる。国の担当所管は文部科学省初等中等教育局であるが，地方自治体の場合，公立学校は教育委員会の学校保健主管課等が，私立学校は都道府県知事部局の私学担当課が担当している。

　これら学校保健行政の対象は，幼稚園（認定こども園含め約15,000），小学校（約19,000），中学校（約1万），高等学校（約4,800），高等専門学校（57），短期大学（309），大学（807），専修学校（約3,000），専門学校（2,721）等の各教育機関と，そこに学ぶ幼児（約174万人），児童（約615万人），生徒（約715万人），学生（約366万人）および教職員（約197万人）である[1]。

＊1　数字は文部科学省「令和4年度学校基本調査」2022による5月1日現在のもの。

2. 学校保健安全対策

1）学校保健安全法

　1958（昭和33）年4月に公布された旧学校保健法は，2009（平成21）年4月，新たに，**学校保健安全法**として施行された。本法律は，総則，学校保健，学校安全及び雑則の4章からなっている。第1章第1条の目的ならびに第2条の定義の

条文は以下である。

> **第1章　総則**
> 　**第1条**　学校における児童生徒等及び職員の健康の保持増進を図るため，学校
> 　　における保健管理に関し必要な事項を定めるとともに，学校における教育活
> 　　動が安全な環境において実施され，児童生徒等の安全の確保が図られるよう，
> 　　学校における安全管理に関し必要な事項を定め，もって学校教育の円滑な実
> 　　施とその成果の確保に資することを目的とする
> 　**第2条**　この法律において「学校」とは，学校教育法第1条に規定する学校をいう。
> 　　**2**　この法律において「児童生徒等」とは，学校に在学する幼児，児童，生
> 　　徒又は学生をいう。

　第2条で定める学校は幼稚園からであり，幼稚園児からの適用となる。第2章
の学校保健は，学校の管理運営等，健康相談等，健康診断，感染症の予防，学校
保健技師並びに学校医，学校歯科医及び学校薬剤師，地方公共団体の援助及び国
の補助の6節からなっている。また，第3章の学校安全は，学校の安全に関する
学校設置者の責務等の条文からなっている。

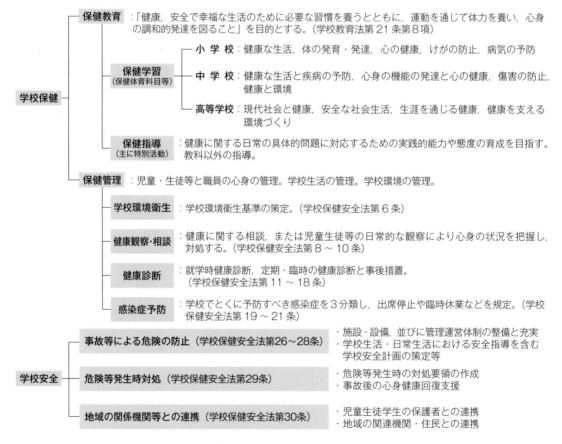

図17-1　学校保健・安全の内容

　学校保健行政に関わる法律は，本法律の他に，文部科学省設置法，教育基本法，学校教育法及び学校給食法がある。

2）学校保健・安全の概要

　文部科学省設置法の第4条第1項12号において**学校保健**は「学校における保健教育及び保健管理」とされる。また同号において**学校安全**は「学校における安全教育及び安全管理」と規定されている。それぞれの概要を**図17-1**に示す。

3）保健教育

　保健教育は，大きくは保健学習と保健指導に分けられる。

　保健学習は，体育・保健体育における「保健」および他教科や総合的な学習の時間の健康に関わる学習である。小学校では，体育科の「保健領域」，中学校では，保健体育科の「保健分野」，高等学校では，保健体育科の科目「保健」においてそれぞれの学習指導要領で規定された内容と時間に基づいて指導されている。変化が激しいこれからの社会を生きていくために必要な資質・能力（生きる力）を育むことを焦点に，学習指導要領は改訂されている[*1]。小学校は2020（令和2）年度から，中学校は2021（令和3）年度から全面実施され，高等学校は2022（令和4）年度から年次進行で実施される。新学習指導要領における保健学習の内容は**表17-1**のとおりである。

　保健指導は，健康に関する日常の具体的問題に対応するための実践的能力や態度の育成を目指すものである。特別活動の内容は，小・中学校の学級活動，高等学校のホームルーム活動等である。また，学校医，学校歯科医による健康相談や養護教諭による保健指導もこれに該当する。

> [*1] 小・中学校学習指導要領は2017（平成29）年告示。高等学校学習指導要領は2018（平成30）年告示。

表17-1　保健学習の内容（平成29，30年告示）

小学校　※カッコ内学年	中学校	高等学校
第3～6学年：24時間程度	第1～3学年：48時間程度	第1・2学年：2単位（70時間）
・健康な生活（3・4） ・体の発育・発達（3・4） ・心の健康（5・6） ・けがの防止（5・6） ・病気の予防（5・6）	・健康な生活と疾病の予防 ・心身の機能の発達と心の健康 ・傷害の防止 ・健康と環境	・現代社会と健康 ・安全な社会生活 ・生涯を通じる健康 ・健康を支える環境づくり

資料）文部科学省「改訂「生きる力」を育む小学校保健教育の手引」2019，「「生きる力」を育む中学校保健教育の手引」2020，「「生きる力」を育む高等学校保健教育の手引」2021

4）保健管理

　保健管理の具体的な内容は，学校保健安全法第2章（第4条～25条）に記される，学校環境衛生，健康診断，感染症の予防などである。主に保健管理に関わる職員は校長，保健主事と養護教諭（学校教育法で規定），栄養教諭，学校医，学校歯科医および学校薬剤師（学校保健安全法で規定）となる。

（1）健康診断

　児童，生徒，学生及び教職員の保健管理を目的としての健康診断がある。それには，就学時の健康診断，定期・臨時の健康診断がある。

①就学時健康診断

　学校保健安全法第11条に，「市（特別区を含む。以下同じ。）町村の教育委員会は，学校教育法第17条第1項の規定により翌学年の初めから同項に規定する学校に就学させるべき者で，当該市町村の区域内に住所を有するものの就学に当たって，その健康診断を行わなければならない。」とある。本健康診断は，小学校への就学前に行なわれる健康診断である。学齢簿が作成された後に，翌学年の初めから4カ月前（就学に関する手続きの実施に支障がない場合にあっては3カ月前）までに行うものとされている。

　この就学時健康診断では，栄養状態，脊柱及び胸郭の疾病及び異常の有無，視力及び聴力，眼の疾病及び異常の有無，耳鼻咽喉疾患及び皮膚疾患の有無，歯及び口腔の疾病及び異常の有無などが検査される。健診後，1月31日までに，就学先学校が各家庭に通知する。また，同12条には，「市町村の教育委員会は，前条の健康診断の結果に基づき，治療を勧告し，保健上必要な助言を行い，及び学校教育法第17条第1項に規定する義務の猶予若しくは免除又は特別支援学

表17‐2　定期健康診断の検査項目と概要　◎＝全学年で実施

検査項目	検査・診察方法	幼稚園	小学校	中学校	高等学校	大学
保健調査	アンケート	必要な場合	◎	◎	◎	必要な場合
身長・体重		◎	◎	◎	◎	◎
栄養状態		◎	◎	◎	◎	◎
脊柱・胸郭,四肢の状態,骨・関節		◎	◎	◎	◎	※省略可
視力	視力表	◎	※眼鏡等使用者:矯正視力検査のみで裸眼検査は省略可		◎	※省略可
聴力	オージオメータ	◎	◎ ※4・6年生:省略可	◎ ※2年生:省略可	◎ ※2年生:除いても可	※省略可
眼の疾病・異常の有無		◎	◎	◎	◎	◎
耳鼻咽頭疾患		◎	◎	◎	◎	◎
皮膚疾患の有無		◎	◎	◎	◎	◎
歯と口腔の疾病・異常の有無		◎	◎	◎	◎	※省略可
結核の有無	問診・学校医等による診察		◎ ※必要者はエックス線撮影・喀痰検査等	※必要者はエックス線撮影・喀痰検査等		
	エックス線撮影				1年時 ※罹患者とその恐れのある者は喀痰検査等	1年時 ※罹患者とその恐れのある者は喀痰検査等
心臓の疾病・異常の有無	心電図検査	※省略可	※2年生以上:省略可	※2年生以上:省略可	※2年生以上:省略可	※省略可
	臨床医学的検査その他の検査	◎	◎	◎	◎	◎
尿（腎臓疾患,糖尿病）	試験紙法（タンパク等,糖）	◎※糖の検査は省略可	◎	◎	◎	※省略可
その他の疾病と異常の有無	臨床医学的検査その他の検査	◎	◎	◎	◎	◎

資料）厚生労働統計協会『国民衛生の動向 2023/2024』をもとに作成

校への就学に関し指導を行う等適切な措置をとらなければならない」と規定されている。

②定期の健康診断

定期の健康診断は，児童，生徒等の健康状態を把握し，健康の保持と増進を指導し教育に活かすことである。**学校保健安全法施行規則**第5条に毎学年6月30日までに行うものと決められている。また，とくに必要があるときには，学校保健安全法第13条により，臨時の健康診断を行うことになっている。

学校保健安全法施行規則

健康診断項目は学年によって省略可能な項目もあり，それらを概括して**表17-2**に示す。

職員の健康診断については，学校保健安全法施行規則12条に決められている。その時期は学校の設置者が定める適切な時期に行うこととされる。

（2）健康相談

学校保健安全法第8条に，「学校においては，児童生徒等の心身の健康に関し，健康相談を行うものとする。」と規定され，学校医や学校歯科医が行うものとして扱われてきた。しかし，2008（平成20）年の法改正により，養護教諭やその

表17-3　学校において予防すべき感染症[1]

2023（令和5）年5月改正

	感染症の種類	出席停止の期間の基準	考え方
第一種	エボラ出血熱，クリミア・コンゴ出血熱，痘そう，南米出血熱，ペスト，マールブルグ病，ラッサ熱，急性灰白髄炎（ポリオ），ジフテリア，重症急性呼吸器症候群（SARS），中東呼吸器症候群（MERS），特定鳥インフルエンザ	治癒するまで	感染症法の1類および2類感染症（結核を除く）
第二種	インフルエンザ（特定鳥インフルエンザおよび新型インフルエンザ等感染症を除く）	発症した後5日を経過し，かつ解熱した後2日（幼児にあっては3日）を経過するまで	空気感染または飛沫感染する感染症で児童生徒のり患が多く,学校において流行を広げる可能性が高いもの
	百日咳	特有の咳が消失するまで，または5日間の適正な抗菌性物質製剤による治療が終了するまで	
	麻しん	解熱した後3日を経過するまで	
	流行性耳下腺炎	耳下腺，顎下腺または舌下腺の腫脹が発現した後5日を経過し，かつ全身状態が良好になるまで	
	風しん	発しんが消失するまで	
	水痘	すべての発しんが痂皮化するまで	
	咽頭結膜熱	主要症状が消退した後2日を経過するまで	
	新型コロナウイルス感染症（病原体がベータコロナウイルス属のコロナウイルスに限る）	発症した後5日を経過し，かつ症状軽快後1日を経過するまで	
	結核，髄膜炎菌性髄膜炎	病状により学校医その他の医師において感染のおそれがないと認めるまで	
第三種	コレラ，細菌性赤痢，腸管出血性大腸菌感染症，腸チフス，パラチフス，流行性角結膜炎，急性出血性結膜炎，その他の感染症	病状により学校医その他の医師において感染のおそれがないと認めるまで	学校教育活動を通じ，学校において流行を広げる可能性があるもの

＊1　感染症法が規定する新型インフルエンザ等感染症，指定感染症および新感染症は第一種の感染症とみなされる。
　　各分類は第7章 p.122 参照。
資料）（財）厚生労働統計協会『国民衛生の動向 2023/2024』より一部改変

他の職員と連携した健康観察，健康相談，保健指導，学校医と医療機関等との連携が新たに位置づけられた。

（3）感染症予防

学校保健安全法の第19条に「**校長**は，感染症にかかつており，かかつている疑いがあり，又はかかるおそれのある児童生徒等があるときは，政令で定めるところにより，**出席を停止**させることができる。」とある。また第20条は「学校の設置者は，感染症の予防上必要があるときは，臨時に，**学校の全部又は一部の休業**を行うことができる。」とする。この権限者は校長ではなく，**学校設置者**である。

学校において予防すべき感染症の対処は，**表17-3**のとおりである。

新型コロナウイルス感染症は，学校保健安全法施行規則の一部改正により，2023（令和5）年5月8日から第二種感染症となり，出席停止期間も「発症した後五日を経過し，かつ，症状が軽快した後一日を経過するまで」とされた。

（4）学校環境衛生

学校保健安全法第6条に，「文部科学大臣は，学校における換気，採光，照明，保温，清潔保持その他環境衛生に係る事項について，児童生徒等及び職員の健康を保護する上で維持されることが望ましい基準（以下この条において「**学校環境衛生基準**」という。）を定めるものとする」と規定されている。この学校環境衛生基準は，2009（平成21）年4月1日に施行された。主な項目を**表17-4**に示した。

表17-4　教室などの環境に係わる環境衛生基準（一部）

検査項目	基準
換　気	二酸化炭素濃度は 1,500ppm 以下であることが望ましい
温　度	18℃以上，28℃以下であることが望ましい
相対湿度	30% 以上，80%以下であることが望ましい
浮遊粉塵	0.1mg/㎥以下であること
気　流	0.5m/秒以下であることが望ましい
一酸化炭素	6ppm 以下であること
二酸化炭素	0.06ppm 以下であることが望ましい
揮発性有機化合物　ホルムアルデヒド　トルエン　キシレン　パラジクロロベンゼン　エチルベンゼン　スチレン	100μg/㎥以下であること　260μg/㎥以下であること　200μg/㎥以下であること　240μg/㎥以下であること　3,800μg/㎥以下であること　220μg/㎥以下であること
ダニ又はダニアレルゲン	100 匹 /㎥以下又はこれと同等のアレルゲン量以下であること
騒音レベル（教室内の等価騒音レベル）	窓を閉じているときは LAeq50dB(デシベル) 以下，窓を開けているときは，LAeq55dB 以下であることが望ましい

文部科学省「学校環境衛生」

資料）文部科学省告示第60号より作成。2022（令和4）年5月現在。

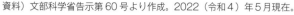

5）学校安全

学校安全は，児童・生徒等自身が安全に行動し，他者や社会の安全に貢献できる資質・能力を育成することをねらいとする**安全教育**と，自身の安全を確保するための環境整備をねらいとする**安全管理**から構成されている。

安全教育は学習指導要領をふまえて，学校の教育活動全体を通じて実施される[1]。安全管理は主に学校保健安全法に基づいて作成される学校安全計画等に沿って実施されている。なお登下校時の安全対策として，2018（平成30）年に新潟市で発生した下校途中の児童殺害事件を受け，登下校時の子どもの安全確保に関する関係閣僚会議では5つの柱からなる「登下校防犯プラン」[2]をとりまとめた。5つの柱に則った安全確保の取り組みについて，警察庁と文部科学省が中心となって推進するとしている。

*1 学習指導要領等の改訂に対応して，文部科学省では安全教育のガイドラインとなる「『生きる力』をはぐくむ学校での安全教育」改訂版を公表。

*2 登下校防犯プラン：以下が5つの柱となる。
1.地域における連携の強化
2.通学路の合同点検の徹底及び環境の整備・改善
3.不審者情報等の共有及び迅速な対応
4.多様な担い手による見守りの活性化
5.子供の危険回避に関する対策の推進。

3. 学校保健従事者

1）学校保健従事者の概要

学校保健の運営には学校保健の責任者である学校長や，学校長のもとで実質的な活動を行う保健主事，学校医などが関わる。その学校保健従事者の概要を表17-5に示した。

表 17-5　学校保健従事者の概要

従事者	仕事の概要
学校の設置者	臨時休校の決定，学校医の任命，職員の健康診断の実施。
学校長	学校保健の総括責任者，安全計画の決定，健康診断の実施，感染症発生の場合の出席停止など。
保健主事	学校長のもとで中核となる。教諭，養護教諭の中から任命，健康診断，水質検査・照度検査・空気検査などの環境衛生検査，保健衛生知識の普及啓発教育，その他の学校保健に関する業務の計画や実施。養護と学校保健の全般を担当。
養護教諭	学校保健の専門職員，保健指導，健康診断，救急体制及び処置に関すること，学校環境衛生に関すること，保健室の運営など。
学校医	学校における保健管理に関する全般的な技術及び指導。すべての学校におかれる。学校保健安全計画の立案，健康診断など。
学校歯科医	学校における保健管理に関する専門的事項の指導。大学を除く学校におかれ，学校保健安全計画の立案，歯の健康診断など。
学校薬剤師	学校における保健管理に関する専門的事項の指導。大学を除く学校におかれる。学校保健安全計画の立案，専門分野における指導など。
学校栄養職員	学校給食の栄養に関する専門的指導。栄養士または管理栄養士の免許が必要。栄養教諭免許取得者もいる。
栄養教諭	平成17年4月に制度が開始。学校における食育の推進。栄養指導。各学校において，栄養教諭を中心として食に関する指導に係る全体計画の作成。

2）栄養教諭

一時期学校の規律がゆるみ「荒れる学校」が続出した。このため，倫理や道徳教育などの強化で引き締めを図ったが，学校側や社会的な批判もあり実現が不可能になった。代わって出現したのが「食を通しての教育」である。

また，児童・生徒の中で心の病気が広がり始め，「心の健康」の確立が学校保健で重点化されるようになってきた。心の健康対策として養護教諭が保健の授業を担当するようになって，食の重要性も教育上必要になったことから栄養教諭制

度がスタートした。

　栄養教諭は栄養教育を主としていたが，2005（平成17）年に食育基本法[*1]の制定により「学校における食育の推進」が打ち出され，栄養教諭が担うことになった。

　現在，学校では栄養教育とともにさまざまな食育が行われている。今後の課題として，児童・生徒に食への興味を持たせること，伝統食の教育や地域特産物の利用などが挙げられる。全国の栄養教諭の配置状況は6,843人（2022〈令和4〉年）であり，前年度より91人増加している。

＊1　食育基本法：➡第9章 p.150参照。

4．学校保健統計

1）学校での死亡・負傷状況

　小・中・高等学校，高等専門学校などで発生する児童生徒等の災害（負傷，疾病，傷害，死亡事故）は，災害共済給付事業を担う日本スポーツ振興センターの給付状況から知ることができる。その推移をみると，医療費給付は2016（平成28）年度以降低下傾向にあったが，2021（令和3）年度の給付件数は166万5,064件と前年より16万8,000件の増となっている。障害見舞金と死亡見舞金は1982（昭和57）年度以降，おおむね低下傾向にあり，2021（令和3）年度は障害見舞金件数が321件，死亡見舞金件数が42件となっている。

　なお42件の死因の内訳は，突然死が16件（38.1％）で最も多く，全身打撲が7件（16.7％），頭部外傷が6件（14.3％）と続く[*2]。

＊2　独立行政法人日本スポーツ振興センター「学校の管理下の災害［令和4年版］」2022

2）学校保健統計調査

（1）被患率

　文部科学省は毎年「学校保健統計調査」により，主な疾病・異常被患率の推移などを公開している（**表17-6**）。小学校から高等学校までの学校種において，

表17-6　主な疾病・異常等被患率の推移

(%)

	幼稚園			小学校			中学校			高等学校		
	2010 (H22)	'15 (H27)	'22 (R4)	2010 (H22)	'15 (H27)	'22 (R4)	2010 (H22)	'15 (H27)	'22 (R4)	2010 (H22)	'15 (H27)	'22 (R4)
裸眼視力1.0未満の者	26.4	26.8	25.0	29.9	31.0	37.9	52.7	54.1	61.2	55.6	63.8	71.6
眼の疾病・異常	2.2	2.0	1.3	4.8	5.6	5.3	4.7	4.9	5.0	3.4	3.8	3.6
耳疾患	3.3	2.2	2.4	5.4	5.5	6.6	3.6	3.6	4.8	1.6	2.0	2.3
鼻・副鼻腔疾患	3.4	3.6	3.0	11.7	11.9	11.4	10.7	10.6	10.7	8.5	7.3	8.5
むし歯（う歯）	46.1	36.2	24.9	59.6	50.8	37.0	50.6	40.5	28.2	60.0	52.5	38.3
アトピー性皮膚炎	3.3	2.5	1.6	3.4	3.5	3.1	2.6	2.7	3.0	2.2	2.1	2.7
喘息	2.7	2.1	1.5	4.2	4.0	2.9	3.0	3.0	2.2	2.1	1.9	1.7
蛋白検出の者	1.0	0.8	0.9	0.8	0.8	1.0	2.6	2.9	2.9	2.8	3.0	2.8

資料）文部科学省「学校保健統計調査」より作成

表 17‑7　児童・生徒の身長と体重（平均値）

2022（令和 4 ）年度

年齢	男　子		女　子	
	身長（cm）	体重（kg）	身長（cm）	体重（kg）
（幼稚園）　5	111.1	19.3	110.2	19.0
（小学校）　6	117.0	21.8	116.0	21.3
7	122.9	24.6	122.0	24.0
8	128.5	28.0	128.1	27.3
9	133.9	31.5	134.5	31.1
10	139.7	35.7	141.4	35.5
11	146.1	40.0	147.9	40.5
（中学校）12	154.0	45.7	152.2	44.5
13	160.9	50.6	154.9	47.7
14	165.8	55.0	156.5	49.9
（高等学校）15	168.6	59.1	157.2	51.2
16	169.9	60.7	157.7	52.1
17	170.7	62.5	158.0	52.5

注）年齢は，各年 4 月 1 日現在の満年齢
資料）文部科学省「令和 4 年度学校保健統計（確報値）」より

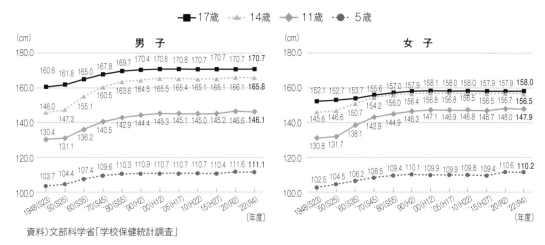

資料）文部科学省「学校保健統計調査」

図17‑2　児童・生徒の身長の推移

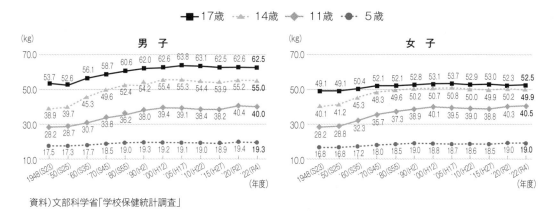

資料）文部科学省「学校保健統計調査」

図17‑3　児童・生徒の体重の推移

233

増加傾向がみられるのは「裸眼視力1.0未満の者」である。また，むし歯（う歯）はすべての学校種で高い被患率を示しているものの，経年的には低下傾向にある。ほかの疾病・異常等については横ばい，もしくは低下傾向がみられる。

（2）体格

2022（令和4）年度の園児，児童・生徒の身長・体重の平均値を**表17‐7**に示した。17歳の男女の身長は，それぞれ，平均170.7cm，158.0cm，体重はそれぞれ，62.5kg，52.5kgであった。9〜11歳では，身長で女子が男子を上回った。

また，身長と体重の推移を**図17‐2**と**図17‐3**に示した。男女を比較すると，2022（令和4）年の17歳の男子の身長は1948（昭和23）年に比し10.1cm，同女子は5.9cm伸びている。また，同体重は男子が10.8kg，女子が3.4kg増加している[*1]。

（3）体力

全国の子どもの体力状況を把握し，体力向上に向けた施策の検証や，各学校における指導改善に役立てることを目的として，2008（平成20）年度から毎年，**全国体力・運動能力，運動習慣等調査**が実施されている。対象は小学5年生と中学2年生の全児童生徒となり，新体力テストを活用した8種目の実技テスト[*2]と，質問紙による運動習慣，生活習慣等の調査が行われる。

2022（令和4）年度の実技結果は，前回調査（2021〈令和3〉年度）と比べて全体的に低下傾向を示した。その原因として，肥満傾向児の増加やスクリーンタイム増加等の生活習慣の変化等が指摘されている[*3]。8種目の合計点の平均値の推移を**図17‐4**に示した。

＊1 令和2〜4年度の学校保健統計調査は，新型コロナウイルス感染症の影響により調査期間が当該年度末まで延長して実施された（例年は4月1日〜6月30日）。そのため文部科学省では，令和2〜4年度を過去の数値と単純比較することはできないとしている。

＊2 ①握力，②上体起こし，③長座体前屈，④反復横とび，⑤20mシャトルラン（中学生は持久走との選択），⑥50m走，⑦立ち幅とび，⑧ソフトボール投げ（小学生）／ハンドボール投げ（中学生）。新体力テストは第5章p.74参照。

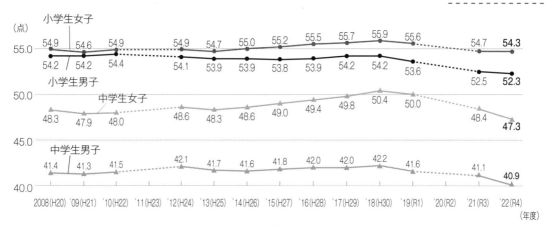

資料）スポーツ庁『令和4年度全国体力・運動能力，運動習慣等調査報告書』2022
※2011（平成23）年は東日本大震災，2020（令和2）年は新型コロナウイルス感染症の影響により調査を行っていない。

図17‐4　全国体力・運動能力調査　体力合計点の推移

＊3 スポーツ庁「令和4年度全国体力・運動能力，運動習慣等調査報告書」2022

第 **18** 章

国際保健

1. 地球規模の健康問題

国際連合の推計によれば2022年に世界の人口（中位推計）は80億人に達し，2030年までに85億人，2050年には97億人に増加するものと予測されている[1]。増加し続ける世界の人口は健康問題と大きく関係している。人口増加が貧困を生み，貧困が疾病を生む構造は，世界の健康問題が悪化の一途をたどる要因となっている。先進国は開発途上国の健康増進が図られるよう国際協力を推進する義務がある。そして地球規模での健康問題を考える場合，疾病自体の問題とその疾病を発生させている要因も考えなければならない。結核の蔓延であれば，講じるべき対策として結核と貧困問題の双方を考える必要がある。

近年，地球規模の環境問題としては，2019（令和元）年12月以降，中国武漢市をはじめとして肺炎や関連の症状を呈する**新型コロナウイルス感染症（COVID-19）**が発生し，世界的な大流行（パンデミック）を起こした。現在は，この流行が収束に近く，オミクロン株とは大きく病原性が異なる変異株の出現など，特段の事情が生じていない。

他の感染症の世界的大流行を挙げると，鳥インフルエンザA（H7N9），小児急性呼吸器感染症（ARI），マラリア，HIV/エイズ，性感染症，結核などである。非感染症では糖尿病，薬物依存などがある。

1）HIV／エイズ

エイズは正式には後天性免疫不全症候群 acquired immune deficiency syndrome；AIDSである。エイズウイルス[2] human immunodeficiency virus；HIVには感染しているが発症していない状態（キャリアー）をHIV感染と呼んでいる。かつてHIV感染者は100％エイズに移行するといわれたが，近年ではキャリアー状態のまま長年経過している例もある。

世界的な蔓延状況をみると，HIV感染者数は2022（令和4）年現在約3,900万人と推定されている（**表18-1**）。また，世界の動向をみると同年の新規HIV感

＊1 **世界人口の推移と将来予測**➡第3章p.39参照。

＊2 正式にはヒト免疫不全ウイルス。

235

染者数は130万人，エイズによる死亡者数は63万人と推定されている。

表18-1　世界の地域別HIV感染者数

地　　域	HIV陽性者総数	新規感染者総数
全世界	3,900万人	130万人
東部および南部アフリカ	2,080万人	50万人
アジア太平洋	650万人	30万人
西部および中央アフリカ	480万人	16万人
ラテンアメリカ	220万人	11万人
カリブ海沿岸	33万人	1.6万人
中東・北アフリカ	19万人	1.7万人
東欧・中央アジア	200万人	16万人
西欧・中欧・北アメリカ	230万人	5.8万人

資料）UNAIDS「Global AIDS data 2023」

2）結核

　有史以来の大流行として結核 tuberculosis，ハンセン病（癩），天然痘があったが，結核だけは封じ込められず，世界的に蔓延し増加し続けている。結核の近年の増加はエイズの蔓延によるものである。エイズは免疫不全症なので病気の進行に伴い感染症，がんなどを併発しやすい。このような併発しやすい感染症は深部で症状を出しにくい慢性進行性の病原菌であり，日和見感染症と呼ばれる。結核はその典型である。

　わが国における結核罹患率（人口10万対）は1998（平成10）年32.4，2013（平成25）年16.1，2021（令和3）年9.2と減少傾向にあるが*1，欧米諸国と比較すると依然として高い（**表18-2**）。結核治療は，抗結核薬で対処可能であるが，人口増加の弊害に追いついていないのが現状である。

＊1　日本の新登録結核患者数と罹患率の推移➡第7章p.117参照。

表18-2　諸外国と日本の結核罹患率

（2021年）

国　　　名	罹患率（人口10万対）
ア　メ　リ　カ　合　衆　国	2.6
カ　　　　　ナ　　　　　ダ	5.3
デ　ン　マ　ー　ク	3.8
オ　　　ラ　　　ン　　　ダ	4.4
オ　ー　ス　ト　ラ　リ　ア	6.5
イ　　　タ　　　リ　　　ア	4.9
ド　　　　　イ　　　　　ツ	5.0
ス　ウ　ェ　ー　デ　ン	3.8
フ　　　ラ　　　ン　　　ス	7.7
イ　　　ギ　　　リ　　　ス	6.3
日　　　　　　　　　　　本	9.2

資料）厚生労働省「2022年 結核登録者情報調査年報集計結果」2023

3）マラリア

　WHOの「2022年世界マラリア報告書*2」によれば，世界でのマラリアの推計発生数は，2020年が2億4,500万人，2021年は2億4,700万人と，前年より200万

＊2　WHO, World malaria report 2022

人多くマラリアに感染している。2021年のマラリア感染者数の約95％は，アフリカ地域である。

　また世界でのマラリアの推計死亡数をみると，COVID-19パンデミック発生前の2019年が56万8,000人，発生年度の2020年が62万5,000人，2021年が61万9000人と，2019年から2020年にかけての増加率よりも，2019年から2021年にかけての増加率の方が緩やかなものとなった。2021年のマラリアの死亡者数の約96％はアフリカ地域である。WHO事務局長は，「COVID-19パンデミック初年度にマラリア患者数と死亡者数が著しく増加した後，マラリア流行の国々の努力により，COVID-19によるマラリア対策の中断という最悪の影響が緩和できた」と述べている。

4）新型コロナウイルス感染症（COVID-19）

　2019（令和元）年12月以降，中国武漢市をはじめとして肺炎や関連の症状を呈する新型コロナウイルス感染症 coronavirus disease 2019；COVID-19が発生した。2020（令和2）年3月11日にWHOは「新型コロナウイルス感染症はパンデミックといえる」と発表し，世界的大流行の認識を示したうえで，各国に対策の強化を訴えた。WHOの発表によれば同年9月30日付の世界各国・地域の感染者数（累積）は約3,356万人，死亡者数は約100万人であり，2年後の2022年9月30日時点では，感染者数が6億1,726万人，死亡者数が654万人以上にのぼっている[1]。世界の感染者数（新規）は，2020年1月以降周期的に増減が観察され，2022年1月19日には約408万人と最大になり，同年9月30日には約45万人まで減少している[2]。今後も新規感染者数の推移には注意を要し，収束傾向，横ばい傾向あるいは再びパンデミックが生じるのか心配は尽きない。

　多くの国でワクチン接種が実施され，今後もワクチンの供給や接種，治療薬の供給が必要であり，特に変異ウイルスに対するワクチン開発が重要である。最近は，新型コロナウイルス感染症に加え季節性インフルエンザの同時流行，コロナ後遺症である「倦怠感」「息苦しさ」「嗅覚異常」「脱毛」「集中力低下」などの罹患後症状について注視されている。新規感染者の減少が観察されたことから，感染症の発生により影響を受けた世界経済の再活性化についても検討し始めている。

　WHOは，新型コロナウイルス関連肺炎の発生状況が「国際的に懸念される公衆衛生上の緊急事態 public health emergency of international concern; PHEIC」であるとの宣言を，2023年（令和5年）5月5日に終了した。

5）糖尿病

　国際糖尿病連合（IDF）は，世界の糖尿病に関する調査結果を発表した[3]。世界の糖尿病人口は2017年から1億1,200万人増加し，2021年現在の糖尿病有病者数は5億3,700万人である。将来も増加傾向が続くと糖尿病有病者数は，2030年に6億4,300万人，2045年に7億8,300人と予測されている。2021年の糖尿病有病率

＊1 WHO Coronavirus (COVID-19) Dashboard

＊2 Johns Hopkins University CSSE COVID-19 Data 新規感染者の推移

＊3 International Diabetes Federation, IDF Diabetes Atlas,

は20〜79歳が約10.5%である。糖尿病発症者の約半数が診断を受けておらず，適切な治療も実施されていない。そのために，2021年の糖尿病が原因で死亡した人数は，670万人である。糖尿病予防に対する国際的な対策が必要とされている。

わが国では，「糖尿病が強く疑われる者[*1]」の割合は男性19.7%，女性10.8%である（2019年〈令和元〉年）。この10年間でみると，男女とも有意な増減はみられない。年齢階級別にみると，年齢が高い層でその割合が高い。

* 1 **糖尿病が強く疑われる者の割合**：➡第6章p.109参照。

2. 国際協力

開発途上国では既知・未知の感染症が発生し，国民は劣悪な環境下で深刻な栄養不足をきたし，健康や生命が脅かされている。戦後，飛躍的な経済成長を遂げたわが国は，国際的視野に立ち，保健医療分野における国際協力を果たさなければならない。国際保健医療協力には，人的交流や技術・情報交換により自国民の生活の向上を目指す**国際交流**と，開発途上国に人的・物的・技術的支援を行う狭義の**国際協力**がある（**図18‐1**）。グローバル化の現代社会において，人々が健康であるためにはすべての国が協力しなければならない。

国際交流は国同士が対等に交わることであり，情報，文化，技術交流などがある。国際協力は先進国が開発途上国に援助する形態で，技術の高い国から低い国へ技術移転が行われる。

国際協力の実施主体は国，地方自治体，民間の3つがある。国が行う場合は，前年度に援助計画の予算を組まなければならず，予算は国家予算なので国会の承認が必要である。この予算を**政府開発援助** official dvelopment assistance；**ODA**という。ODAには2国間協力と多国間協力があり，日本は約8割が2国間協力で，対象国の多くがアジア諸国である。

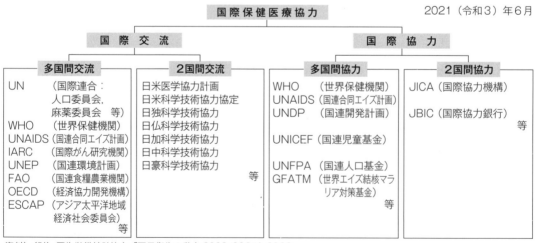

図18‐1　国際保健医療協力の状況

1）2国間協力

2国間協力での援助案件は，その国で重要問題となっているものについて実施される。とくに健康問題について実施されることが多い。たとえば，アフリカ諸国におけるエイズ問題，オンコセルカ症 onchocerciasis（河川盲目症）*1 問題，太平洋諸島における肥満・糖尿病などである。健康問題の他にも，タイ・バンコクにおける交通渋滞などの案件もある。

2国間協力は，一般的で国際協力の主軸である。日本からの援助では，政府ベース（日本国政府，都道府県，市区町村）と，民間ベースの**非政府組織** non-governmental organization；**NGO**と**非営利民間組織** non for profit organization；**NPO**などがある。

政府ベースは一般的に大型で国家レベルである。民間ベースの援助は小額ではあるものの，ローカル的で目的が明確なうえ，小回りも利くので援助効果が高い。

（1）独立行政法人国際協力機構
japan international cooperation agency；JICA

日本の政府ベースの2国間協力は，主としてJICAを通じて行われる。

わが国は，1960年代後半より政府ベースで開発途上国に対し教育，保健医療，農業，情報通信など，多方面の分野の協力を行っている。保健医療分野では，保健医療政策，地域保健，人口・家族計画，上・下水道などへの技術協力を行っている。JICAの2国間協力には，技術協力（専門家の派遣，研修員の受入れ，機材の供与），無償資金協力（資機材，設備を調達する資金の贈与），有償資金協力（開発資金の低金利貸付，円借款）の3形態があり，これらを組み合わせて実施される。

（2）青年海外協力隊 japan oversea cooperation volunteers；JOCV

JOCVはODAの一環として，JICAが実施するボランティア派遣制度である。JOCVは1965年に発足し，今日まで約90カ国に3万5千名以上の隊員を派遣している。応募年齢は20～45歳で，農林水産，教育，保健衛生などの分野（120以上の職種）で募集を行っている。日本に帰国後は国際機関やNGO等の国際協力，民間企業，地方自治体等で多くのJOCV経験者が活躍を続けている。

> ＊1　**オンコセルカ症（河川盲目症）**：河川に繁殖する雌ブユに刺されることで感染し，激しいかゆみに加え，発疹，リンパ節の腫れ，視覚障害，失明に発展する場合がある。アフリカや中南米で流行したが，大村智北里大学特別栄誉教授が開発に寄与した抗寄生虫薬「イベルメクチン」により，罹患者は減少している。大村教授はこの功績によって，2015年ノーベル生理学医学賞を受賞した。

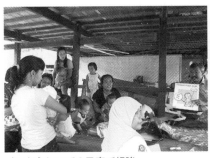
インドネシアでの子育て相談

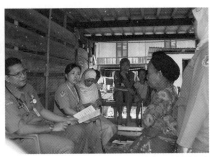
インドネシアでの巡回老人健診

図18‐2　JICAの国際協力活動（写真提供：国際協力機構）

2）多国間協力

　多国間協力とは，国際機関またはそれに準ずる機関に出資することをいう。たとえば，ひとつの国がASEANに資金を提供したり，第3国の研修に出資したりする。

　国際機関は，国際連合（UN）と各種機関から成り立っている。UNは1945年（第二次世界大戦直後）に設立された国家間の連合機関で，国際平和の維持と経済・社会の発展を目的としており，現在の加盟国は193カ国である。特に，世界の人々の福祉の実現，人権の国際的な保障が保健医療分野においての主要な課題である。各種機関のうち国際保健事業の中心的な役割を担っているのが世界保健機関（WHO）である。国際機関に出資する場合，資金の提供方法は2種類ある。ひとつは「分担金」である。国によって分担金額に差がある。もうひとつは，「任意拠出金」である。これは，国際連合（UN）に，ある事項について援助したいと明確にしたうえで，資金を提供する。

　2000年国連ミレニアムサミットでは，世界の最貧層のニーズを満たすことを目的として，**国連ミレニアム開発目標** mllennium development goals；**MDGs** が採択された。MDGsの8つの目標は，1．極度の貧困・飢餓の撲滅，2．初等教育の普及，3．女性の地位向上，4．乳幼児死亡率の削減，5．妊産婦の健康の改善，6．HIV/エイズ，マラリアその他の疾病のまん延防止，7．環境の持続可能性の確保，8．開発のためのグローバルパートナーシップの推進である。

　2015年7月に，MDGsは歴史上最も成功した貧困撲滅運動であったと最終評価が公表され，継続して，これからの持続可能な開発目標への踏み切り台になるだろうと表明された。

3）持続可能な開発目標（SDGs）

　1992（平成4）年国際環境開発会議（地球サミット）がブラジルのリオデジャネイロで開催され，環境と開発に関する**リオデジャネイロ宣言（リオ宣言）**が採択された。その20年後の2012（平成24）年に，再度リオデジャネイロで国連持続可能な開発会議（リオ＋20）が開催され，持続可能な開発目標が議論され始めた。その目的は，世界が差し迫って直面する環境，政治，経済の課題に取り組む普遍的な目標を策定することであった。

　2015（平成27）年9月開催の国連サミットで「持続可能な開発のための2030アジェンダ」が採択され，その中に2016年から2030年までの国際目標として**持続可能な開発目標** sustainable development goals；**SDGs** が記載された。SDGsには地球上の全ての人が持続可能な世界を実現するための17のゴール，169のターゲットが提示されており，現在先進国・開発途上国共に取り組んでいる（**図18-3**）。この開発目標はMDGsの評価後の課題である保健と教育，新たに顕著化した課題である環境と格差拡大に対応している。わが国も積極的に取り組む努力をしているが，SDGsの認知度は未だ十分とは言えず，今後の広がりが要求される。

わが国のSDGsに関連する８つの優先課題は，１. あらゆる人々の活動の推進，２. 健康・長寿の達成，３. 成長市場の創出，地域活性化，科学技術イノベーション，４. 持続可能で強靭な国土と質の高いインフラの整備，５. 省・再生可能エネルギー，気候変動対策，循環型社会，６. 生物多様性，森林，海洋等の環境の保全，７. 平和と安全・安心社会の実現，８. SDGs実施推進の体制と手段である。

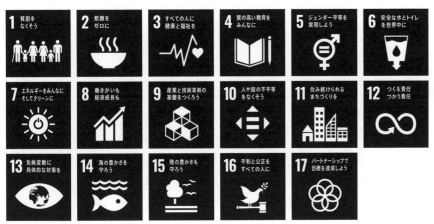

資料）国連広報センター

1．貧困をなくそう	10．人や国の不平等をなくそう
2．飢餓をゼロに	11．住み続けられるまちづくりを
3．すべての人に健康と福祉を	12．つくる責任つかう責任
4．質の高い教育をみんなに	13．気候変動に具体的な対策を
5．ジェンダー平等を実現しよう	14．海の豊かさを守ろう
6．安全な水とトイレを世界中に	15．陸の豊かさも守ろう
7．エネルギーをみんなにそしてクリーンに	16．平和と公正をすべての人に
8．働きがいも経済成長も	17．パートナーシップで目標を達成しよう
9．産業と技術革新の基盤をつくろう	

出典）United Nations Sustainable Development Goals
https://www.un.org/sustainabledevelopment/
The content of this publication has not been approved by the United Nations and does not reflect the views of the United Nations or its officials or Member States.

図18-3　SDGs 17ゴール

4）ユニバーサル・ヘルス・カバレッジ（UHC）

　持続可能な開発目標（SDGs）の目標達成のために，ユニバーサル・ヘルス・カバレッジ（UHC）達成の重要性が位置づけられた。UHCとは，「全ての人が適切な予防，治療，リハビリ等の保健医療サービスを支払い可能な費用で受けられる」ことであり，つまり全ての人が経済的な困難を伴うことなく保険医療サービスを享受できることを目指している。2017（平成29）年12月の国連総会で，毎年12月12日をユニバーサル・ヘルス・カバレッジ・デーと定める決議が採択された。昨今，UHC達成の重要性の認識は世界的に広まっており，2018（平成30）年10月にはカザフスタンで「プライマリー・ヘルス・ケアに関する国際会議：アルマ・アタからUHCとSDGsへ」が開催された。2019年に，G20大阪サミットではUHC達成へ向けた健全で持続可能な保健財政の構築について議論され，

国連からは，2030年までにすべての人々に基礎的医療を提供すること，医療費支払いによる貧困を根絶することが再確認された。2020年に，具体的なアクションにつなげるステップとして「UHCフォーラム2020」がタイ王国で開催された。

　日本は国民皆保険制度という世界に類を見ない社会保障制度を導入し，加えて保険医療へのアクセスを改善・充実させて，早期にUHCを達成したことで，世界でも有数の健康長寿国になった。この経験を生かして，わが国は世界の各国へ適切な援助を行い，人類の健康に大きく貢献することが期待されている。

3. 国際保健機関

1）世界保健機関（WHO）

　世界保健機関 world health organization；WHOは，「全ての人々が可能な最高の健康水準に到達すること」を目的として国連に設立された専門機関である。WHOの本部はジュネーブで194カ国が加盟している。日本は西太平洋地域に所属し，その地域事務局はフィリピンのマニラである。

　現在，WHO/UNICEFの協同事業として，1歳未満の乳児に麻疹，ジフテリア，百日咳，破傷風，ポリオ，結核の予防接種拡大計画を宣言した。第41回WHO総会において，2000（平成12）年までに地球上からポリオを根絶する旨の決議が採択され，予防接種の拡大が実践されている。WHOの活動は，精神保健を含むあらゆる保健医療を対象としており，国際疾病分類（ICD）の作成，保健統計の収集・刊行や，疾病の診断基準の標準化などを行っている。現在，WHOの取り組む重要課題は次の7つである。

（1）ポリオ根絶計画

　2012年にWHOは「ポリオ根絶の最終段階戦略2013－2018」を策定し，野生株やワクチン由来ウイルスの検出体制強化による迅速なコントロール，予防接種の普及に努めた。現在は，「ポリオ最終段階戦略2019－2023」による対策を進めている。ポリオウイルスによる症例の根絶状態からポリオウイルスの封じ込めへの移行期として，ポリオウイルスを含む可能性のある検体等を保有する施設の把握，あるいは不要な試料の廃棄を含めた適正管理を求めている。

（2）新型コロナウイルス感染症（COVID-19）対策

　WHOはパンデミックを宣言し，予防・治療のガイドラインを作成している。COVID-19に対する検査，医薬品，ワクチンの普及を加速化する必要がある。

（3）ユニバーサル・ヘルス・カバレッジ（UHC）

　2017年12月にWHOと世界銀行は「2017 UHCグローバルモニタリングレポート」を発表し，世界人口の半分は健康を守るための質の高い基礎的サービスにアクセスすることができない。また，世界人口のうち8億人は世帯総支出の10パーセント以上の医療費負担をしており，毎年1億人は医療費負担が起因する貧困状

況にある。WHOは，すべての人々が基礎的保健医療サービスを受けることができるよう加盟国に支援している。

（4）非感染性疾患（NCDs）対策

NCDsは，不健康な食事や運動不足，喫煙，過度の飲酒などの生活習慣の改善により予防可能な疾患である。WHOによると，世界では毎年4,100万人がNCDsに起因して死亡しており，それは世界全体の死亡原因の71%にのぼるとしている。2013年にWHOは「NCDsの予防と管理に関するグローバル戦略－2013年～2020年行動計画－」を策定し，開発途上国を含めた対策に取り組んでいる。2019年には世界保健総会において，行動計画の期間を2030年まで延長したロードマップの策定を呼びかけるなど，今後も継続的な対策が必要とされている。

**WHO FACT SHEETS,
Noncommunicable diseases**

（5）新型インフルエンザ対策

2009年にH1N1新型インフルエンザが発生し，パンデミックレベル6に至った。WHOは感染者の疫学調査，ガイドライン作成，治療および予防に取り組んでいる。

（6）たばこ対策

たばこの消費，および受動喫煙が健康，社会，環境，および経済に及ぼす破壊的な影響から，現在，および将来の世代を保護することを目的として，2005年に「たばこ規制枠組み条約」が発行され，健康教育，特に受動喫煙防止の対策が推進されている[*1]。

* 1 **たばこ規制枠組み条約**
➡第5章 p.81 参照。

（7）三大感染症（HIV/ エイズ・結核・マラリア）対策

世界規模で罹患，感染拡大が懸念される感染症への対策として，世界エイズ・結核・マラリア対策基金（GFATM）が設立され，対策が推進されている。WHOは世界エイズデー，世界結核デー，世界マラリアデーを定めている。

日本はWHO加盟国として，WHO総会や所属するWHO西太平洋地域の各種会合に積極的に参加している。そこでは，日本の保健医療分野の対策に関連する国際的な情報を入手し，そして世界の保健医療課題への積極的な貢献を行っている。わが国の厚生労働省は，WHOに対して分担金と拠出金を支払っている。2022（令和4）年の分担金は44億1,524万円，拠出金は8億2,029万円である。このように財政的貢献は実施されているものの，WHOの日本人職員数は少なく，今後は人的貢献を高めるために日本人職員数を増加させる必要がある。

2）国連食糧農業機関（FAO），コーデックス委員会（CAC）

国連食糧農業機関 food and agriculture organization of the United nations；FAOは世界の人々に食糧の確保を担当する国際連合（UN）の機関であり，FAOの本部はローマにある。食糧・農産物の生産・分配の効率化，食糧・栄養の情報収集や技術の供与を行う専門機関である。国際的な食品の安全性を確保するために，動植物の検疫についての基準策定や人畜共通感染症の防疫を行う。世界各国において消費者保護を目的として食品に規制が設けられたが，逆

に国際貿易の活性に障害となり，国際的な食品規格の標準化・統一化が望まれるようになった。この状況を配慮して，コーデックス委員会 codex alimentarius commission；CACがFAO/WHO合同食品規格計画の下，消費者の健康保護，公正な貿易の推進を目的に設置された。CACの事務局はローマ（FAO本部内）にある。

3）その他の国際機関

その他に国際保健医療等の協力機関は多くあるが，ここでは国際連合，国際連合児童基金，国際連合エイズ合同計画，国際労働機関，経済協力開発機構について述べる。

（1）国際連合 united nations；UN

1945（昭和20）年に国際平和の維持と経済・社会の発展を目的として設立され，2023（令和5）年1月現在の加盟国は193カ国である。本部はニューヨークにある。先述の通り，「国連ミレニアム開発目標（MDGs）」に次いで「持続可能な開発目標（SDGs）」を提示し，推進している。

（2）国際連合児童基金 united nations children's fund；UNICEF

国連本部機関に設置されている総会の補助機関である。1946（昭和21）年設立の初期には戦災国の児童の救済・福祉・健康の改善を目的とし，食品・衣服・薬品を児童や妊産婦に供給していた。現在は主として開発途上国の児童の援助を目的として活動している。とくに，感染症予防のための予防接種に力を注いでいる。

（3）国際連合エイズ合同計画
joint united nations programme on HIV/AIDS；UNAIDS

エイズ撲滅のために，国連本部内に設置された委員会補助機関である。資金は，国連本部，WHO，UNICEFなどから出資され，それらの機関と歩調をあわせてエイズ撲滅対策に取り組んでいるが，直接プログラムを実施する機関ではない。

（4）国際労働機関 international labour organization；ILO

国際労働機関（ILO）は全世界すべての労働者の労働条件を改善することによって社会正義を実現し，世界平和に貢献することを目的としている。政府・労使の代表によって構成され，労働者の健康保護に関する労働条件の国際基準の設定や健康保護について各国へ勧告，労働関係資料の収集・紹介などを行っている。

（5）経済協力開発機構
organization for economic co-operation and development；OECD

世界各国の経済・社会・現況面の課題に対して，先進工業国が共同で取り組む機関である。経済成長，開発途上国支援，通商拡大の3つを主要目的としている。活動範囲は経済政策全般であるが，医療や健康に関する事柄も対象としている。現在，日本を入れて先進38カ国が加盟しており，OECDの目標は，公正で公平な世界をいっそう強く築いていくことである。

索引 *Index*

〔社会・環境と健康〕

公衆衛生学

2008 年 4 月 15 日　第一版第 1 刷発行
2010 年 4 月 1 日　第二版第 1 刷発行
2011 年 5 月 10 日　第三版第 1 刷発行
2013 年 4 月 15 日　第四版第 1 刷発行
2014 年 4 月 30 日　第五版第 1 刷発行
2015 年 4 月 1 日　第六版第 1 刷発行
2016 年 4 月 15 日　第七版第 1 刷発行
2017 年 4 月 1 日　第八版第 1 刷発行
2018 年 3 月 1 日　第九版第 1 刷発行
2019 年 3 月 1 日　第十版第 1 刷発行
2020 年 2 月 10 日　第十一版第 1 刷発行
2021 年 1 月 20 日　第十二版第 1 刷発行
2022 年 3 月 9 日　第十三版第 1 刷発行
2023 年 2 月 7 日　第十四版第 1 刷発行
2024 年 2 月 14 日　第十五版第 1 刷発行

編著者　中村　信也
著　者　田口　良子・緒方　裕光
　　　　川端　　彰・丸山　　浩
　　　　佐々木渓円・新開　省二
　　　　内田　博之・岡﨑　英規

発行者　宇野文博
発行所　株式会社　同文書院
　　　　〒 112-0002
　　　　東京都文京区小石川 5-24-3
　　　　TEL (03)3812-7777
　　　　FAX (03)3812-7792
　　　　振替　00100-4-1316
DTP・印刷・製本　真生印刷株式会社